Ralf Kolvenbach
Herausgeber

Minimalinvasive Techniken in der Gefäß- und Herzchirurgie

Mit Beiträgen von
L. Barbera · A. Diegeler
R. Kolvenbach · F. W. Mohr
P. Stierli

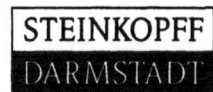
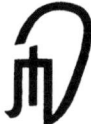

Anschrift des Herausgebers:
PD Dr. R. Kolvenbach
Chirurgische Klinik
Abteilung Gefäßchirurgie
Augusta Krankenhaus
Amalienstr. 9
40472 Düsseldorf

Die Deutsche Bibliothek – CIP-Einheitsaufnahme
Minimalinvasive Techniken in der Gefäß- und Herzchirurgie /
Ralf Kolvenbach Hrsg. Mit Beitr. von L. Barbera ... – Darmstadt :
Steinkopff, 1999
  ISBN-13: 978-3-642-93698-2   e-ISBN-13: 978-3-642-93697-5
  DOI: 10.1007/978-3-642-93697-5

Dieses Werk ist urheberrechtlich geschützt. Die dadurch begründeten Rechte, insbesondere die der Übersetzung, des Nachdrucks, des Vortrags, der Entnahme von Abbildungen und Tabellen, der Funksendung, der Mikroverfilmung oder der Vervielfältigung auf anderen Wegen und der Speicherung in Datenverarbeitungsanlagen, bleiben, auch bei nur auszugsweiser Verwertung, vorbehalten. Eine Vervielfältigung dieses Werkes oder von Teilen dieses Werkes ist auch im Einzelfall nur in den Grenzen der gesetzlichen Bestimmungen des Urheberrechtsgesetzes der Bundesrepublik Deutschland vom 9. September 1965 in der jeweils geltenden Fassung zulässig. Sie ist grundsätzlich vergütungspflichtig. Zuwiderhandlungen unterliegen den Strafbestimmungen des Urheberrechtsgesetzes.

© 1999 by Dr. Dietrich Steinkopff Verlag, GmbH & Co. KG, Darmstadt
Softcover reprint of the hardcover 1st edition 1999
Verlagsredaktion: Sabine Ibkendanz - Herstellung: Heinz J. Schäfer
Umschlaggestaltung: Erich Kirchner, Heidelberg

Die Wiedergabe von Gebrauchsnamen, Handelsnamen, Warenbezeichnungen usw. in diesem Werk berechtigt auch ohne besondere Kennzeichnung nicht zu der Annahme, daß solche Namen im Sinne der Warenzeichen- und Markenschutz-Gesetzgebung als frei zu betrachten wären und daher von jedermann benutzt werden dürften.

Satz: K + V Fotosatz, Beerfelden

Gedruckt auf säurefreiem Papier

Vorwort

Herz- und Gefäßchirurgie befinden sich in einer Umbruchphase, wie sie in den letzten 30 Jahren noch nicht beobachtet werden konnte. Diese Veränderungen werden u.a. durch die zunehmende Anwendung minimalinvasiver und endovaskulärer Techniken hervorgerufen. Die Therapie arteriosklerotischer Veränderungen mittels Kathetertechniken hat sich als Behandlungskonzept neben der chirurgischen Gefäßrekonstruktion durchsetzen können, obwohl die Langzeitergebnisse teilweise unbefriedigend und dem kardio- oder gefäßchirurgischen Verfahren deutlich unterlegen sind.

Während video-endoskopische Techniken seit Einführung der laparoskopischen Cholezystektomie im allgemeinchirurgischen Bereich zu einem Routineverfahren geworden sind, brauchten Herz- und Gefäßchirurgen sich bisher mit der „Knopflochchirurgie" nur in geringem Maße auseinanderzusetzen. Es muß sich jedoch die Frage stellen, ob neben den Kathetertechniken in Zukunft auch video-endoskopische Operationsmethoden als weitere minimalinvasive Alternative in diesen Bereichen angewandt werden können. Erste Ansätze hierzu bestehen bereits seit längerem auf dem Gebiet der endoskopischen Perforansvenen-Dissektion oder aber beispielsweise der thorakoskopischen Sympathektomie.

Das vorliegende Buch gibt einen Überblick über die Anwendungsmöglichkeiten minimalinvasiver video-endoskopischer Techniken im Bereich der arteriellen und venösen Gefäßchirurgie. Hinzu kommt eine ausführliche Darstellung minimalinvasiver Methoden in der Herzchirurgie, die eine Entwicklung aufzeigen, vor der sich auch andere Disziplinen langfristig nicht verschließen können. Dieses gilt umso mehr, als daß bewährte Operationstechniken mit sehr guten Langzeitergebnissen video-endoskopisch jetzt so durchgeführt werden können, daß das Operationstrauma für den Patienten verringert wird.

In einigen Bereichen sind die geschilderten Techniken sicherlich noch in der Entwicklungsphase. Dies ist teilweise auf noch notwendige Verbesserungen beim verwendeten Instrumentarium als auch der eigentlichen Operationstechnik zurückzuführen. Der interessierte Leser aus der *Herz- oder Gefäßchirurgie* bekommt jedoch einen weitestgehend vollständigen Überblick über die Möglichkeiten der video-endoskopischen Chirurgie zum jetzigen Zeitpunkt.

Düsseldorf, Dezember 1998   Ralf Kolvenbach

Inhaltsverzeichnis

1	Einleitung 1
	R. Kolvenbach
1.1	Geschichte der endoskopischen und laparoskopischen Chirurgie 2
	R. Kolvenbach, E. Schwierz
1.1.1	Verwendung natürlicher Lichtquellen 2
1.1.2	Entwicklung künstlicher Lichtquellen 2
1.1.3	Die Anfänge der Laparoskopie 3
1.1.4	Entwicklung laparoskopischer Instrumente 4
1.1.5	Beginn der video-unterstützten Chirurgie 5
1.1.6	Derzeitiger Entwicklungsstand 5
1.2	Lebensqualität als ein Zielkriterium minimalinvasiver Eingriffe 7
	R. Kolvenbach
2	Technische Voraussetzungen und Instrumente für video-endoskopische Eingriffe im Bereich der aortoiliakalen Gefäße 10
	R. Kolvenbach, B. Klimscha
2.1	Hilfstechniken 10
2.1.1	Optische Systeme 10
2.1.2	Lichtquellen 11
2.1.3	Insufflationsgeräte 12
2.1.4	Trokare 13
2.1.5	Spül-Saug-Geräte 13
2.1.6	Chirurgische Instrumente 14
2.1.7	Verfügbare Clip- und Staplersysteme 14
2.2	Die gaslose Laparoskopie 16
	R. Kolvenbach
2.2.1	Stellenwert der gaslosen Laparoskopie 16
2.2.2	Technik der gaslosen Laparoskopie 19

3	Pathophysiologische Konsequenzen laparoskopischer Eingriffe 22
	E. Schwierz, R. Kolvenbach
3.1	Hämodynamische Veränderungen 22
3.2	Auswirkungen auf Atemfunktion und CO_2-Haushalt 23
3.3	Immunologische Folgen des Pneumoperitoneums 24
4	Gefäßchirurgischer Standard aortoiliakaler Rekonstruktionen 27
	R. Kolvenbach
4.1	Methodenvielfalt aortoiliakaler Rekonstruktionen 27
4.1.1	Risikobewertung 27
4.1.2	Kontraindikationen 28
4.1.3	Anästhesie 28
4.1.4	Zugang zur Aorta 29
4.1.5	End-zu-Seit- versus End-zu-End-Anastomose 30
4.1.6	Material und Größe der Prothesen 31
4.1.7	Anastomosierung der Prothesenschenkel 31
4.2	Stellenwert interventioneller Techniken bei der Behandlung von Patienten mit aortoiliakalen Verschlußerkrankungen 33
4.2.1	Ballondilatation 33
4.2.2	Stenteinlage 35
4.2.3	Indikationen 36
4.3	Der retroperitoneale Zugang zur Aorta 39
4.3.1	Operationstechnik 40
4.3.2	Zugangswege 40
4.3.3	Folgen 42
5	Minimalinvasive Techniken zur Rekonstruktion aortoiliakaler Gefäße 44
	R. Kolvenbach, O. Deling
5.1	Das transperitoneale video-assistierte Verfahren zur aortoiliakalen Rekonstruktion nach Anlage eines Pneumoperitoneums 44
5.1.1	Operationstechnik 45
5.2	Das retroperitoneale video-assistierte Verfahren mit einem Pneumo-Retroperitoneum 47
5.3	Die gaslose transperitoneale laparoskopisch-assistierte Bypassanlage 49
5.3.1	Operationstechnik nach Berens 51
5.3.2	Bewertung 54

5.4 **Die transperitoneale modifizierte laparoskopisch-assistierte AFB-Anlage mit Hilfe des Pneumoperitoneums** 54
5.4.1 Operationstechnik 55
5.4.2 Bewertung der kombinierten Operationstechnik 59

5.5 **Die laparoskopisch-assistierte retroperitoneale gaslose aortoiliakale Rekonstruktion** 61

5.6 **Der iliakofemorale Crossover-Bypass** 65
5.6.1 Operationstechnik 66
5.6.2 Bewertung 67

5.7 **Vollständige aortoiliakale Rekonstruktionen unter Zuhilfenahme des Pneumoperitoneums** 67
L. Barbera, M. Kemen, A. Mumme
5.7.1 Operationstechnik 70
5.7.2 Ergebnisse 76
5.7.3 Bewertung 78

5.8 **Laparoskopisch-assistierte Eingriffe zur Ausschaltung infrarenaler Aneurysmen** 79
R. Kolvenbach
5.8.1 Operationstechnik 79
5.8.2 Alternative Techniken 80

5.9 **Abschließende Wertung** 82

6 **Die laparoskopische lumbale Sympathektomie** 85
R. Kolvenbach

6.1 **Entwicklung der Sympathektomie** 85
6.1.1 Geschichte 85
6.1.2 Folgen 85
6.1.3 Indikationen 86

6.2 **Konventionelle Operationstechnik** 88
6.2.1 Operationsschritte 88
6.2.2 Komplikationen 89

6.3 **Die laparoskopische Operationstechnik** 91
6.3.1 Operationsschritte 91
6.3.2 Bewertung 92

6.4 **Die thorakoskopische Sympathektomie** 93
6.4.1 Vor- und Nachteile 94
6.4.2 Operationstechnik 96
6.4.3 Die Thorakoskopie mit CO_2-Insufflation 98

7		Kombinierte Revaskularisationstechniken (Hybridverfahren) in der Gefäßchirurgie und ihre Bedeutung 102
		R. Kolvenbach
7.1		Fallbeispiel 102
7.2		Port-Access-Chirurgie zur Durchführung aortoiliakaler Rekonstruktionen 105
7.2.1		Das von Weber inaugurierte System 106
7.2.2		Der Aorto-Port von Stoney 107

8		Angioskopisch-unterstützte Eingriffe 109
		P. Stierli
8.1		Geschichte der Angioskopie 109
8.2		Instrumente 112
8.3		Eingriffe 113
8.3.1		Venöse Thrombektomie 113
8.3.2		Klappenplastik bei venöser Insuffizienz 114
8.3.3		Thromboembolektomie und Endarterektomie 115
8.3.4		Bypass- und Anastomosen-Kontrolle während infrainguinaler autologer Rekonstruktionen 117
8.4		Schäden durch das Angioskop 132
8.5		Kosten-Nutzen-Analyse 133

9		Minimalinvasive Herzchirurgie 139
		A. Diegeler, F. W. Mohr
9.1		Einleitung 139
9.1.1		Ist minimalinvasive Herzchirurgie sinnvoll? 139
9.1.2		Sind minimalinvasive Techniken in der Herzchirurgie möglich? 140
9.1.3		Ist die minimalinvasive Herzchirurgie gefährlich? 141
9.2		Die Verringerung des chirurgischen Traumas durch Verkleinerung des operativen Zugangs 142
9.2.1		Limitierter Zugang für Operationen an der Aortenklappe 143
9.2.2		Limitierter Zugang für Operationen an der Mitral- oder Trikuspidalklappe 145
9.2.3		Limitierter Zugang für Operationen am Vorhofseptum 145
9.2.4		Limitierter Zugang für koronare Bypass-Operationen 146
9.3		Verringerung des operativen Traumas durch den Verzicht auf die Herz-Lungenmaschine 147

9.4	Aktuelle minimalinvasive Operationstechniken in der Herzchirurgie 149	
9.4.1	Die Operation an der Aortenklappe in minimalinvasiver Technik	149
9.4.2	Die Operation an der Mitralklappe in minimalinvasiver Technik	153
9.4.3	Minimalinvasive Chirurgie kongenitaler Herzfehler 164	
9.4.4	Koronare Bypass-Operation in minimalinvasiver Technik	171
9.4.5	Minimalinvasive Präparation der Vena saphena magna 190	
9.5	Perspektiven der minimalinvasiven Herzchirurgie 192	

10 Video-assistierte Eingriffe im Bereich des venösen Systems 201
R. Kolvenbach, P. Werres

10.1 Die video-endoskopische Perforansvenen-Dissektion 201
10.1.1 Pathophysiologie und Anatomie 202
10.1.2 Topographie und Anatomie der Perforansvenen 205
10.1.3 Präoperative Diagnostik 206
10.1.4 Konventionelle chirurgische Techniken 208
10.1.5 Endoskopische Techniken 209

10.2 Die endoskopische subfasciale Perforansdissektion mit CO_2-Insufflation 212

10.3 Die endoskopische Perforansdissektion bei Patienten mit postthrombotischem Syndrom 216

10.4 Standards der endoskopischen Perforansdissektion nach den Richtlinien der Deutschen Gesellschaft für Phlebologie 217
10.4.1 Indikationen für ein endoskopisches Vorgehen 217
10.4.2 Instrumentarium 218
10.4.3 Komplikationen 220

10.5 Wertung der verschiedenen Techniken 221
10.5.1 Nachteile und Kosten 222
10.5.2 Gegenwärtiger Forschungsstand 222

10.6 Die Insuffizienz des tiefen Venenklappensystems 224
10.6.1 Video-assistierte Eingriffe im Bereich des tiefen Venenklappensystems 224

10.7 Die video-endoskopische subcutane Saphena-Entnahme zur aortokoronaren oder peripheren Bypassanlage 229
R. Kolvenbach
10.7.1 Operationstechnik 230
10.7.2 Das Mini Harvest System zur Venenentnahme 237

Stichwortverzeichnis 241

Adressenverzeichnis

Dr. L. Barbera
Chirurgische Klinik der Ruhr-Universität
St. Josef-Hospital 56
Gudrunstr. 56
44791 Bochum

O. Deling
Chirurgische Klinik
Abteilung Gefäßchirurgie
Augusta Krankenhaus
Amalienstr. 9
40472 Düsseldorf

Dr. A. Diegeler
Herzzentrum Leipzig
Russenstr. 19
04289 Leipzig

Prof. Dr. M. Kemen
Chirurgische Klinik der Ruhr-Universität
Fachbereich Gefäßchirurgie
St. Josef-Hospital
Gudrunstr. 56
44791 Bochum

B. Klimscha
Chirurgische Klinik
Abteilung Gefäßchirurgie
Augusta Krankenhaus
Amalienstr. 9
40472 Düsseldorf

PD Dr. R. Kolvenbach
Chirurgische Klinik
Abteilung Gefäßchirurgie
Augusta Krankenhaus
Amalienstr. 9
40472 Düsseldorf

Prof. Dr. F. W. Mohr
Herzzentrum Leipzig
Russenstr. 19
04289 Leipzig

Dr. A. Mumme
Chirurgische Klinik der Ruhr-Universität
Fachbereich Gefäßchirurgie
St. Josef-Hospital
Gudrunstr. 56
44791 Bochum

E. Schwierz
Chirurgische Klinik
Abteilung Gefäßchirurgie
Augusta Krankenhaus
Amalienstr. 9
40472 Düsseldorf

PD Dr. P. Stierli
Leitender Arzt
Gefäßchirurgie
Kantonsspital Aarau
CH-50001 Aarau

Dr. P. Werres
Chirurgische Klinik
Abteilung Gefäßchirurgie
Augusta Krankenhaus
Amalienstr. 9
40472 Düsseldorf

1 Einleitung

R. Kolvenbach

Die Möglichkeit einer laparoskopischen Diagnosestellung in der Chirurgie wurde bereits 1910 von dem russischen Gynäkologen Dr. Isaak Ott beschrieben. Es dauerte jedoch Jahrzehnte bis Allgemeinchirurgen die Laparoskopie als Erweiterung ihres diagnostischen und therapeutischen Spektrums akzeptierten. Ende der 80er Jahre wurde der Begriff der „Tele-Videoskopie" eingeführt. Philipp Mouret, ein französischer Chirurg, setzte diese Technik ein, um erfolgreich die erste laparoskopische Cholecystektomie durchzuführen. Kurze Zeit später machte ein anderer französischer Chirurg, Francois Dubois, diese OP-Methode populär und löste damit die laparoskopische Revolution aus, die den Bereich der Allgemeinchirurgie tiefgreifend veränderte. Im Gegensatz zu den Viszeralchirurgen, die sich nach anfänglicher erheblicher Skepsis aufgrund des Drucks, der auch von Patientenseite ausgeübt wurde, für ein minimalinvasives OP-Verfahren entschieden, spielten videoendoskopische Techniken in der Gefäß-Chirurgie nur eine untergeordnete Rolle. Dion gelang es 1993 erstmals laparoskopisch-assistiert, einen aortofemoralen Bypass anzulegen. Seitdem wurden immer wieder einzelne Berichte erfolgreicher laparoskopischer- oder video-assistierter Operationen publiziert.

Die Einführung der laparoskopischen Cholecystektomie führte zu einem wahren Boom laparoskopischer Techniken in der Visceralchirurgie. Inzwischen sind fast alle konventionellen Eingriffe auch laparoskopisch durchgeführt worden. Nun bedeutet die Tatsache, daß eine Operation laparoskopisch machbar ist nicht, daß dieses auch sinnvoll ist. So wird der Sinn laparoskopischer Techniken z.B. im Bereich der Kolonchirurgie durchaus kontrovers diskutiert. Auch laparoskopische Techniken müssen sich einer kritischen Wertung unterziehen. Für alle Bereiche, in denen minimalinvasiv operiert werden kann, so auch für die aortoiliakale Gefäß- oder die Herzchirurgie, gilt, daß eine strenge präoperative Selektion zu fordern ist, und es sollte, wenn nötig, frühzeitig die Entscheidung zur Konversion gefällt werden, um Patienten nicht zu gefährden.

Es muß davon ausgegangen werden, daß die postoperative Morbidität und Letalität nach laparoskopischen Techniken reduziert ist. In einigen Studien konnte sogar festgestellt werden, daß nicht nur die Komplikationsrate verringert war, sondern auch die Schwere der postoperativen Komplikationen abgenommen hatte. Als nachteilig für den Patienten wird grundsätzlich die längere Operationsdauer angenommen. Durch Training und bessere Instrumente lassen sich die Operationszeiten jedoch mit Sicherheit reduzieren. Hinzu kommt, daß die längere Operationszeit nicht automatisch mit Nachteilen für den Patienten verbunden sein muß, da Blutverlust, Ausmaß der Narkose und vor allem das Operationstrauma ein bedeutend größeren negativen Einfluß auf das Immunsystem haben können.

Das vorliegende Buch soll einen Überblick über die Anwendungsmöglichkeiten videoendoskopischer Techniken in der Herz- und Gefäß-Chirurgie geben. Neben der Vielfalt der Operationen soll der aktuelle operationstechnische Standard beschrieben und Anleitungen zur Durchführung gegeben werden.

1.1 Geschichte der endoskopischen und laparoskopischen Chirurgie

R. Kolvenbach, E. Schwierz

Seit mehreren Jahrhunderten haben Ärzte bereits versucht, Körperhöhlen und Organinnenräume zu untersuchen, um dadurch ihre Kenntnisse über verschiedene Krankheiten zu erweitern. Die Geschichte der endoskopischen Chirurgie läßt sich in mehrere Perioden einteilen.

1.1.1 Verwendung natürlicher Lichtquellen

Das Zeitalter der natürlichen Lichtquelle reicht von Hippokrates bis ca. 1805: Die erste Beschreibung einer endoskopischen Untersuchung stammt aus der Schule von Kos, die von Hippokrates (460–375 v. Chr.) geleitet wurde. Von hier kommt die Beschreibung eines rektalen Spekulums, das durchaus mit ähnlichen Instrumenten heutzutage vergleichbar ist. Solche Spekula sind auch in den Ruinen von Pompeji gefunden worden, um beispielsweise gynäkologische Untersuchungen durchzuführen. Ebenso wurden sie im Bereich der Hals-Nasen-Ohren-Diagnostik angewandt. Alle diese Instrumente wurden in Kombination mit einer Illumination durch das Tageslicht benutzt.

1.1.2 Entwicklung künstlicher Lichtquellen

Die zweite Periode wurde durch die Verwendung von künstlichen Lichtquellen oder reflektiertem Licht (1805–1957) charakterisiert. 1805 entwickelte der Gynäkologe Phillipe Bozzini, der in Frankfurt am Main arbeitete, ein Instrument, um in die Blase und das Rektum hineinschauen zu können. Kernstück war eine Lichtquelle, bestehend aus einer Kerze, deren Licht durch mehrere Spiegel reflektiert wurde. Bozzini demonstrierte seinen Apparat der medizinischen Fakultät in Wien, die ihn jedoch als unbrauchbar ablehnte. Er wurde hierfür sogar wegen ungebührlicher Neugierde von den Mitgliedern der Wiener Fakultät getadelt. 1865 beschrieb Desormeaux erstmals ein Cystoskop auf

Einladung der Medizinischen Fakultät in Paris. 1868 erfolgte daraufhin die erste Fremdkörper-Extraktion unter endoskopischer Kontrolle, und 1870 demonstrierte Kos, daß er mit einem starren Rohr das Mageninnere inspizieren konnte. Die erste interne Lichtquelle wurde von Bruck 1867 entwickelt, der in seiner zahnärztlichen Praxis in Breslau, den Mund eines Patienten untersuchte und hierbei eine Platin-Elektrode als Lichtquelle benutzte. Starre teleskopische Instrumente wurden 1879 von Nitze, einem Urologen aus Berlin, vorgeführt, der das erste wirklich brauchbare Cystoskop mit Linsen, einer integrierten Wasserkühlung und einer elektrischen Beleuchtung erfunden hatte (15). 1883 wurde, nachdem Edison 1880 die Glühbirne entwickelt hatte, diese als Lichtquelle an das distale Ende eines Cystoskops gesetzt. Durch Hinzufügen eines Arbeits-Kanals, waren die Grundlagen für die moderne Endoskopie und endoskopische Chirurgie gelegt (2, 7, 9, 11, 13, 15, 22). Von Mickulicz entwickelte ein Instrument, dessen Spitze um 30° abgewinkelt werden konnte. Auf ihn geht die erste erfolgreiche Gastroskopie 1883 zurück. Das erste semiflexible Gastroskop wurde von Wolf und Schindler 1936 in Berlin vorgestellt. Die ersten flexiblen Instrumente wurden bereits 1898 von Lange entwickelt. Es handelte sich hierbei um eine flexible Gastrokamera. Am Ende des Instruments befand sich ein kleiner Rollenfilm, der nach jeder Belichtung gewechselt werden mußte. Da die internen Lichtquellen in der Regel unzureichend waren, gab es schon frühzeitig Versuche, externe Lichtquellen, die eine größere Intensität aufwiesen, hinzuzufügen (2). Dieses gelang zunehmend seit 1930, nachdem Lamm das Glasfaserkabel entwickelt hatte. 1954 konnte schließlich Hopkins diese Erfindung für seine Endoskope erfolgreich ausnutzen.

1.1.3 Die Anfänge der Laparoskopie

Durch diese Entwicklungen waren die Grundlagen für die laparoskopische Chirurgie, wie sie heute durchgeführt wird, gelegt (16). Am Anfang stand die diagnostische Laparoskopie, die erstmals Jacobaeus, ein schwedischer Chirurg, 1910 anwandte (8). Er führte ein Cystoskop in die Bauchhöhle ein, ohne daß vorher ein Pneumoperitoneum angelegt worden wäre. Jacobaeus hat auch als erster den Begriff Laparoskopie geprägt, als er seine Ergebnisse veröffentlichte. Der Begriff Laparoskopie ist dem griechischen Wort Lapara entlehnt, welches den Teil des Körpers zwischen Rippen, Hüfte, Flanke und Lenden beschreibt. Skopeo heißt übersetzt „Schauen". Bereits 1911 hatte Jacobacus 115 erfolgreiche Laparoskopien durchgeführt. Die operative Laparoskopie unter Anwendung eines Pneumoperitoneums wurde erstmals 1933 von Fervers beschrieben. Ihm gelang eine laparoskopische Adhäsiolyse mit Biopsie-Instrumenten. Zur Insufflation benutzte er Sauerstoff trotz erheblicher Bedenken, die er wegen einer möglichen Explosion hatte. Er schlug daher später vor, Kohlendioxyd zur Anlage eines Pneumoperitoneums zu nehmen, da der Umgang hiermit gefahrloser möglich sei. In der Gynäkologie wurde 1936 von Boesch aus Deutschland, eine erste laparoskopische Tubensterilisation beschrieben. Janos Verres stellte 1938 eine neuartige Punktionskanüle mit einem Sicherheitsmechanismus vor.

Obwohl laparoskopische Techniken zwischendurch immer wieder angewandt wurden, spielten sie in der Allgemeinchirurgie bis Ende der 60er Jahre keine wesentliche Rolle. Der Grund hierfür lag in den noch erheblichen technischen Problemen, die einer breiten Anwendung im Weg standen: Hierzu gehörte die Gefahr innerer Verbrennungen durch die elektrische Lampe, Risiken durch die Anlage des Pneumoperitoneums sowie die Qualität und Handhabung der Kamera. 1975 beschrieb Lindenschmidt die Indikation zur Laparoskopie an Stelle der explorativen Laparotomie, ohne daß er jedoch auf größere Akzeptanz bei seinen chirurgischen Kollegen stieß.

1.1.4 Entwicklung laparoskopischer Instrumente

Eine der wesentlichsten Erfindung in der operativen Laparoskopie gelang schließlich dem britischen Physiker Hopkins 1952, der in seinen Endoskopen durch die Anordnung von Glaslinsen und Luft ein computerberechnetes Stablinsensystem entwickelt hatte. Das Hopkins-Stab-Linsen-System ist die Basis für moderne starre Endoskope, wie sie in der laparoskopischen Chirurgie verwandt werden. Kompliziertere laparoskopische Eingriffe wurden um so häufiger angewandt, je besser die technischen Voraussetzungen waren. Die bipolare endoskopische Elektro-Koagulation wurde erstmals von Wittmoser 1966 für thorakoskopische Eingriffe vorgestellt. Die wesentlichen laparoskopischen Instrumente wurden von Kurt Semm in Kiel, in seiner Gynäkologischen Abteilung entwickelt. 1963 stellte er einen automatischen Insufflator vor, der gleichzeitig den intraabdominellen Druck und den Gasfluß regeln konnte. Bis dahin wurde die Luft von den meisten, die laparoskopisch arbeiteten, mit einer Spritze ins Abdomen insuffliert. Semm entwickelte sowohl eine abgewinkelte Linse, als auch Haken-Scheren sowie Techniken für die intrakorporale Knoten-Applikation. Neben laparoskopischen Scheren, Nadelhaltern und Trokaren, führte er zusätzlich ein Spül-Sauggerät ein. Eine Vielzahl von gynäkologischen Eingriffen wurden laparoskopisch von ihm durchgeführt. Hierzu gehörte auch 1982 erstmals eine laparoskopische Appendektomie. Hasson stellte 1978 die sog. offene Laparoskopie vor, d.h. er verzichtete auf die Veress-Nadel zur Punktion des Abdomens und zum Aufbau des Pneumoperitoneums. Er führte statt dessen nach Freipräparation der Fascie und Eröffnung des Peritoneums unter direkter Sicht einen von ihm entwickelten Trokar ein.

Allgemeinchirurgen, im Gegensatz zu den Gynäkologen, übernahmen laparoskopische Techniken nur sehr zögerlich. Am Ende der 70er Jahre wurden vermehrt Leber-Biopsien unter laparoskopischer Sicht durchgeführt. In den 80er Jahren erfolgten diagnostische Laparoskopien vermehrt bei Patienten mit einem akuten Abdomen. Die Möglichkeiten der Laparoskopie, die Leber zu inspizieren, Cholangiogramme durchzuführen oder gezielte Punktionen in hepatobiliären Systemen vorzunehmen, wurde vor allem von Chirurgen wie

Kalk, Beck und Henning in Deutschland, von Berci, Gaesford und Boyce in den Vereinigten Staaten und Cuschieri in England erprobt (1, 7, 9). Cuschieri entwickelte die laparoskopische Gallengangs-Chirurgie einschließlich der Ligatur des Duct. cysticus und der retrograden Cholecystektomie weiter. Mühe benutzte 1986 ein modifiziertes Rektoskop mit einer Optik und CO_2-Insufflation nach Punktion des Abdomens mit einer Kanüle, um eine Cholecystektomie ohne Laparotomie durchzuführen. Über seine Ergebnisse berichtete er 1986, was die moderne Aera der laparoskopischen Operationen einleitete. Mouret hat schließlich 1987 in Lyon weltweit die erste laparoskopische Cholecystektomie durchgeführt.

1.1.5 Beginn der video-unterstützten Chirurgie

1986 begann die Aera der video-unterstützten Chirurgie durch Einführung der Computer-Chip-Video-Kamera, die mit dem Laparoskop verbunden wurde. Dubois berichtete 1988 über eine laparoskopische Cholecystektomie unter Verwendung mehrerer Trokare. Während der gleichen Zeit wurde die laparoskopische Cholecystektomie durch Periffat in Bordeaux, Reddick in Nashville und Cuschieri in Dundee sowie Berci in Los Angeles durchgeführt. Im Mai 1990 erschien in der chirurgischen Zeitschrift „Der Chirurg" ein Artikel über den Standard der Cholecystektomie. Hierin wurde die Möglichkeit des laparoskopischen Vorgehens mit keinem Wort erwähnt. Gerade auch durch den Druck der endoskopisch arbeitenden Gastroenterologen wurden Viszeralchirurgen gezwungen ihre therapeutischen Konzepte zu überdenken. Es bestand jetzt die Möglichkeit, vollkommen endoskopisch vorzugehen, um Steine aus dem hepatobiliären System zu entfernen oder Biopsien vorzunehmen (1–6, 10–21). Was ursprünglich undenkbar schien, nämlich ein endoskopisches Verfahren zur Therapie der Choledocholithiasis, führte schließlich zu einem therapeutischen Splitting, d.h. einer Kombination von laparoskopischer Cholecystektomie und präoperativer retrograder Cholangiographie und Papillotomie. Ähnliche Entwicklungen sind, wie in einem weiteren Kapitel dieses Buches gezeigt wird, durchaus auch im gefäßchirurgisch-angiologischen Bereich denkbar.

Die Einführung der laparoskopischen Cholecystektomie war der wichtigste Stimulus zur Entwicklung der operativen Laparoskopie in der Allgemeinchirurgie überhaupt. Eine Vielzahl visceralchirurgischer Eingriffe wurden seitdem laparoskopisch durchgeführt. Wickham prägte 1990 den Begriff minimalinvasive Chirurgie. Seitdem ist es in der Visceralchirurgie zu einem Paradigmenwechsel gekommen, der sich auch auf andere Disziplinen übertrug (23).

1.1.6 Derzeitiger Entwicklungsstand

Dion hat an der Universität von Montreal 1993 erstmals laparoskopische Techniken angewandt, um video-assistiert mit Hilfe einer Minilaparotomie einen aortofemoralen Bypass anzulegen. Seitdem haben sich verschiedenste Arbeitsgruppen mit dem Problem laparoskopischer aortoiliakaler Rekonstruktionen befaßt. Behrens et al. gelang die laparoskopisch-assistierte transperitoneale Anlage eines AFB mit Hilfe einer gaslosen Technik unter Verwendung eines Liftsystems zum Anheben der Bauchdecken. Dion hat weltweit als einer der ersten über einen retroperitonealen Zugang unter Verwendung der CO_2-Insufflation einen AFB ohne Mini-Laparotomie angelegt. Ahn hatte in Los Angeles beinahe zeitgleich einen transperitonealen Zugang gewählt und unter Zuhilfenahme des Pneumoperitoneums eine aortoiliakale Rekonstruktion durchgeführt. In Deutschland gelang den Arbeitsgruppen um Kehmen, Mumme und Barbera an der Universität Bochum sowie Walterbusch und Heinen von der Herz- und Gefäßchirurgischen Klinik in Dortmund die totale laparoskopische AFB Anlage. In beiden Kliniken wird dieses Operationsverfahren seitdem als Standardtechnik angewandt, wobei der transperitoneale Zugang bevorzugt wird. Es ist Said et al. von der Chirurgischen Klinik der Charite zu verdanken, daß in Zusammenarbeit mit der Fa. Aesculap spezielle laparoskopische Gefäßinstrumente entwickelt worden sind, die eine vollständige intraabdominelle laparoskopische Bypassanlage ermöglichen.

Literatur zu Kapitel 1.1

1. Berci G, Davids J (1962) Endoscopy and television. B M J 1:1610
2. Bernkeim BM (1911) Organoscopy: cystoscopy of the abdominal cavitv. Am Surg 53:764
3. Clasen M, Demling L (1974) Endoskopische Sphinkterotomie der Papilla vateri und Steinextraktion aus dem Ductus Choledochus. Dtsch Med Wochenschr 9:496
4. Demling L, Senbeith K, Riemann JF (1988) A mechanical lithotripter. Endoscopy 14:100
5. Frühmorgan P, Bodem F, Reidenbach HR, Kaduk B, Demling L (1975) The first endoscopic laser coagulation in the human GI tract. Endoscopy 7:156
6. Gauderer MWL, Ponsky JL, Izant RJ Jr (1980) Gastrotomy without laparotomy a percutaneous endoscopic technique. J Pediatr Surg 15:872
7. Henning N, Keilhack H (1938) Farbenphotographie der Magenhöhle. Dtsch Med Wochenschr 64:1328
8. Jacobaeus HC (1911) Kurze Übersicht über meine Erfahrungen mit der Laparothorakoskopie. Münch Med Wochenschr 58:2017
9. Kalk H (1929) Erfahrungen mit der Laparoskopie (Zugleich mit Beschreibung eines neuen Instrumentes). Z Klein Med 111:303
10. Kawai K, Akasaka Y, Murakami K, Tada M, Koli Y (1974) Endoscopic sphincterotomy of the ampulla of vater. Gastroenterol Endosc 20:148
11. Korbsch R (1921) Die Laparoskopie nach Jacobaeus. Berl Klin Wochenschr 38:696
12. Matsunaga F, Tsushima K, Kuboto T (1959) Photography of the colon. Gastroenterol Endoscop (Tokyo) 1:58
13. McBurney C (1898) Removal of biliary tract calculi from the common duct by duodenal route. Am Surg 28:481
14. Nath G, Gorish W, Kieferhaber P (1973) First laser endoscopy via a fibre-optic transmission system. Endosc 5:208
15. Nitze M (1893) Zur Photographie der menschlichen Harnblase. Med Wochenschr 2:744
16. Niwa H (1960) On photography of the colon and pharynx using gastrocamera. Gastroenterol Endosc (Tokyo) 2:77
17. Overholt BF (1969) Flexible fiberoptic sigmoidoscope. CA 19:81
18. Ponsky JL, Aszodi A (1984) Percutaneous endoscopic jejunostomy. Am J Gastroenterol 79:113

19. Soehendra N, Reynders-Frederix V (1980) Paliative bile duct drainage a new endoscopic method of introducing a transpapillary drain. Endosc 12
20. Sohma S, Takekawa I, Okarnoto Y, Matsuda T, Ono M, Aoygi T, Fujita R (1974) Endoscopic papillotomy a new approach for extraction of residual stomes. Gastroenterol Endosc 16:446
21. Tytgat ON, Den Hartog FCA, Haver Kamp, HJ (1976) Positioning of a plastic prosthesis under fiberendoscopic control in the palliative treatment of cardioesophageal cancer. Endoscopy 8:180
22. Von Ott D (1909) Die direkte Beleuchtung der Bauchhöhle, der Harnblase, des Dickdarmes und des Uterus zu diagnostischen Zwecken. Rev Med Techque 2:27
23. Wolff WI (1973) Colonoscopy and endoscopic polypectomy. N Y J Med 73:641

1.2 Lebensqualität als ein Zielkriterium minimalinvasiver Eingriffe

R. Kolvenbach

Seit vielen Jahren wird ein therapeutisches Konzept in der Chirurgie durch klar definierte Zielkriterien bewertet. Hierzu gehören neben der Operationsletalität auch die Komplikationen eines Verfahrens (4–7). Das individuelle Patientenschicksal sowie der Krankheitsverlauf und die Effektivität des therapeutischen Konzeptes sind jedoch mit Daten, welche die Operationsletalität oder postoperative Komplikationen beschreiben, ebenso wie das Aufführen von sog. Patencyrates nur ungenügend erfaßbar (1). Es muß davon ausgegangen werden, daß die Lebensqualität nach einem großen abdominellen Eingriff, wie er zur Durchführung einer aortoiliakalen Rekonstruktion erforderlich ist, ganz anders zu bewerten ist als nach einem Eingriff, der mit minimalinvasiven oder endovaskulären Methoden durchgeführt wurde. Tatsache ist jedoch auch, daß die Lebensqualität als Zielkriterium chirurgischer Therapieformen bisher nur wenig Akzeptanz fand (8). Dieses hat sich in den letzten Jahren erst allmählich durch Einführung der laparoskopischen Chirurgie geändert. Einige Autoren wie z.B. Troidl haben seitdem mit wissenschaftlichen Mitteln diesen Begriff in den Vordergrund gerückt und Zielkriterien zur Messung relevanter Daten erarbeitet (9). White hat 1967 erstmals 5 Kriterien genannt mittels derer man in Klinik und klinischer Forschung den Effekt einer Intervention, speziell was die Beeinflussung der Lebensqualität angeht, beschreiben kann. Hierzu gehört die Operationsletalität als größte überhaupt denkbare Komplikation sowie der Begriff Krankheit, d.h. eine Kombination von subjektiven Symptomen einerseits sowie klinischen Zeichen und pathologischen Testergebnissen andererseits. Außerdem kommen Symptome wie Unbehagen, ausgelöst durch körperliche Beschwerden wie z.B. Schmerz, Übelkeit, Atemnot, Angst, Depression oder eine allgemeine Müdigkeit, hinzu. Gerade im Bereich der Gefäßrekonstruktion sind körperliche Behinderungen und Einschränkungen im täglichen Leben z.B. durch Amputation wesentliche Faktoren. Hierzu gehört auch eine Einschränkung der Fähigkeit gewohnte Tätigkeiten auszuüben, was dazu führt, daß der Patient von der Hilfe anderer abhängig wird.

Die Lebensqualität nach gefäßchirurgischen Operationen

Im Mittelpunkt des chirurgischen Interesses steht in erster Linie die chirurgische Technik, d.h. das Operationsverfahren. Die Befindlichkeit des Patienten nach einem Eingriff, d.h. seine Lebensqualität, welche sowohl physische, psychologische und soziale Bereiche mit umfaßt und sich nicht nur auf pathologische Testergebnisse beschränken darf, rückt immer mehr in den Vordergrund zur Beurteilung einer chirurgischen Therapie (2-4). Im Gegensatz zu den harten Daten, wie sie durch Laboruntersuchungen geliefert werden, haben diese „unscharfen Befunde" bisher nur relativ wenig Interesse in der Gefäßchirurgie gefunden. Ein Grund hierfür ist sicherlich auch die Schwierigkeit, eine klare Definition des Begriffes Lebensqualität zu formulieren (7-9). Grundsätzlich gilt, daß die Lebensqualität dann ein relevantes Zielkriterium sein sollte, wenn eine chirurgische Intervention, wie z.B. die Anlage des aortofemoralen Bypass, relativ viele, die Lebensqualität definierende Dimensionen beeinträchtigen kann. Dies ist umso sinnvoller, wenn diese Beeinträchtigung die Regel und nicht die Ausnahme ist. Eine Tatsache, die für die meisten Eingriffe im Bereich der Aorta und Beckenarterien aufgrund der Größe des Eingriffes gilt. Ein weiterer allgemeiner Grund die Lebensqualität zu bestimmen ist dann gegeben, wenn sie die überwiegende oder alleinige Indikation zur chirurgischen Intervention war, ein Faktum was gerade für Patienten mit einer Claudicatio-Symptomatik als Indikation einer Revaskularisationsmaßnahme zutrifft. Der Begriff der Lebensqualität rückt im Bereich der Gefäßchirurgie vor allem seit Einführung endovaskulärer Behandlungsverfahren immer mehr in den Vordergrund. Gefäßchirurgen sehen sich hierdurch in direkter Konkurrenz zu interventionell arbeitenden Radiologen, die für sich in Anspruch nehmen, daß sie das gleiche Krankheitsbild mit wesentlich weniger invasiven Techniken behandeln können, was wiederum für den Patienten mit einem deutlichen Plus an Lebensqualität verbunden sei. Auf den ersten Blick scheint es mehr als offensichtlich zu sein, daß eine Ballondilatation in Kombination mit einer Stenteinlage zur Rekonstruktion der Beckenarterie für den Patienten weniger beeinträchtigende Folgen hat als eine Desobliteration oder die Anlage eines Bypass. Die von vielen Gefäßchirurgen immer wieder angeführten schlechteren Langzeitergebnisse endovaskulärer Maßnahmen werden aufgrund des palliativen Charakters der Therapie sowie des fortgeschrittenen Alters der Patienten nur als ein schwaches Argument zur Bewahrung traditioneller Vorgehensweisen abgetan. Noch 1989 wurde im Bereich der Allgemeinchirurgie die laparoskopische Cholecystektomie als Außenseitermethode abgelehnt, welche lediglich zu einer Gefährdung des Patienten führt, ansonsten jedoch ein exotisches Verfahren darstellt, das sich nicht durchsetzen kann. Die Entwicklung der letzten Jahre hat gezeigt, daß gerade auch durch die Einflußnahme von Patienten, die den Eingriff bevorzugt haben, welcher zu einer geringeren Beeinträchtigung ihrer Lebensqualität führte, ein radikaler Paradigmenwechsel erforderlich war. Minimalinvasive Eingriffe video-assistiert oder in Kombination mit endovaskulären Verfahren im Bereich der Gefäßchirurgie haben möglicherweise das Potential, dem betroffenen Patienten ein Operationverfahren zu bieten, welches ihn weniger belastet als das herkömmliche Techniken vermögen.

Im Gegensatz zu den endovaskulären Verfahren wie z. B. der Ballondilatation profitiert der Patient bei den im folgenden aufgeführten endoskopischen Operationen von den ausgezeichneten Langzeitergebnissen der konventionellen gefäßchirurgischen Rekonstruktion.

Literatur zu Kapitel 1.2

1. Karnofsky DA, Burchenal JH (1949) Clinical evaluation of chemotherapeutic agents in cancer. In: Evaluation chemotherapeutic agents. McLeod CM (ed) Columbia University, New York, S 191
2. Morel P (1987) Surgery for chronic pancreatitis. Surgery 101:130
3. Sackett DL, Haynes RE, Tugwell P (1985) Clinical epidemiology. A basic science for clinical medicine. Little Brown & Co, Toronto
4. Small WP, Krause U (1972) An introduction to clinical research. Churchill Livingstone, Edinburgh London
5. Spitzer WO (1987) State of science 1986: Quality of life and functional status as target variables for research. J Chronic Dis 40:465
6. Troidl H, Kusche J, Vestweber K-H, Eypasch E, Bouillon B (1987) Quality of life: An important endpoint both in surgical practice and research. J Chronic Dis 40:523
7. Troidl H, Kusche J, Vestweber K-H, Eypasch E, Maul U (1987) Pouch versus esophagojejunostomy after total gastrectorny: A randomized clinical trial. World J Surg 11:699
8. White KE (1967) Improved medical care statistics and health services system. Public Health Rep 82:847
9. Wood-Dauphinee S, Troidl H (1986) Endpoints for clinical studies: Conventional and innovative variables. In: Principles and practice of research. Troidl H, Spitzer WO, McPeek B, Mulder DS, McKneally MF (eds) Principles and practice of research. Springer, Berlin Heidelberg New York, pp 120-136

2 Technische Voraussetzungen und Instrumente für video-endoskopische Eingriffe im Bereich der aortoiliakalen Gefäße

R. Kolvenbach, B. Klimscha

In der Zwischenzeit sind eine Vielzahl von laparoskopischen Instrumenten auf dem Markt gebracht worden. Ein Überblick hierzu würde den Sinn verfehlen und den Umfang des vorliegenden Buches sprengen. Täglich kommen neue Instrumente bzw. Modifikationen bereits vorhandener sowohl als resterilisierbare als auch als Einmal-Artikel hinzu. Charakteristisch für die laparoskopische Chirurgie ist, daß mit einer möglichst geringen Zahl von kleinen Zugängen gearbeitet werden muß. Die folgende Übersicht orientiert sich an einer Zusammenstellung von Brune aus dem Jahr 1993, die in der vorliegenden Form auch heute noch Gültigkeit hat (1).

2.1 Hilfstechniken

Neben den laparoskopischen Instrumenten sind eine Vielzahl von Hilfstechniken erforderlich. Die wesentlichsten Zusatzgeräte sind die Lichtquelle, die Video-Technik, Koagulation, Insufflation, Aspiration und Irrigation (Abb. 2.1).

2.1.1 Optische Systeme

Laparoskopische Endoskope sind starre optische Instrumente, die eine direkte visuelle Inspektion erlauben. Die besondere Problematik der endoskopischen Bildübertragung ergibt sich aus dem kleinen Durchmesser der Linsen und den langen Übertragungswegen. In Kombination mit der Videotechnik, im Gegensatz zur direkten Inspektion, sind hohe Lichtintensitäten für ein farbtreues und gut ausgeleuchtetes Bild erforderlich. Die Lichtquellen sind extern angebracht, die Lichtleitung erfolgt über die in das Endoskop integrierten Glasfasern. Das in der Laparoskopie verwandte starre monokulare Endoskop hat am Ende ein Objektiv, das ein umgekehrtes reelles Bild des Abbildungsgegenstandes zeigt. Im Stablinsensystem nach Hopkins wird das Licht in Stäben aus Glas übertragen und an Linsen aus Luft gebrochen. Je nach Anwendung kann der Chirurg aus einer Vielzahl von verschiedenen Endoskopen auswählen. In der Gefäß-Chirurgie spielt das 10-mm- und das 5-

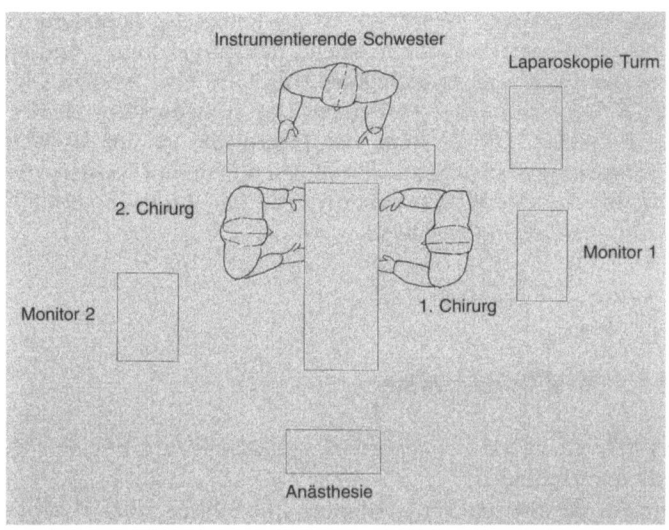

Abb. 2.1. Die Abbildung ist eine Skizze, welche die Instrumentiertische und die OP-Anordnung für eine aortoiliakale Rekonstruktion verdeutlichen soll. Die instrumentierende Schwester muß darauf achten, daß sich der Tisch soweit in der Höhe verstellen läßt, daß der Patient in eine steile Trendelenburg-Lage gebracht werden kann, ohne daß das Fußteil des OP-Tisches an den Instrumententisch kommt. Es besteht sonst die Gefahr, daß Unterschenkel oder Füße des Patienten gequetscht werden. Durch Anlagerung des rechten Armes an den Körper und Auslagerung des linken Armes kann vermieden werden, daß bei einer Rechtsseitenlage Teile des rechten Armes unsteril werden. Voraussetzung für eine video-assistierte aortoiliakale Rekonstruktion ist, daß sowohl alle laparoskopischen Instrumente als auch das gesamte konventionelle Gefäßinstrumentarium zugriffsbereit vorhanden sind. Im Gegensatz zu einer laparoskopischen Cholezystektomie kann es vorkommen, daß keine Zeit vorhanden ist, um zusätzliche Siebe zu öffnen und die Instrumentiertische vorzubereiten. Dies gilt vor allem für unvorhergesehene Blutungen aus der Aorta oder den Iliakalgefäßen. Aus diesem Grund müssen Aorten- und weitere Gefäßklemmen bereitgelegt werden, so daß ohne zeitliche Verzögerung zu einem offenen Vorgehen konvertiert werden kann. Aufgrund der Vielzahl der vorhandenen Instrumente bedeutet dies eine zusätzliche Belastung für die instrumentierende Schwester, die sowohl über das konventionelle als auch das laparoskopische Instrumentarium die Übersicht behalten muß. Die beiden Videomonitore werden so plaziert, daß sowohl der erste Chirurg als auch die Assistenten ein freies Blickfeld auf jeweils einen Monitor haben und jeden Operationsschritt verfolgen können

mm-Endoskop die größte Rolle. Das Spektrum der Blickrichtung reicht von der 0°-Optik bis zur 30°-Vorausblickoptik. Letztere erlaubt einen Vorausblick mit der Möglichkeit eines gleichzeitigen Rundblickes durch Rotation der Optik um ihre Längsachse.

2.1.2 Lichtquellen

Bei einer Kaltlichtquelle wird das Licht einer externen Glüh- oder Metall-Dampfbirne in einen Lichtleiter aus Glasfasern eingekoppelt und tritt an der distalen Endoskopspitze aus dem Lichtleiter wieder aus. Das Licht wird von einer leistungsstarken Halogen- bzw. Hochdruckmetall-Dampflampe mit 70–

400 Watt erzeugt. Wesentlich ist die komplette Abbildung des Glühfadens auf den Lichtleiter, was durch einen Hohlspiegel hinter und einem Kondensator vor der Glühbirne erreicht wird. Als Lichtleiter werden Glasfasern oder Flüssig-Kristall-Lichtleiter verwendet. Der Transport des Lichtes erfolgt durch Total-Reflexion. Die Leistung der Lichtquelle ist mit 50 Watt für eine direkte Betrachtung ausreichend. Für Videoaufnahmen werden stärkere Lichtquellen mit bis zu 400 Watt verwendet. Für die Routineanwendung sind Glasfaser-Lichtleiterkabel ausreichend.

2.1.3 Insufflationsgeräte

Prinzipiell werden 2 Verfahren zur Darstellung des endoskopischen OP-Feldes unterschieden:
erstens die mechanische Dehnung mit Einsatz eines Bauchdeckenhebeapparates und zweitens die Anlage eines Pneumoperitoneums. Hierzu muß das Abdomen mit einer Kanüle (Veress-Nadel) punktiert werden, durch die Gas einströmen kann, oder es wird über eine kleine ca. 1,5–2 cm große Laparotomie unter Sicht die Trokar-Hülse mittels einer Tabaksbeutelnaht eingebunden. Götze hat 1918 und Veress 1938 in Modifikation einen Schnapp-Mechanismus in diese Kanüle integriert. Nach dem Durchtritt der Nadel durch die Bauchwand springt eine federbelastete stumpfe Insufflationskanüle vor und verhindert so weitere Verletzungen durch die Nadelspitze. Das Abdomen wird nun durch Anschluß eines externen Gas-Reservoirs künstlich gebläht. Während des operativen Eingriffs wird der notwendige Druck mittels einer elektronischen Steuerung geregelt und Gasverluste durch Resorption oder Undichtigkeit werden automatisch ausgeglichen. In letzter Zeit setzt sich zunehmend das von Köckerling propagierte Verfahren des offenen Einführens der Trokar-Hülse durch. Schwerwiegende und weitreichende Verletzungen des Darmes oder der Aortoiliakal-Gefäße können so vermieden werden. Gerade bei voroperierten Patienten mit intraabdominellen Verwachsungen läßt sich hierdurch die Gefahr von Hohlorganperforationen weitestgehend ausschließen. Durch Einsatz einer elektronischen Steuerung der Insufflation ergab sich eine geregelte Nachfüllgeschwindigkeit mit optimaler Konstanz des Pneumoperitoneums. Als Gas-Reservoir dient eine handelsübliche Zweigasflasche, die extern an das Gerät angeschlossen wird. Durch ein Druckreduzier-Ventil wird der Flaschendruck auf den maximalen Insufflationsdruck begrenzt. Die Flowraten betragen bei automatischer Insufflation bis zu 10 l/min. Die heute üblichen Geräte weisen 4 verschiedene Meßparamter auf: CO_2-Flaschendruck, maximaler intraabdomineller Druck, Flowrate und die gesamte Menge des insufflierten Gases. Elektronisch wird der maximale Gasfluß bis zum Erreichen des vorgewählten Maximaldrucks reguliert. Die verfügbaren Geräte haben je nach Ausführung eingebaute Flow- und Druckregelungen in Verbindung mit entsprechenden audio-visuellen Warnsignalen bei Fehlfunktionen.

2.1.4 Trokare

Charakteristisch für die laparoskopischen OP-Techniken ist das minimalinvasive Trauma, das durch die kleinen Inzisionen für das Einführen der Trokare erklärt wird. Die Trokare können aus Kunststoffmaterial (Einmal-Trokar) oder aus wiederverwendbaren Metall-Hülsen bestehen. Um die Dichtigkeit der Trokare zu gewährleisten, sind verschiedene Ventile verfügbar. Als Standardgrößen dienen 5-, 10-, 15- und 20-mm-Trokare. Mittels Konverterhülsen können Gewebepartikel und Instrumente, wie Tupfer und größere Scheren, über die Trokare geführt werden. Zu unterscheiden sind der Optik-Trokar und der Arbeits-Trokar. Damit beim Einführen der Optik die Linsen durch Gewebe- oder Blutpartikel nicht verschmutzt werden, verwendet man ein Trokar mit Trompeten-Ventil. Um ein rasches Wechseln der Arbeitsinstrumente bei guter Ventildichtigkeit zu gewährleisten, kommt ein Kappen- oder Kugel-Ventil zum Einsatz. Grundsätzlich sollte die Hautinzision etwa 1-2 mm größer sein als der zur Verfügung stehende Trokar. Andernfalls kann bei Einmal-Trokaren, der Sicherheitsschild beim Vordringen des Trokars in die freie Bauchhöhle nicht aktiviert werden, so daß es zur Perforation eines Hohlorgans durch die Mandrinsspitze kommen kann. Nachblutungen der Stichkanäle beim Zurückziehen des Trokars sind möglich. Insbesondere müssen hier Verletzungen der A. epigastrica inferior genannt werden. Auf die Verletzungsmöglichkeit der A. iliaca communis im Unterbauch muß besonders hingewiesen werden. Durch das Herausziehen der Trokare kann es zur Inkarzeration des Omentum majus in den Stichkanal kommen. Komplikationen durch den blinden Einstich der Veress-Nadel und des Erst-Trokars lassen sich mit großer Sicherheit durch ein offenes Vorgehen vermeiden. Die halboffene Technik zum Einführen der Trokare wurde bereits von Hasson 1975 in den USA vorgestellt. Dazu wurde ein spezieller Trokar mit Haltevorrichtung zur Aufnahme der Fadenzügel einer Tabaksbeutelnaht mit Abdichtkonus entwickelt. Durch eine kleine Inzision am Unterrand des Nabels, nach Durchtrennung der Faszie und Eröffnung des Peritoneums unter Sicht wird ein stumpfer Trokar in die Peritonealhöhle eingebracht. Erst dann wird das Pneumoperitoneum angelegt. Mit entsprechender Erfahrung ist der Zeitbedarf für diese Technik nicht größer als bei einem blinden Einstich. Die Technik sollte vor allem bei schlanken sowie jungen Patienten mit muskulösen Bauchdecken Anwendung finden. Sie ist dringend indiziert bei allen voroperierten Patienten, bei denen sich Adhaesionen gebildet haben können.

2.1.5 Spül-Saug-Geräte

Bei endoskopischen Eingriffen müssen evtl. auftretende Blutungen sofort beherrscht werden, da sonst in sehr kurzer Zeit die Sicht beeinträchtigt wird. Die in der konventionellen Chirurgie zur Verfügung stehenden Tupfer-Bauchtücher und Spülrohre fehlen, was als wesentlicher Nachteil des endoskopischen Vorgehens zu sehen ist. Dieses gilt vor allem bei Eingriffen im Bereich der großen Gefäße. Während der Absaugvorgänge wird die Gasmenge im Abdomen vermindert, wodurch die optische Sicht beeinträchtigt werden kann. Neuerer Geräte können die durch das Absaugen verminderte CO_2-Menge automatisch über das Insufflationsgerät ersetzen. Die erhältlichen Saug-Spül-Kombinationsinstrumente verfügen meist über einen Griff mit 2 Ventilen, über die Aspiration und Irrigation gesteuert werden. Als Reservoir für die Spülflüssigkeit dienen handelsübliche 1-l-Flaschen steriler Kochsalzlösung.

2.1.6 Chirurgische Instrumente

Die Instrumente für die endoskopische Chirurgie, wie Faßzangen, Scheren-Nadelhalter, Saugrohre, Präparierhaken und Instrumente zur Blutstillung, wurden zum größten Teil aus der Laparoskopie der Gynäkologie übernommen, und ein kleinerer Teil wurde für die Allgemein-Chirurgie modifiziert. Die Konstruktionsmöglichkeiten der Instrumente werden durch die kleinen Durchmesser und die Länge begrenzt. Jede Bewegung der Maulteile muß zweifach durch Gelenke übertragen werden. Im Griff des Instruments überträgt ein Hebelmechanismus die Handkräfte mit einer Zug- bzw. Druckstange, die durch den Schaft bis zum distalen Ende läuft. Die Griffstücke der Instrumente sind wie die der konventionellen Scheren, Klemmen und Nadelhalter ausgeführt. Viele Instrumente verfügen über einen Hochfrequenzanschluß und sind so isoliert, daß mit ihnen gleichzeitig koaguliert werden kann. Neben Greif- und Faßinstrumenten werden endoskopische Scheren und Instrumente zur Präparation angeboten. Diese können, wie z.B. Präparierhäkchen, gleichzeitig auch zum Koagulieren verwandt werden. Zur bipolaren Koagulation eignen sich gelenkfreie Faßzangen. Die gezielte Koagulation von dünnen Gefäßen, z.B. in Briden, sollte nur mit bipolarem HF-Strom durchgeführt werden, um Darmverletzungen zu vermeiden. Zur monopolaren Koagulation können endoskopische Saugrohre ebenso wie entsprechend ausgerüstete Faßzangen verwandt werden (Abb. 2.2).

2.1.7 Verfügbare Clip- und Staplersysteme

Die endoskopische Anwendung von Ligatur-Clips aus Metall ist sowohl mit Clip-Zangen zur Einzelapplikation als auch im Magazin, hierbei vor allen Dingen unter Verwendung von Einmal-Artikeln, möglich. Es können sowohl Tital-Clips als auch bioabsorbierbare Clips endoskopisch appliziert werden. Linear-Stapler werden in Längen von 30 und 60 mm angewandt. Es gibt für diese Geräte jeweils 2 verschiedene Magazine für unterschiedliche Gewebestärken.

Bei den laparoskopischen Eingriffen kommen 2 Monitore zum Einsatz: einer für den Operateur sowie ein zweiter für den Assistenten und den Kameramann (Abb. 2.1). Durch Anwendung der Dreichip-Technik lassen sich Bil-

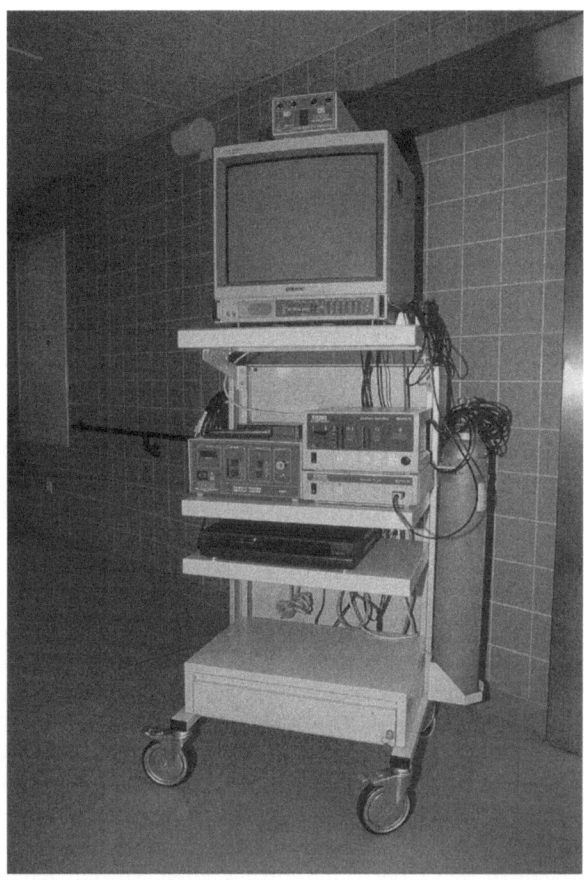

Abb. 2.2. Videoturm mit Monitor und Aufzeichnungsgerät, Insufflator sowie automatischem Druckregulierer

der ohne Verzerrung und mit maximaler Farbechtheit erzielen. Der endoskopische Teil des gesamten Eingriffs wird von einem Video-Rekorder aufgezeichnet (Abb. 2.2).

Literatur zu Kapitel 2.1

1. Brune IB (1993) Instrumentarium. In: Brune IB, Schönleben K (Hrsg) Laparoendoskopische Chirurgie. Hans Marseille Verlag GmbH, München, pp 15–23

2.2 Die gaslose Laparoskopie

R. Kolvenbach

2.2.1 Stellenwert der gaslosen Laparoskopie

Die gaslose Laparoskopie mit modifizierten konventionellen Instrumenten stellt eine Alternative zur reinen Laparoskopie mit Anlagen eines CO_2-Pneumoperitoneums dar. Dabei sollen die Vorteile der Laparoskopie, d.h. optimierte Sichtverhältnisse, Vergrößerung durch das Endoskop und minimiertes Trauma mit den Vorzügen des klassischen Instrumentariums, wie Taktilität, Palpation und Ergonomie, vereint werden.

In der Zwischenzeit werden von mehreren Firmen verschiedene Systeme für die gaslose Laparoskopie angeboten (2-6). Gemeinsames Merkmal aller Systeme ist, daß durch eine entsprechende Mechanik, die Bauchdecken angehoben werden können. Dieses kann vollautomatisch geschehen (Firma Origin) oder aber durch eine entsprechende Hebelmechanik. Wesentlichster Nachteil der gaslosen Laparoskopie mit Hilfe o.g. Systeme ist die nur begrenzte Sicht, da durch das Anheben der Bauchdecken, im Gegensatz zur intraabdominellen Dilatation nach CO_2-Insufflation, nur eine zeltförmige konische Perspektive ermöglicht wird. Hinzukommt, daß der Effekt des Pneumoperitoneums nach CO_2-Insufflation, nämlich das Niederdrücken des Dünndarmes, wegfällt, so daß dieser leicht die Optik verlegen und den Eingriff komplizieren kann. Die gaslose Laparoskopie hat sich daher vor allem bei urologischen und gynäkologischen Fragestellungen durchsetzen können (8, 11, 12). Hierbei kann durch steile Trendelenburg-Lagerung des Patienten, der Darm in den Oberbauch zurückfallen, so daß nach Anheben der Bauchdecken dann die weitere Präparation erfolgen kann. Sobald jedoch weiter proximal, z.B. die Aorta, freipräpariert werden muß, kommt es erneut zum Verlegen der retroperitonealen Strukturen durch den Darm. Es muß zusätzlich davon ausgegangen werden, daß durch die mechanische Anhebung der Bauchdecken postoperativ stärkere Schmerzen entstehen, als das nach Anlage eines Pneumoperitoneums der Fall ist. Unbestreitbarer Vorteil der gaslosen Laparoskopie ist der Einsatz herkömmlicher oder nur geringfügig modifizierter Instrumente, wie sie aus der offenen Chirurgie bekannt sind.

Die gaslose Laparoskopie wird von vielen als Alternative zur Anlage eines Pneumoperitoneums genannt. Das Pneumoperitoneum setzt die Gasinsufflation voraus, um auf diese Weise die Bauchhöhle aufzuspannen und einen laparoskopischen Einblick gewinnen zu können. Obwohl das Pneumoperitoneum einen hervorragenden Überblick gestattet, ist es jedoch mit einigen Nachteilen verbunden. Hierzu gehört z.B. die Verwendung von luftdichten Trokaren sowie der mögliche Gasverlust beim Einwechseln von Instrumenten bzw. der Verwendung eines Saug-Systems. Es kann zu einem subcutanen Emphysem kommen sowie zu einem Anstieg des CO_2-Gehalts im Blut mit hierdurch bedingter Azidose, Oligurie und weiteren physiologischen Nachteilen. Vor allem Patienten mit schweren Lungenerkrankungen sollten, zumindest wird dies immer wieder anekdotenhaft berichtet, nicht mit einem CO_2-Peritoneum operiert werden aufgrund der möglichen CO_2-Retention (9, 10).

Einsichtmöglichkeiten

Die mechanischen Geräte zur Anhebung der Bauchdecken ermöglichen eine intraabdominelle laparoskopische Inspektion ohne Anhebung des intraabdominellen Drucks und ohne die Notwendigkeit der Gas-Insufflation. Auf diese Weise sollen einige der genannten technischen und physiologischen Probleme vermieden werden. Bedenken werden jedoch erhoben aufgrund der ungenügenden Einsichtmöglichkeit in das Abdomen, welche das gaslose Laparoskopieren ermöglicht. So stellt sich z.B. die Frage, ob die gaslose Laparoskopie eine genügende Darmmobilisation erlaubt und ob eine Anastomose genäht werden kann, ohne daß der Darm, welcher nach Anlage eines Pneumoperitoneums durch dieses mit zurückgehalten wird, die Sicht auf die großen Gefäße behindert. In einer prospektiven experimentellen Studie, in der die Praktikabilität und Übersicht der verschiedenen laparoskopischen Techniken miteinander verglichen wurde, konnten Horvath und Mitarbeiter keine wesentlichen Unterschiede feststellen in Abhängigkeit davon, ob eine Pneumoperitoneum oder eine gaslose Technik zur Anwendung kam (8). Dies galt vor allem für Eingriffe im Bereich des Rektums, des Sigmas, der Aorten-Bifurkation bzw. der Iliacal-Arterien. Die Ergebnisse wurden weder durch das Pneumoperitoneum noch durch die Wahl des insufflierten Gases – CO_2 gegenüber Helium – beeinflußt. Tatsache war jedoch auch, daß ein Pneumoperitoneum in der genannten Studie eine bessere Übersicht gestattete, da der Dünndarm zurückgehalten werden konnte. Dieses war vor allen Dingen von erheblicher Bedeutung bei der Plazierung neuer Trokare. Ein weiterer Vorteil des Pneumoperitoneums ist die Möglichkeit, im gesamten Bauchraum arbeiten und Trokare plazieren zu können. Eine Option, die bei der gaslosen Laparoskopie nicht besteht, da hier nur mit Sicherheit im Unterbauch operiert werden kann. Prinzipiell bieten alle mechanischen Lift-Apparate nur in dem von ihm angehobenen Bauchabschnitt eine ausreichende Übersichtlichkeit.

Ein wesentlicher Nachteil des Pneumoperitoneums ist die Schwierigkeit, eben dieses über einen längeren Zeitraum aufrecht erhalten zu können. Es handelt sich hierbei in erster Linie um technische Probleme, die jedoch mit einem Verlust an optischer Einsichtbarkeit in das OP-Feld einhergehen. Weitere Nachteile sind der Verlust des Pneumoperitoneums während des Wechselns von Instrumenten oder der Benutzung der Saug-Apparate. In Zusammenhang mit der Elektro-Koagulation kommt es zu einer Rauchentwicklung, die ebenfalls die Sicht beeinträchtigen kann. Die genannten Probleme spielen bei der Verwendung der mechanischen Lift-Apparaturen keine Rolle. Es fehlt die Notwendigkeit für ventiltragende Trokare, so daß Instrumente schneller gewechselt werden können. Ebenso ist die Rauchentwicklung durch die Elektro-Koagulation geringer und die optische Einsicht ist entsprechend konstanter. Ein nicht zu unterschätzender Vorteil ist jedoch die Möglichkeit, digital palpieren zu können, ohne daß laparoskopische Instrumente das taktile Vermögen ersetzen müssen. Hierzu genügt die Trokar-Einstichstelle oder eine kleine Mini-Laparotomie.

Wesentlicher Nachteil der mechanischen Geräte ist jedoch die Notwendigkeit von 1,5-3 cm großen Inzisionen. Die extern angebrachten Haltesysteme können die Bewegungsfreiheit der laparoskopischen Instrumente deutlich einschränken, da diese durch den Halteapparat gesperrt werden. Hierdurch wird die Bewegungsfreiheit des Chirurgen für die intraabdominellen Manipulationen mit den laparoskopischen Instrumenten deutlich begrenzt und das in einem Bereich, der ohnehin nur einen limitierten Bewegungsraum zuläßt. Die mechanischen Lift-Geräte erlauben nur eine schlechte Übersicht, vor allem im oberen und mittleren abdominellen Abschnitt. Das gesamte OP-Feld wird hier in der Regel durch den Dünndarm ausgefüllt und die Sicht entsprechend behindert. Hier besteht ein eindeutiger Vorteil des Pneumoperitoneums, durch den nicht nur die Bauchdecke angehoben, sondern auch der Dünndarm komprimiert und weggedrückt wird. Ein kompressiver Effekt der durch die gaslose Laparoskopie fehlt. Kompromisse, bei denen das Bauchdecken-Liftsystem mit einer sog. Low-Pressure-Laparoskopie kombiniert wird, zeigen, daß dieses keine wahre Lösung des Problems darstellt, da der gesamte Eingriff hierdurch noch weiter kompliziert wird.

Probleme der CO_2-Insufflation

Die physiologischen Konsequenzen des Pneumoperitoneums beziehen sich zum einen auf den erhöhten intraabdominellen Druck und zum anderen auf die Art des Gases, welches zur Insufflation benutzt wird (1). Potentielle Probleme der CO_2-Insufflation zur Schaffung des Pneumoperitoneums sind vor allen Dingen die CO_2-Rückabsorptionen mit hierdurch bedingter Hyperkapnie und einer Azidose, ferner die kardio-pulmonalen Veränderungen, die durch den erhöhten intraabdominellen Druck hervorgerufen werden. Es können ein verminderter renaler und mesenterialer Blutfluß sowie ein Steal-Effekt im Bereich der Mesenterial-Venen oder aber auch eine Oligurie hinzukommen (7, 9, 10). Hieraufhin wurde schon frühzeitig die Forderung abgeleitet, auf ein Pneumo-Peritoneum bei Patienten mit Verdacht auf Mesenterial-Ischämie oder einer bekannten Angina-abdominalis, zu verzichten. Es besteht zudem zwar selten, aber durchaus beschrieben, das Risiko des Spannungs-Pneumothorax und der Luft-Embolie. Durch Verwendung gasloser Bauchdecken-Liftsysteme lassen sich diese Probleme theoretisch jedenfalls sehr gut vermeiden. Die Alternative besteht darin, die gaslose Laparoskopie vor allem bei solchen Patienten anzuwenden, bei denen Kontraindikationen für ein Pneumo-Peritoneum bestehen. Hierzu würden in erster Linie ältere Patienten mit deutlich eingeschränkter kardio-pulmonaler Reserve gehören.

2.2.2 Technik der gaslosen Laparoskopie

Es gibt in der Zwischenzeit eine Vielzahl von Methoden, wie am einfachsten und effizientesten die Bauchdecke angehoben werden kann (Abb. 2.4). Japanische Chirurgen haben ein System entwickelt, welches die Plazierung von subcutan-gelegenen Metall-Drähten und -Stäben beinhaltet. Das vor allen Dingen in den USA am häufigsten benutzte System ist das Laparo-System der Firma Origin, welches in Deutschland von der Firma Braun vertrieben wird (Abb. 2.3). Wesentlicher Nachteil dieses Systems ist sicherlich der hohe Anschaffungspreis sowie weitere Kosten, die durch die Verwendung der notwendigen Einmalartikel entstehen. Hierzu gehört das fächerförmige aus 2 Kunststoff-Stäben bestehende Gabelsystem ebenso, wie ein Kissen, welches aufgeblasen wird und dann über den vollautomatischen Hebearm die Bauchdecken anhebt.

Alternativ werden in der Zwischenzeit z.B. von der Firma Aesculap oder von der amerikanischen Firma Omnitract vollständig resterilisierbare Sy-

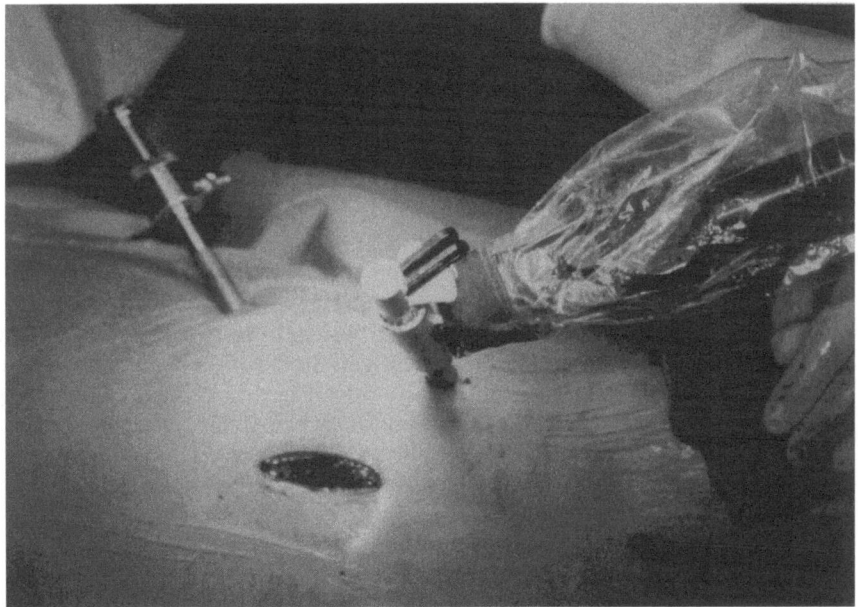

Abb. 2.3. Hebearm der Firma Origin. Bei dem sog. Laparoliftsystem handelt es sich um einen vollautomatischen hydraulischen Arm, der seitlich am OP-Tisch befestigt wird. Der gabelförmige Retraktor oder das Kunststoffkissen werden über eine extra Inzision eingeführt. Der gesamte Arm wird steril in eine Kamerafolie eingepackt. Durch Knopfdruck kann exakt die erforderliche Höhe eingestellt werden. Ein wesentlicher Nachteil sind die sehr hohen Anschaffungskosten sowie die Tatsache, daß nur mit Einmalartikeln gearbeitet wird. Die ebenfalls dargestellte Minilaparotomie dient als Arbeitsinzision durch die analog zur video-assistierten Thoraxchirurgie konventionelle Instrumente eingeführt werden können, um z.B. eine Aortenanastomose anzufertigen. Außerdem ist ein resterilisierbarer 10-mm-Arbeitstrokar abgebildet, durch den laparoskopische Instrumente zur Präparation intraabdominell eingebracht werden können

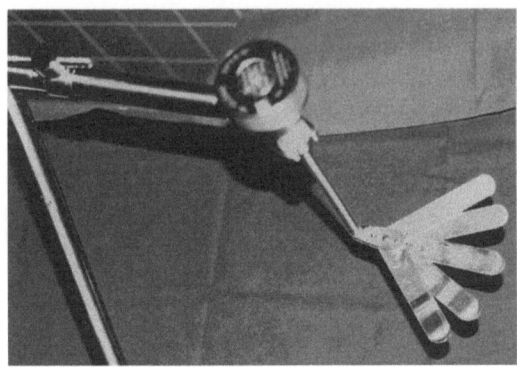

Abb. 2.4. Fächerförmiger resterilisierbarer Retraktor der Firma Omnitrakt. Durch die Inzision für den Fächer kann über eine Metallhülse zusätzlich die endoskopische Video-Kamera eingeführt werden. Das gesamte System einschließlich der Befestigungsstange und einer Kurbel ist autoklavierbar

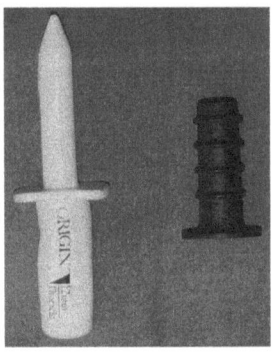

Abb. 2.5. Gasloser Trokar der Firma Origin der mit Hilfe des weißen Kunststoffobturators eingeführt wird. Der Querschnitt des Hartgummitrokars kann dadurch vergößert werden, daß er mit der Schere aufgeschnitten wird

steme angeboten. Hierzu gehört auch das von der Firma Aesculap in Zusammenarbeit mit Paolucci entwickelte System, welches die Bauchdecken anhebt und gleichzeitig eine mit einer durchsichtigen Stoff-Folie überspannte Platte beinhaltet, die den Darm zurückdrängen und niederdrücken soll. Dieses Gerät kam bisher primär bei gaslosen laparoskopischen Cholecystektomien zum Einsatz. Erfahrungen bei Eingriffen im Bereich des Retroperitoneums oder in der Gefäß-Chirurgie liegen nicht vor. Ein weiterer Nachteil der mechanischen Lift-Systeme ist, daß sie in der Regel einen extra Zugang in einer Größenordnung von 1,5–3 cm benötigen (Abb. 2.5). Einige Systeme erlauben durch diesen Zugang, die endoskopische Kamera zu plazieren.

Im Bereich der Abdominal-Chirurgie gibt es mehrere Studien, in denen versucht wurde, den Vorteil der laparoskopischen Chirurgie bei Eingriffen im Bereich des Colons herauszuarbeiten. Man verspricht sich hiervon eine verringerte Inzidenz sog. postoperativer Port-Metastasen. Es steht hinter diesem Versuchsansatz die Theorie, daß die Implantation von Metastasen im Bereich der Trokar-Einstichstelle möglicherweise durch Verwirbelungen und nach extraabdominell gerichteten Gasbewegungen hervorgerufen oder begünstigt wird. Sollte sich dieses bestätigen, wäre vor allen Dingen für Eingriffe im Bereich des Colons die gaslose Laparoskopie eine Alternative zum Pneumoperitoneum. Es konnte jedoch bisher noch nicht schlüssig bewiesen werden, ob der genannte Pathomechanismus tatsächlich eine Rolle spielt, oder ob nicht immunologische Beeinträchtigungen, hervorgerufen durch die Kombination von OP-Trauma und supprimierter immunologischer Reaktion auf den Eingriff, eine Rolle spielen. Möglicherweise muß man sich von allzu mechanistischen Vorstellungen freimachen, um dieses Problem zu lösen.

Literatur zu Kapitel 2.2

1. Andrus CH, Wittgen CM, Naunheim KS (1994) Anesthetic and physiological changes during laparoscopy and thoracoscopy: the surgeon's view. Semin Laparosc Surg 1:228–240
2. Araki K, Namikawa K, Yamamoto IH, Liu S (1993) Abdominal wall retraction during laparoscopic cholecystectomy. World J Surg 17:105–108
3. Brams DM, Cardoza M, Smith RS (1993) Laparoscopic repair of traumatic gastric perforation using a gasless technique. J Laparoendosc Surg 3:581–591
4. Chin AK, Eaton J, Tsoi EKM, Hashimoto S (1994) Gasless laparoscopy using a planar lifting technique. J Am Coll Surg 178:401–403
5. Edelman DS (1994) Alternative laparoscopic technique for cholecystectomy during pregnancy. Surg Endosc 8:794–796
6. Hashimoto D, Abdun Nayeem SA, Kajiwara S, Hoshino T (1999) Laparoscopic cholecystectomy: an approach without pneumoperitoneum. Surg Endosc 7:54–56
7. Ho HS, Gunther RA, Wolfe BM (1992) Intraperitoneal carbone dioxide insufflation and cardiopulmonary functions. Arch Surg 127:928–932
8. Horvath KD, Whelan RL, Bessler M, Treat MR (1995) A new method to prevent port dislodgement during laparoscopic surgery. Surg Endosc 9:526–527
9. Kirsch Aj, Hensle TW, Chang DT, Smith A (1994) Renal effects of CO_2 insufflation: oliguria and acute renal dysfunction in a rat pneumoperitoneum model. Urolol 43:453–459
10. Liu SY, Leighton T, Davis L, Johnson M, Wellington S (1991) Prospective analysis of cardiopulmonary responses to laparoscopic cholecystectomy. J Laparoendosc Surg 1:241–246
11. Smith RS (1993) Gasless laparoscopy and conventional instruments: the next phase of minimally invasive surgery. Arch Surg 128:1102–1107
12. Tsoi EKM, Smith RS, Fry WR (1994) Laparoscopic surgery without pneumoperitoneum: a preliminary report. Surg Endosc 8:382–383

3 Pathophysiologische Konsequenzen laparoskopischer Eingriffe

E. Schwierz, R. Kolvenbach

Die Anlage eines Pneumoperitoneums mit CO_2 führt zu einer Reihe pathophysiologischer Veränderungen. Hierzu zählen u.a. die Auswirkungen auf endokrinologisch-metabolische Parameter, wie z.B. Katecholamine, Laktat- und Ammoniak-Konzentration. Zusätzlich finden sich wesentliche hämodynamische Beeinträchtigungen, die sich anhand des Herz-Zeit-Volumens, der Herzfrequenz, des arteriellen Blutdrucks und des peripheren Gefäßwiderstandes bemerkbar machen (1, 8). Ebenso sind die Atemfunktion, gemessen an der funktionellen Residualkapazität und der FEV-1, sowie der CO_2-Haushalt mit betroffen.

3.1 Hämodynamische Veränderungen

Die genannten Befunde sind teilweise aufgrund der unterschiedlichen OP-Verfahren durchaus widersprüchlich. So konnte z.B. nach Anlage eines Pneumoperitoneums durch Ekman eine signifikante Erhöhung des Herz-Zeit-Volumens festgestellt werden. Allerdings befanden sich diese Patienten, entgegen der ansonsten üblichen klinischen Praxis, bei Meßbeginn bereits in einer 25°-Kopftieflage (5). Die Zunahme der Herzfrequenz kann mit einer Abnahme der linksventrikulären Ejektionsfraktion verbunden sein. Es wurden aber auch Erhöhungen des mittleren arteriellen Blutdrucks und des zentralen Venendrucks gemessen. Die Auswirkungen der verschiedenen Lagerungsvarianten auf das Herz-Kreislauf-System sind bereits vor 30 Jahren an wachen, gesunden Probanden untersucht worden. Beim Wechsel vom Liegen zum Stehen reduziert sich das Herz-Zeit-Volumen um ca. 27%, gleichzeitig nimmt das Schlag-Volumen um etwa 45% ab, während die Herzfrequenz und der mittlere arterielle Blutdruck kompensatorisch ansteigen. Berücksichtigt man, daß im Alter die Fähigkeit abnimmt, schwerkraftvermittelte bzw. lagerungsbedingte Druck- und Volumenänderungen im Kreislaufsystem zu kompensieren, so muß dieses bei laparoskopischen Eingriffen bei geriatrischen und kardio-pulmonal-vorerkrankten Patienten besonders berücksichtigt werden (1-6).

Nach Gasinsufflation kann es zu einer Zunahme des peripheren Gefäßwiderstandes kommen, der durch direkte Kompression der intraabdominellen Gefäße, aber auch durch endokrinologische Faktoren, d.h. einer vermehrten

Ausschüttung von Adrenalin und Vasopressin, verursacht wird. Hierbei scheint vor allem Vasopressin eine entscheidende Rolle zu spielen. So konnte z.B. nach Anlage eines Pneumoperitoneums eine deutlich gestiegene Vasopressin-Plasma-Konzentration nachgewiesen werden. Vasopressin wirkt bei einer Konzentration von etwa 20 pg/ml vasokonstriktorisch. Vasopressin kann somit für die Nachlasterhöhung des Herzens verantwortlich sein. Es muß außerdem mit einer Abnahme des venösen Rückstroms durch den erhöhten intraabdominellen bzw. intrathorakalen Druck gerechnet werden. Beide Phänomene, nämlich die Abnahme der Vorlast und die Zunahme der Nachlast verusachen wahrscheinlich die von vielen Autoren beschriebene Abnahme des Herz-Zeit-Volumens während der laparoskopischen Eingriffe. Die genannte Zunahme des Venendrucks ließ sich nach Anlage des Pneumoperitoneums sowohl in horizontaler als auch in Anti-Trendelenburg-Lagerung nachweisen. Verantwortlich dafür könnte entweder der erhöhte periphere Gefäßwiderstand oder aber eine „obere Einschlußstauung" durch den gesteigerten intrathorakalen Druck sein.

3.2 Auswirkungen auf Atemfunktion und CO_2-Haushalt

Der Anstieg des Beatmungsdrucks läßt sich durch den erhöhten intraabdominellen Druck nach Anlage eines Pneumoperitoneums mit Verringerung des intrathorakalen Volumens bei gleichzeitiger Zunahme des intrathorakalen Drucks erklären. Die Dehnbarkeit des Thorax (Compliance) wird während des Pneumoperitoneums um etwa 40% reduziert, da die Beatmungs- und Plateaudrucke steigen. Zusätzlich kann die zur pulmonalen CO_2-Eliminations erforderliche Steigerung des Atem-Zeit-Volumens, einen Anstieg der Beatmungsdrücke hervorrufen. So konnte z.B. beim laparoskopischen Vorgehen ein, im Vergleich zur konventionellen Gallen-Chirurgie, signifikant höheres Atem-Minuten-Volumen nachgewiesen werden. Postoperativ profitierten die Patienten jedoch von dem laparoskopischen Vorgehen, da die Beeinträchtigung der forcierten expiratorischen Vitalkapazität und des forcierten expiratorischen Volumens weniger ausgeprägt waren. Es konnte bei Vergleichstudien zwischen laparoskopischen und konventionellen Verfahren intraoperativ und selbst noch nach 72 Stunden postoperativ ein signifikant-erniedrigter PAO_2 in der Laparotomiegruppe, verglichen mit der minimal-invasiven Gruppe, nachgewiesen werden. Der arterielle CO_2-Druck stieg durch die Resorption aus dem Peritoneum, um etwa 15% auf 78 mmHg an. Nach Ablassen des CO_2 aus der Bauchhöhle erfolgte jedoch ein weiterer Anstieg um nochmals 13%. Dieser mehrgipflige Verlauf ließ sich direkt nach Gasinsufflation während des Abfalls des Pneumoperitoneums und in der frühen postoperativen Phase nachweisen. Ein Phänomen, daß dadurch erklärt wird, daß der intraabdominelle Druck durch Kompression der Peritonealgefäße einer CO_2-Resorption eher entgegenwirkt, hingegen nach Desufflation eine gesteigerte CO_2-Aufnahme erfolgt. Eine weitere mögliche Ursache könnte jedoch auch der zunehmende venöse Rückstrom aus der Peritonealregion sein. Der nach Beendigung des Eingriffs weiter bestehende hohe venöse P-CO_2 läßt sich am ehesten mit der nur langsamen CO_2-Freisetzung aus der Muskulatur, dem Viszerum, Fettgewebe und Knochen erklären.

Tierexperimentell konnte nachgewiesen werden, daß während einer Laparoskopie eine Minderung der Leberdurchblutung um ca. 25% bei gleichzeitig herabgesetztem HZV um 33% eintritt. Hierdurch ließ sich eine Verminderung des Blutflusses in der Pfortader nachweisen, ein Effekt der sich jedoch nicht in der A. hepatica fand, die für ca. 25% der Leberversorgung verantwortlich ist. Die genannten Veränderungen ließen sich jedoch nur bei einem intraabdominellen Druck von mehr als 12 mmHg registrieren (7-16). Es gibt kasuistische Darstellungen, die über eine intestinale Ischämie nach laparoskopischer Cholecystektomie berichten. Diese Kasuistiken bezogen sich vor allem auf ältere Patienten, die nach zunächst komplikationsloser laparoskopischer Cholecystektomie notfallmäßig laparotomiert werden mußten. In den beiden genannten Fällen war der zuvor unauffällige Darm bereits gangränös verändert und die Patienten verstarben. Ein weiterer, bisher ungeklärter Aspekt der Laparoskopie ist die intraperitoneale Entstehung von Kohlenmonoxid aus hypoxischem Gewebe, hervorgerufen durch die Elektro-Kauterisation. Bereits 5 Minuten nach Inbetriebnahme des Elektro-Kauters können die CO-Werte in der Peritonealhöhle signifikant ansteigen. Verbunden hiermit ist CO-Hb-Anstieg. Eine Belastung im Sinne einer signifikanten intrazellulären Kohlenmonoxid-Absorption ließ sich jedoch bisher nicht nachweisen.

Zusammenfassend verdeutlichen die vorliegenden geschilderten Ergebnisse die prinzipielle Bedeutung der pathophysiologischen Veränderungen, die während laparoskopischer Eingriffe auftreten können. Sie belegen aber auch, daß zumindest bei kardio-pulmonal-gesunden Patienten, in der Regel keine relevanten Komplikationen zu befürchten sind. Für geriatrische oder kardiopulmonal-erkrankte Patienten muß aufgrund der bis jetzt vorliegenden Daten die Indikationsstellung zur laparoskopischen Operationen individuell, in Absprache zwischen Operateur und Anästhesist erfolgen. Die Anlage des Pneumoperitoneums hat für diese Patienten weiterreichende Folgen als die gaslose Laparoskopie, die sich hier als Alternative anbietet. Bei diesen Patienten sollte fernerhin darauf geachtet werden, daß die intraabdominellen Drucke so gering wie möglich gehalten werden, um eine ausreichende Übersicht zu erzielen (17-20).

3.3 Immunologische Folgen des Pneumoperitoneums

Sowohl chirurgische Eingriffe als auch die hierzu erforderlichen Anästhesie-Verfahren führen zu einer Unterdrückung des immunologischen Systems. Hierbei ist es schwierig, zwischen Einwirkungen, die auf das OP-Trauma zurückzuführen sind, von denjenigen zu unterscheiden, die durch die Narkose-Technik verursacht werden. Da die anästhesiologischen Verfahren für konventionelle und laparoskopische Eingriffe identisch sind, ist es statthaft, die immunologischen Unterschiede primär auf das OP-Trauma zurückzuführen. Der Zugangsweg bzw. die Inzision ist in der laparoskopischen Chirurgie bedeutend kleiner als bei einem konventionell durchgeführten „offenen Eingriff". Damit eine adäquate Inspektion der Bauchhöhle durchgeführt werden kann, erfolgt die Insufflation von CO_2-Gas, welches zu einer deutlichen Erhöhung des intraabdominellen Drucks, verglichen mit den normalen Druckverhältnissen, führt. In einer Studie wurde die Lymphozyten-Population in Relation zu den zirkulierenden Zytokinen quantitativ bestimmt (20). Hierbei zeigte sich, daß das Peritoneum eine wesentliche Rolle bei der immunologischen Antwort auf ein chirurgisches Trauma spielt. So konnte beispielsweise nachgewiesen werden, daß deutlich gesteigerte Zytokinwerte in der Peritonealflüssigkeit nach einer Laparotomie zu finden waren. Innerhalb von 72 Stunden kam es zu einem vierfachen Anstieg von Interleukin-1 und -6. In einer weiteren Studie wurde nachgewiesen, daß Interleukin-Konzentrationen bei laparoskopisch-cholecystektomierten Patienten signifikant geringer ausgeprägt war als bei einer konventionellen Cholecystektomie. Ein Unterschied, der durch die verschiedene Invasivität der Eingriffe durchaus zu erklären ist. Die postoperative zellabhängige Immunität variiert umgekehrt proportional zu dem Ausmaß des chirurgischen Traumas. Aus allen vorliegenden Ergebnissen kann geschlossen werden, daß laparoskopische Eingriffe zu einer verringerten Beeinträchtigung der zellulären Immunität führen verglichen mit konventionellen Operationen.

Bisher konnte jedoch nicht ausgeschlossen werden, daß bedingt durch die CO_2-Insufflation zur Aufrechterhaltung des Pneumoperitoneums, Veränderungen des intraperitonealen pH-Wertes auftreten (20). Diese wiederum hätten einen Einfluß auf die Lymphozyten-Überlebensrate mit einer hierdurch bedingten möglichen Lymphozytenlyse. Eine Tatsache, die jedoch bisher nicht nachgewiesen werden konnte. Unabhängig davon, ob eine gaslose Laparoskopie oder ein Pneumoperitoneum nach CO_2-Insufflation verwandt worden sind, fanden sich keine Unterschiede hinsichtlich der Lymphozytenüberlebensrate. Ganz offensichtlich kommt es zu einer lokalen gesteigerten peritonealen Bikarbonat-Produktion, um hierdurch die verringerten pH-Werte, welche durch die CO_2-Insufflation verursacht worden sind, abzupuffern. Es läßt sich somit feststellen, daß die zelluläre Immunantwort nach Induktion eines Pneumoperitoneums, gemessen an der Funktion und Zahl der peritonealen Lymphozyten, nicht beeinträchtigt wird. Was sich jedoch nachweisen läßt, ist eine mäßige Immun-Depression in Bezug auf zirkulierende Lymphozyten-Populationen und die Zytokinfreisetzung, gemessen an Interleukin-6 und Tumor-Nekrosefaktor.

Literatur zu Kapitel 3

1. Badia JM, Whawell SA, Scott-Coombes DM, Abel PD, Williamson RCN, Thompson JN (1996) Peritoneal and systemic cytokine response to laparotomy. Br J Surg 83:347
2. Deuss U, Dietrich J, Kaulen D, Frey K, Spangenberger W, Allolio B, Matuszczak M, Troidl H, Winkelmann W (1994) The stress response to laparoscopic cholecystectomy: investigation of endocrine parameters. Endoscopy 26:235
3. Donald RA, Perry EG, Chapman M, Livesey JH, Ellis MJ, Evans MJ, Yandle T, Espiner EA (1993) The plasma ACTH, AVP, CRH and catecholamine responses to conventional and laparoscopic cholecystectomy. Clin Endocrinol 38:609–615
4. Dubois F, Berthelot G (1991) Laparoscopic cholecystectomy historical perspective and personal experience. Surg Laparoscop Endos 1:52–57
5. Ekman LG, Abrahamsson J, Biber B, Forssman L, Milsom L, Sjöovist BA (1988) Haemodynamic changes during laparoscopy with positive end-expiratory pressure ventilation. Acta Anaesthesiol Scand 32:447–453
6. Esper E, Russell TE, Coy B, Duke BE, Max MH, Coil JA (1994) Transperitoneal absorption of thermocautery-induced carbon monoxide formation during laparoscopic cholecystectomy. Surg Laparosc Endosc 4:333–335
7. Felber AR, Blobner M, Goegler S, Senekowitsch R (1993) Plasma vasopressin in laparoscopic cholecystectomy. Anesthesiology 79:32
8. Hashimoto S, Hashikura Y, Munakata Y, Kawasaki S, Makuuchi M, Hayashi K, Yanagisawa K, Numata M (1993) Changes in the cardiovascular and respiratory systems during laparoscopic cholecystectomy. J Laparoendosc Surg 6:535–539
9. Ho H, Gunther RA, Wolfe BM (1992) Intraperitoneal carbon dioxide insufflation and cardiopulmonary functions. Laparoscopic cholecystectomy in pigs. Arch Surg 127:928–933
10. Ishizaki Y, Bandai Y, Shimomura K, Abe H, Ohtomo Y, Idezuki Y (1993) Safe intrabdominal pressure of carbon dioxide during laparoscopic surgery. Surgery 111:549–554
11. Jaffe V, Russell RCG (1994) Fatal intestinal ischemia following laparoscopic cholecystectomy (letter). Br J Surg 81:1827
12. Johannsen G, Andersen M, Juhl B (1989) The effect of general anaesthesia on the haemodynamic events during laparoscopy with CO_2-insufflation. Acta Anaesthesiol Scand 33:132–136
13. Joris J, Lamy M (1993) Neuroendocrine changes during pneumoperitoneum for laparoscopic cholecystectomy. Anesthesiology 79:A 33
14. Joris J, Ledoux D, Honore P, Lamy M (1991) Ventilatory effects of CO_2-insufflation during laparoscopic cholecystectomy. Anesthesiology 75 A:121
15. Kashtan J, Green JF, Parsons EQ, Holcroft JW (1981) Hemodynamic effects of increased abdominal pressure. J Surg Res 30:249–255
16. Kelman GR, Swapp GH, Smith L, Benzie RJ, Gordon NLM (1972) Cardiac output and arterial bloodgas tension during laparoscopy. Br J Anesth 44:1155–1162
17. Kubota K, Kijiura N, Teruya M, Ishihara T, Tsusima H, Ohta S, Nakao K, Arizono S (1993) Alterations in respiratory function and hemodynamics during laparoscopic cholecystectomy under pneumoperitoneum. Surg Endosc 7:500–504
18. Punnonen R, Viinamäki O (1982) Vasopressin release during laparoscopy. Lancet 1:175–176
19. Redmond HP, Hofmann K, Shou J, Leon P, Kelly CJ, Daly JM (1992) Effects of laparotomy on systemic macrophage function. Surgery 111:647
20. Redmond HP, Watson RWG, Houghton T, Condron C, Watson RGK, Bouchier-Hayes D (1994) Immune function in patients undergoing open versus laparoscopic cholecystectomy. Arch Surg 129:1240

4 Gefäßchirurgischer Standard aortoiliakaler Rekonstruktionen

R. Kolvenbach

4.1 Methodenvielfalt aortoiliakaler Rekonstruktionen

Obwohl die Therapie der aortoiliakalen Verschlußerkrankungen weitestgehend standardisiert ist, gibt es jedoch unterschiedliche Auffassungen hinsichtlich der optimalen Methode (3). Ziel eines Eingriffes bei Patienten mit einer aortoiliakalen symptomatischen Verschlußerkrankung ist eine dauerhafte Korrektur des betroffenen Gefäßsegmentes. Es kann jedoch mitunter erhebliche Schwierigkeiten bereiten, das Ausmaß der arteriosklerotischen Veränderungen praeoperativ richtig einzuschätzen, da häufig Stenosen oder Verschlüsse im Bereich mehrerer Etagen vorliegen. Hinzu kommt, daß sowohl Einstrom als auch Abstromgefäße betroffen sein können. Trotz sorgfältiger präoparativer angiographischer und sonographischer Untersuchungen kann das Ausmaß einer diffusen Arteriosklerose des aortoiliakalen Segmentes in manchen Fällen nur schwierig zu beurteilen sein. Die direkte Druckmessung im Bereich der A. femoralis erlaubt in diesen Fällen als verläßlichster Parameter eine Aussage über das Ausmaß der Erkrankung (24).

4.1.1 Risikobewertung

Wesentlich ist außerdem eine sorgfältige präoperative Selektion, um festzulegen welche Patienten einen aortalen Eingriff ohne ein erhöhtes OP-Risiko überstehen können. Hierzu gehört eine Beurteilung der respiratorischen Reserve-Kapazität ebenso wie der Nierenfunktion, Gerinnungsparameter und des Ernährungs- und immunologischen Status'. Die wesentlichste Bedeutung hat jedoch die kardiale Risikoeinschätzung. Es muß davon ausgegangen werden, daß in 40–50% der Fälle bei Patienten, die mit einer aortoiliakalen Verschlußerkrankung klinisch behandelt werden müssen, gleichzeitig eine koronare Herzerkrankung vorliegt. 10–20% dieser Patienten haben eine asymptomatische koronare Herzerkrankung, da sie aufgrund ihrer eingeschränkten Gehstrecke, keine klinisch manifeste Belastungs-Angina entwickeln können. Bei entsprechend pathologisch verändertem EKG-Befund oder anamnestischen Hinweisen sollte eine weitere Abklärung der koronaren Reserve erfolgen (29). Dieses läßt sich nicht invasiv, z.B. durch die Thallium-Szintigraphie oder durch das in letzter Zeit zunehmend angewandte Dobutamin-Streßechokardiogramm, durchführen (1, 2, 4, 6). Falls pathologische Befunde vorliegen, sollte vor einem Aorteneingriff, z. B. mit Hilfe einer Ballondilatation oder aber auch mit einer aortokoronaren Bypassanlage, der kardiale Status des Patienten verbessert werden (9, 11, 16).

4.1.2 Kontraindikationen

Abgesehen von den genannten Risikofaktoren, gibt es technisch bedingte Kontraindikationen, die eine direkte aortale Rekonstruktion ausschließen. Hierzu gehören beispielsweise Infektionen im Bereich des Abdomens oder der Leiste, welche eine aortofemorale Bypassanlage verbieten. Zu den relativen Kontraindikationen zählen bestimmte vorausgegangene abdominelle oder aortale Operationen ebenso wie eine Strahlentherapie des kleinen Beckens. Die Anwesenheit von Stomata erfordert ein Überdenken des Zugangsweges und der OP-Indikation. Zur präoperativen Diagnostik gehört die intraarterielle Angiographie in DSA-Technik ebenso wie eine Doppler- oder Duplex-Sonographie der hirnversorgenden Arterien. Die häufig noch durchgeführten intravenösen Angiogramme in DSA-Technik sind in den meisten Fällen aufgrund ihrer schlechten Qualität unzureichend. Patienten mit einer fortgeschrittenen Niereninsuffizienz im Stadium der kompensierten Retention können alternativ zur Kontrastmittelgabe durch eine Kernspinuntersuchung oder in ausgewählten Fällen auch durch die farbkodierte Duplexsonographie abgeklärt werden (19, 20). Alternativ, aber noch nicht weit verbreitet, bietet sich die Möglichkeit der CO_2-Angiographie an. Nach Möglichkeit sollten die Angiogramme in 2 Ebenen unter Einbeziehung der suprarenalen Aorta durchgeführt werden. Unabdingbar ist fernerhin die Dokumentation des Abflusses bis in die Unterschenkelarterien hinein. Die wesentlichen anatomischen Informationen, die der Chirurg braucht, sind das Ausmaß und die Verteilung der arteriosklerotischen Veränderungen im aortoiliakalen Bereich. Ebenso wichtig ist der Abfluß im Bereich der A. profunda und A. femoralis superficialis bzw. der Unterschenkelgefäße (17).

4.1.3 Anästhesie

Das intraoperative anästhesiologische Management dieser Patienten umfaßt ein subtiles hämodynamisches Monitoring durch intraarterielle Blutdruckmessung und einen zentralvenösen Katheter (21). Der ursprünglich in vielen Zentren bevorzugte Swan-Ganz-Katheter hat in mehreren Studien, die in letzter Zeit veröffentlich worden sind, keine wesentlichen Vorteile gezeigt. Da jedoch durch den Katheter erhebliche Komplikationen verursacht werden können, sollte er nur in ausgesuchten Fällen gelegt werden. Es kann fernerhin eine kombinierte epidurale- und Allgemeinanästhesie für Aorteneingriffe angewandt werden. Hierdurch läßt sich die postoperative parenterale Analgetikagabe reduzieren. Möglicherweise ist dadurch auch eine Verbesserung der postoperativen Lungenfunktion zu erzielen. Selbstverständlich sind bei den meisten aortalen Operationen die Anwendung der Autotransfusion ebenso notwendig wie eine sorgfältige Kontrolle der Körperkerntemperatur, um die negativen Auswirkungen des Auskühlens auf dem OP-Tisch zu minimieren.

4.1.4 Zugang zur Aorta

Der Zugang zur Aorta kann, in Abhängigkeit von der Vorliebe des Chirurgen, erheblich variieren. In den meisten Zentren hat sich die transperitoneale Inzision, oftmals in Verbindung mit einer Eventrierung des Dünndarmes durchgesetzt. Vor allem im angloamerikanischen Bereich bevorzugen viele den extraperitonealen Zugang zur Aorta. Dieser kann als ein anterolateraler Zugang oder nach Mobilisation der Niere als posterolaterale extraperitoneale Inzision erfolgen (5, 7). Hierdurch läßt sich bei Bedarf die gesamte abdominale Aorta freilegen und abklemmen. Nachteilig ist der teilweise erforderliche, nicht unerhebliche Zug an dem nach medial verlagerten Peritonealsack, der zu Quetschungen im Bereich des Darmes oder auch zur Verletzung parenchymatöser Organe, wie der Milz, führen kann. Als weiterer wesentlicher Nachteil des extraperitonealen Zugangs wird die Tatsache angesehen, daß die Zirkulation des linken Hemikolons nicht beurteilt werden kann. Als Vorteil wird jedoch immer wieder die Möglichkeit einer früheren enteralen Ernährung, bedingt durch eine verkürzte Darmatonie sowie eine weniger deutlich eingeschränkte Lungenfunktion genannt (8). Der Zugang zur Aorta ist insofern von entscheidender Bedeutung, als daß ein wesentlicher Fehler bei der Anlage eines aortobifemoralen Bypass die Anastomosierung in unmittelbarer Nähe zur Aortenbifurkation sein kann. Dieses geschieht vor allem dann, wenn der Chirurg aus Unerfahrenheit eine Anastomosierung oberhalb des Abgangs der A. mesenterica inferior und in der Nähe der Nierenarterien vermeiden möchte. Jedoch nur in dieser Lokalisation ist ein dauerhaft gutes Langzeitergebnis zu erwarten, da die Gefahr eines Abknickens des Prothesenschenkels, die sonst zu sehr gespreizt werden, vermieden werden kann. Außerdem muß davon ausgegangen werden, daß die arteriosklerotischen Veränderungen in diesem Bereich geringer ausgeprägt sind als nahe der Aortenbifurkation. Der retroperitoneale Zugang zur Aorta kann vor allem dann vorteilhaft sein, wenn es sich um Patienten mit vorausgegangenen intraabdominellen Eingriffen handelt oder um sehr fettleibige Patienten bzw. solche mit einer Hufeisenniere. Nachteilig ist die schlechte Beurteilbarkeit der rechten Nierenarterie ebenso wie die nur schwierig einsehbare rechte Iliakalachse (18, 26, 27). Damit es intraoperativ nicht zu einer distalen Embolisation kommt, sollte die Aortenklemme grundsätzlich in einem Bereich plaziert werden, der noch keine ausgeprägten arteriosklerotischen Veränderungen aufweist (28). Es kann zur Vermeidung einer Embolisation alternativ auch als erstes die A. femoralis abgeklemmt werden. Bei konventionellen Aorteneingriffen, die mit einer arteriosklerotischen Veränderung der Nierenarterie einhergehen, ist eine suprarenale Abklemmung, nach Mobilisation der linken Nierenvene, erforderlich (15). Alternativ kann jedoch auch suprazoeliakal die Aorta occludiert werden. In diesen Fällen sollte durch eine Perfusion der Nierenarterien mit kalter Ringer-Lactat-Lösung die Ischämietoleranz dieser Organe verlängert werden. Theoretisch besteht die Möglichkeit, daß die arteriosklerotischen Veränderungen proximal der Anastomose fortschreiten und die Bypassfunktion beeinträchtigen. Dadurch, daß die Bifurkationsprothese relativ nahe in Relation zu den Nierenarterien anastomosiert wird, reduziert sich die Wahrscheinlichkeit einer proximalen Stenose oder eines Verschlusses.

Falls eine Mobilisation der Nierenvene erforderlich wird, oder diese durchtrennt werden muß, so sollte unbedingt darauf geachtet werden, daß der wesentliche Kollateralfluß über die Nebennierenvene, die lumbal-venösen Äste und die Testikular- bzw. Ovarial-Venen ermöglicht wird. Dieses läßt sich dadurch erreichen, daß die linke Nierenvene so nah wie möglich zur V. cava hin durchtrennt wird. Eine Präparation im Bereich der Aortenbifurkation sollte so weit wie möglich vermieden werden, um Störungen, hervorgerufen durch eine Durchtrennung des Nervenplexus, zu minimieren (10, 13). Dadurch, daß die Präparationsebene an der Ventralseite der Aorta liegt, werden Verletzungen der retroperitonealen Gefäße, Lumbaläste und kleiner Seitenäste, die in dem paraaortalen Bindegewebe einschließlich der Lymphbahnen liegen, vermieden, was sonst zu Blutungen führen kann.

4.1.5 End-zu-Seit- versus End-zu-End-Anastomose

Die Wahl der proximalen Anastomose End-zu-End gegenüber End-zu-Seit spielt wahrscheinlich eine geringere Rolle als früher geglaubt wurde. Bis jetzt konnte keine Studie vorgelegt werden, die gezeigt hat, daß die End-zu-Seit-Anastomose zu ungünstigeren Langzeitergebnissen führt als eine End-zu-End-Anastomose. Die End-zu-End-Anastomose ist zwingend in allen denjenigen Fällen erforderlich, in denen eine aneurysmatische Veränderung der infrarenalen Aorta besteht oder ein kompletter Aortenverschluß, wie z.B. ein chronisches Leriche-Syndrom, vorliegt. Theoretisch hat die End-zu-End-Anastomose Vorteile hinsichtlich einer besseren Hämodynamik, einer verminderten Gefahr, daß es zu konkurrierenden Strömungen oder zu atheromatösen Thromboembolien kommt. Der Vorteil der End-zu-Seit-Anastomose liegt in der Möglichkeit, den Einstrom in Kollateralgefäße, der A. mesenterica inferior oder A. iliaca interna, zu bewahren (12, 22, 23, 25, 28). Ebenso können, falls vorhanden, accessorische Nierenarterien offen gehalten werden. Unabhängig davon, welche Art der proximalen Anastomose gewählt wird – das wesentliche Kriterium bleibt – die Anastomosierung soweit proximal wie möglich in einem Bereich der Aorta, der noch keine wesentlichen Veränderungen aufweist. Sowohl bei einer End-zu-End- als auch bei einer End-zu-

Seit-Anastomose kann es erforderlich werden den Teil der Aorta, in dem die Anastomose angelegt werden soll, zunächst zu desobliterieren. Der adventitielle Rand, der bestehen bleibt, genügt in der Regel, um eine sichere Anastomose durchführen zu können.

4.1.6 Material und Größe der Prothesen

Es gibt in der Zwischenzeit eine ganze Reihe von Prothesen, die implantiert werden können. Unabhängig von der Art des verwendeten Materials, ist die korrekte gefäßchirurgische Technik ausschlaggebend für die Langzeitergebnisse. In den meisten Fällen wird die gestrickte Dacronprothese aufgrund ihrer hervorragenden Eigenschaften die das Handling der Prothese betreffen, bevorzugt (14). Es kann sowohl eine primär dichte, z. B. kollagenbeschichtete, als auch eine Prothese, die zunächst vorgeklottet werden muß, implantiert werden. Letzteres erfordert einen leicht erhöhten Zeitaufwand; hat jedoch den Vorteil, daß die erhöhte Thrombogenität der beschichteten Prothesen wegfällt. Alternativ zur Dacronprothese können PTFE-Bifurkationsprothesen implantiert werden, die jedoch den Nachteil haben, daß die Stichkanalblutungen die OP-Dauer verlängern können. Sollte eine Reimplantation von Nierenarterien oder Visceralarterien erforderlich sein, so ist dieses möglicherweise durch das etwas rigidere Material schwieriger als bei einer Dacronprothese. Gewebte Prothesen haben im europäischen Raum in der aortoiliakalen Rekonstruktion nur eine untergeordnete Rolle gespielt. Bisher konnte nicht gezeigt werden, daß unabhängig davon, welche Prothese benutzt wird, hierdurch die Offenheitsrate langfristig beeinflußt wird.

Wesentlich ist auch eine korrekte Größeneinschätzung der Prothese, da eine zu große Prothese zu einer Flußverminderung und einer vermehrten Thrombenbildung bzw. Ausbildung einer Pseudointima führen kann. Hierdurch kommt es langfristig zu einer Thrombose des Prothesenschenkels bzw. zu thromboembolischen Ereignissen. In den meisten Fällen ist bei Patienten mit aortoiliakaler Verschlußerkrankung eine 14 × 7 oder eine 16 × 8 cm Prothese ausreichend.

4.1.7 Anastomosierung der Prothesenschenkel

Die Prothesenschenkel werden nach der Tunnelierung mit einer Kornzange so durchgezogen, daß Verletzungen der Ureteren, des Darmes oder der Blase vermieden werden. Das Durchziehen der Prothesenschenkel zur Leiste sollte sorgfältig erfolgen, um Abknickungen oder Verdrehungen zu vermeiden, die sonst einen Prothesenschenkelverschluß verursachen können. Die distale Anastomose kann sowohl im Bereich der A. iliaca externa als auch der Femoralisgabel angelegt werden. Letzteres ist technisch in der Regel einfacher und schneller durchzuführen. Durch simultane Anastomosierung beider Prothesenschenkel läßt sich die OP-Zeit weiter reduzieren. Wesentlich ist, daß auf einen ausreichenden Einstrom in die A. profunda femoris geachtet wird. Patienten mit Verschlüssen oder hochgradigen Veränderungen im Bereich der A. femoralis superficialis sollten eine distale Anastomose im Bereich der A. profunda femoris erhalten. Diese wird als langstreckige Profundaplastik angelegt. Hierzu ist in vielen Fällen die Durchtrennung der kreuzenden V. profunda femoris erforderlich. Der Abstrom in die A. profunda ist ein wesentlicher Faktor für die langfristige Offenheitsrate eines aortofemoralen Bypass. Sollte die Arteriotomie im Bereich der A. femoralis communis eine Abgangsstenose der A. profunda zeigen, so muß dieses zu einer Erweiterung der Inzision in das erste Profundasegment und zur einen Profundaplastik führen.

Die direkte Rekonstruktion der aortoiliakalen Verschlußerkrankung führt zu hervorragenden Langzeitergebnissen, auch im Vergleich zu endovaskulären Techniken. Voraussetzung ist eine sorgfältige Patientenselektion in Verbindung mit einer exakten gefäßchirurgischen Technik.

Literatur zu Kapitel 4.1

1. Boucher CA, Brewster DC, Darling RC, Cambria RP (1985) Determination of cardiac risk by dipyridamole-thallium imaging before peripheral, vascular surgery. N Engl J Med 312:389
2. Brewster DC, Boucher CA, Okada RD, Edwards JP (1985) Selection of patients for preoperative coronary angiography: Use of dipyridamole-stress thallium myocardial imaging. J Vasc Surg 2:504
3. Brewster DC, Darling R (1978) Optimal methods of aortoiliac reconstruction. Surgery 84:739
4. Brewster DC, Edwards JP (1986) Cardiopulmonary complications related to vascular surgery. In: Bernhard VM, Towne JB (eds) Complications in Vascular Surgery. St. Louis, pp 125–131
5. Brewster DC (1989) Reoperation for aortofemoral graft limb occlusion. In: Veith FJ (ed) Current critical problems in vascular surgery. Quality Medical Publishing. St. Louis, pp 341–351
6. Cambria RP, Brewster DC, Abbott WM, Darling RC (1992) The impact of selective use of dipyridamole-thallium scans and surgical factors on the current morbidity of aortic surgery. J Vasc Surg 15:43
7. Cambria RP, Brewster DC, Abbott WM (1990) Transperitoneal versus retroperitonea approach for aortic reconstruction: A randomized prospective study. J Vasc Surg 11:314
8. Cambria RP, Brewster DC (1990) Advantages of the retroperitoneal approach for aortic surgery: Fact or fancy? Perspect Vasc Surg 3(1):52
9. Cutler BS, Leppo JA (1987) Dipyridamole thallium 201 scintigraphy to detect coronary artery disease before abdominal aortic surgery. J Vasc Surg 5:91
10. DePalma RG, Levine SB, Feldman S (1978) Preservation of erectile function after aortoiliac reconstruction. Arch Surg 113:958
11. Eagle KA, Coley CM, Newell JB (1989) Combining clinical and thallium data optimizes preoperative assessment of cardiac risk before major vascular surgery. Ann Intern Med 110:859
12. Ernst CB (1983) Prevention of intestinal ischemia following abdominal aortic reconstruction. Surgery 93:102
13. Flanigan DP, Schuler JJ, Keifer T, Boucher CA (1982) Elimination of iatrogenic impotence and improvement of sexual function after aortoiliac revascularization. Arch Surg 117:544

14. Freischlag JA, Moore WS (1990) Clinical experience with a collagen-impregnated knitted Dacron graft. Ann Vasc Surg 4:449
15. Gupta SK, Veith FJ (1992) Management of juxtarenal aortic occlusions: Technique for suprarenal clamp placement. Ann Vasc Surg 6:306
16. Hertzer NR, Beven EG, Young JR (1984) Coronary artery disease in peripheral vascular patients: A classification of 1000 coronary angiograms and results of surgical management. Ann Surg 199:223
17. Imparato AM (1983) Abdominal aortic surgery: Prevention of lower limb ischemia. Surgery 93:112
18. Leather RP, Shah MS, Kaufman JL (1989) Comparative analysis of retroperitoneal and transperitoneal aortic replacement for aneurysm. Surg Gynecol Obstet 168:387
19. Martin-Paredero V, Dixon SM, Baker JD (1983) Risk of renal failure after major angiography. Arch Surg 118:1417
20. Mason RA, Arbeit LA, Giron F (1985) Renal dysfunction after arteriography. JAMA 253:10011
21. O'Hara PJ, Brewster DC, Darling RC, Edwards JP (1981) The value of intraoperative monitoring using the pulse volume recorder during peripheral vascular surgery. Surg Gynecol Obstet 162:275
22. Picone AL, Green RM, Ricotta JR (1986) Spinal cord ischemia following operations on the abdominal aorta. J Vasc Surg 3:94
23. Queral LA, Whitehouse WM Jr, Flinn VR (1979) Pelvic hemodynamics after aortoiliac reconstruction. Surgery 86:799
24. Rutherford RB, Jones DN, Martin MS, Johnson A (1986) Serial hemodynamic assessment of aortobifemoral bypass. J Vasc Surg 4:428
25. Seeger JM, Doe DA, Kaelin LD (1992) Routine reimplantation of patent inferior mesenteric arteries limits colon infarction after aortic reconstruction. J Vasc Surg 15:635
26. Shepard AD, Tollefson DFJ, Reddy DJ (1991) Left flank retroperitoneal exposure: A technical aid to complex aortic reconstruction. J Vasc Surg 14:283
27. Sicard GA, Freeman MB, VanderWoude JC, Miller S (1987) Comparison between the transabdominal and retroperitoneal approach for reconstruction of the infrarenal aorta. J Vasc Surg 5:19
28. Starr DS, Lawrie GM, Morris GC Jr (1979) Prevention of distal embolism during arterial reconstruction. Am J Surg 138:764
29. Yeager RA, Moneta GL (1989) Assessing cardiac risk in vascular surgical patients: Current status. Perspect Vasc Surg 2 (2):18

4.2 Stellenwert interventioneller Techniken bei der Behandlung von Patienten mit aortoiliakalen Verschlußerkrankungen

4.2.1 Ballondilatation

Perkutan interventionelle Verfahren stehen teilweise in Konkurrenz zu den etablierten gefäßchirurgischen Rekonstruktionsmaßnahmen. In vielen Fällen muß heutzutage einem Patienten mit einer arteriellen Verschlußerkrankung vom Beckentyp die Ballondilatation mit oder ohne Stenteinlage als Alternative zu dem offenen chirurgischen Verfahren angeboten werden. Es wird daher immer wieder die Frage gestellt, ob es sich überhaupt noch lohnt, solche Patienten einer operativen Therapie zu unterziehen (4, 5). Dieses gilt umsomehr, als daß die meisten interventionellen Techniken mit einer deutlich geringeren Morbidität durchgeführt werden können, auch ohne daß die Lebensqualität in dem Maße beeinträchtigt wird, wie es nach einer Operation der Fall ist. Tatsache ist jedoch auch, daß die Befürworter der interventionellen Techniken während der letzten 15 Jahre oftmals nicht den Beweis erbringen konnten, daß diese tatsächlich einen dauerhaften Vorteil für den Patienten beinhalten. Dieses trifft vor allem dann zu, wenn Kosten-Nutzen-Analysen als Meßparameter benutzt werden. In einer größeren Serie gelang es beispielsweise der Universität von Toronto im Rahmen einer prospektiven Studie die Ergebnisse der Ballondilatation zu erfassen. Es handelte sich hierbei um eine, der wenigen Untersuchungen, in denen objektive nicht invasive Meßparameter zusätzlich zu den klinischen Kriterien angewandt wurden, um den Erfolg dieser minimalinvasiven Therapie beurteilen zu können. Die Ballondilatation wurde dann als Erfolg gewertet, wenn zumindestens eine Stadienverbesserung erzielt werden konnte. Bei 667 durchgeführten Ballondilatationen gelang es in 3,5% der Fälle nicht, das stenotische Gefäß aufzudehnen. Diese Zahl stieg auf 18,1%, wenn es sich um Verschlüsse handelte. Insgesamt wurden 82 Patienten mit Verschlüssen der Iliakalarterien behandelt. Die initiale Erfolgsrate lag bei 80%. Nach 3 Jahren waren noch 66% der Iliakalarterien offen. Es muß zusätzlich differenziert werden zwischen Stenosen und Verschlüssen im Bereich der Arteria iliaca communis, gegenüber solchen im Bereich der Arteria iliaca externa. Veränderungen im Bereich der A. iliaca externa wiesen nach initial erfolgreicher Ballondilatation innerhalb der nächsten 5 Jahre deutlich schlechtere Durchgängigkeitsraten auf. Hierbei zeigte sich auch, daß das Geschlecht des Patienten offenbar einen wesentlichen Einfluß hatte. Die 3jährige Offenheitsrate betrug 57% für Männer und nur 34% bei den behandelten Frauen. Die schlechtesten Ergebnisse erzielten Patienten, bei denen Stenosen sowohl im Bereich der A. iliaca communis als auch der A. iliaca externa behandelt worden waren. Schwerwiegende Komplikationen traten in 3,9% der Fälle auf, wobei in 0,3% je ein Todesfall zu beklagen war. Zu den beobachteten Komplikationen zählten falsche Aneurysmen ebenso wie periphere Ischämien, ausgedehnte Hämatome oder langstreckige Dissektionen der Iliakalgefäße. Konsequenzen eines technischen Fehlschlages waren in 7% der Fälle eine Ischämie, welche in 60% der Fälle wiederum chirurgisch behandelt werden mußte. In 7% der behandelten Fälle kam es nach erfolgloser PTA zu einer Amputation. 13% der Patienten mußten notfallmäßig operiert werden, und 13% starben an den Folgen einer Ruptur der Iliakalarterie (10, 12). Die Erfolgsraten, die in der Toronto-Serie beschrieben wurden, sind deutlich niedriger als solche aus anderen Studien (13, 14, 17, 18). Eine Erklärung hierfür liegt unter anderem darin, daß Erfolg unterschiedlich definiert wurde und ein weitestgehend vollständiges Follow-up bestand, welches eine genauere Datenanalyse als sonst ermöglichte (16).

Ein direkter Vergleich zwischen einer Ballondilatation einerseits und einer gefäßchirurgischen Rekonstruktion andererseits ist in der Regel nicht möglich. Diese liegt zum einen daran, daß Patienten mit einer PTA oftmals lokalisierte fokale Läsionen aufweisen hingegen gefäßchirurgische Rekonstruktionen bei Patienten mit einer kritischen Extremitätenischämie oder ausgedehnten diffusen arteriellen Veränderungen durchgeführt werden. In einer der wenigen publizierten prospektiv randomisierten Studien, die eine PTA mit chirurgischen Revaskularisationsverfahren verglichen, untersuchte Wilson 76 Patienten, die einer aortoiliakalen Rekonstruktion unterzogen wurden, sowie 81 Patienten, die eine PTA der Iliakalgefäße erhielten (22). Die kumulative Offenheitsrate nach 3 Jahren betrug 81% bei den operierten und 62% bei den endovaskulär behandelten Patienten. Diese Unterschiede waren statistisch hoch signifikant. Ein Grund für diese Unterschiede war in erster Linie der, daß Patienten, bei denen die PTA initial fehlschlug, in die Untersuchung mit einbezogen wurden. Vergleicht man Patienten mit technisch erfolgreicher Ballondilatation mit denen, die eine gefäßchirurgische Rekonstruktion der Beckenetage erhalten haben, so finden sich vergleichbare kurz - und mittelfristige Offenheitsraten. Patienten mit einer Claudicatiosymptomatik können somit einer Ballondilatation unterzogen werden, ohne daß sich hierdurch ihr Risiko, eine Stadiumverschlechterung zu erleiden, signifikant vergrößern würde. Auffallend ist, daß in der zuletzt zitierten Studie von Wilson, der Anteil von Patienten mit einer Claudicatiosymptomatik wesentlich höher war als das sonst bei einer normal verteilten Population von Patienten mit aortoiliakaler Verschlußerkrankung der Fall wäre. Die schlechtesten Ergebnisse werden dann erzielt, wenn Patienten mit 2 oder mehr Läsionen behandelt werden, dieses gilt vor allem für Veränderungen im Bereich der A. iliaca communis kombiniert mit solchen im Bereich der A. iliaca externa (19-21, 23). In diesen Fällen muß zusätzlich noch der periphere Abstrom berücksichtigt werden, da hierdurch das interventionelle Ergebnis wesentlich beeinträchtigt werden kann.

4.2.2 Stenteinlage

In den letzten Jahren wird zunehmend die Rolle von Stents bei der interventionellen Behandlung der aortoiliakalen Verschlußerkrankung hervorgehoben (7-9, 15). Es ist auf Dotter und Judkins zurückzuführen, die als erste die Möglichkeit eines Stents erwogen haben, um nach erfolgreicher Rekanalisation das Gefäß offen zu halten (6). Hauptursachen für eine fehlgeschlagene Ballondilatation sind entweder eine inadäquate Rekanalisation, eine ausgeprägte intimale Hyperplasie oder ein Fortschreiten der arteriosklerotischen Veränderungen (1-3, 11). Durch das Einlegen eines Stents sollen diese Spätfolgen verzögert oder vermieden werden. Ein idealer Stent sollte nach Möglichkeit biokompatibel und antithrombogen sein. Fernerhin sollte er in möglichst geringem Maße eine neointimale Hyperplasie provozieren. Der ideale Stent hat eine longitudinale Flexibilität, um das mechanische Trauma - hervorgerufen durch die ständige arterielle Pulsation - möglichst zu reduzieren. Stents können nach PTA der Iliakalarterien benutzt werden, um einen Frühverschluß nach erfolgreicher Ballondilatation zu verhindern. Es kann nach einer interventionellen Maßnahme zu einem elastischen Einrollen der Intima kommen, was eine frühzeitige Restenose oder einen Frühverschluß begünstigt. Durch den Stent sollen die Folgen der Dissektion nach PTA vermieden und Intimalefzen angelegt werden. Es konnten bisher keine Unterschiede hinsichtlich der Stentimplantation bei Verschluß oder hochgradiger Stenose gezeigt werden. Auch konnte bis jetzt noch keine kontrollierte prospektive Studie beweisen, daß die routinemäßige Stenteinlage nach PTA die Langzeitergebnisse im Iliakalbereich wesentlich verbessert. Es muß davon ausgegangen werden, daß Stentimplantationen vor allem im Bereich der A. iliaca externa die Offenheitsrate nicht wesentlich beeinflussen können.

4.2.3 Indikationen

Die Ballondilatation der Iliakalgefäße hat eine wesentliche Bedeutung in der Therapie der aortoiliakalen Verschlußerkrankung. Die interventionellen Verfahren sind vor allem dann indiziert, wenn es sich um lokalisierte Stenosen oder Verschlußprozesse handelt. Ebenso sollte darauf geachtet werden, daß bei interventionell behandelten Patienten ein guter peripherer Abstrom vorhanden ist, da dieser die Langzeitergebnisse positiv beeinflussen kann. Ein Stent kann dann plaziert werden, wenn es im Rahmen der Dilatation zu einer Dissektion des Gefäßes kommt. Eine wesentliche Verbesserung der genannten Ergebnisse ist durch technische Maßnahmen alleine sicherlich nicht zu erzielen. Im Vordergrund werden z. B. molekular biologische Ansätze stehen, durch welche die Intimahyperplasie verhindert oder verzögert werden kann. Hochgradige Veränderungen der Aortoiliakalgefäße sind für die geschilderten interventionellen Verfahren sicherlich ungeeignet, da selbst bei erfolgreicher initialer Rekanalisation die Langzeitergebnisse unbefriedigend sind. Das gleiche gilt für Patienten mit gleichzeitig bestehender kritischer Extremitätenischämie und schlechtem peripherem Abstrom, die von einer aortoiliakalen gefäßchirurgischen Revaskularisation profitieren können. Dieses schlägt sich auch in einer entsprechend hohen Extremitäten-Erhaltungsrate nieder. Im eigenen Krankengut von mehr als 60 laparoskopisch-assistierten aortoiliakalen Rekonstruktionen befanden sich zu einem Drittel Patienten, bei denen vorher eine Ballondilatation mit oder ohne Stenteinlage durchgeführt worden war. In einem besonderen Fall waren 8 Stents in die linke Iliakalachse eingelegt worden, welche nach 2 Wochen komplett verschlossen waren (Abb. 4.1). Dadurch, daß in der eigenen Klinik Patienten mit Bekkenarterienveränderungen durch Gefäßchirurgen auch interventionell behandelt werden, können beide Methoden sorgfältig abgewogen und mit dem Patienten besprochen werden. Im Endeffekt werden Patienten mit fokalen Läsionen, vor allem im Bereich der A. iliaca communis, zunächst einer Dilatation, meistens in Kombination mit einer Stenteinlage unterzogen, während die Patienten mit diffusen oder langstreckigen Veränderungen gefäßchirurgisch revaskularisiert werden.

Abgesehen von der Anlage des aortofemoralen Bypass gibt es mehrere andere Rekonstruktionstechniken, diffuse Veränderungen der Beckenetage gefäßchirurgisch anzugehen. Dieses läßt sich am Beispiel des Patienten zeigen,

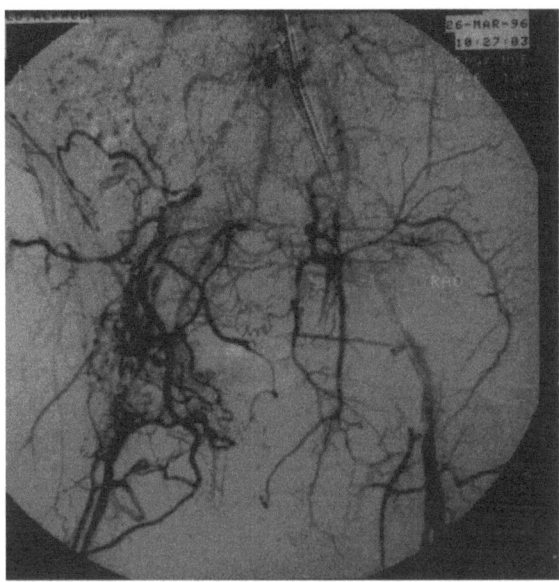

Abb. 4.1. Die Abb. zeigt ein typisches Beispiel für eine frustrane interventionelle Behandlung einer aortoiliakalen Verschlußerkrankung. Es bestand ursprünglich eine diffuse arteriosklerotische Veränderung nur der linken Iliakalachse. Die Perfusion der A. iliaca interna erfolgt nur noch über einzelne Kollateralen, die u. a. aus der A. sacralis media stammen. Nach perkutaner Ballondilatation wurden insgesamt 6 Palmaz Stents in der linken A. iliaca communis und A. iliaca externa plaziert. Nach weniger als 6 Monaten war die rekanalisierte Beckenstrombahn wieder verschlossen, und es war zusätzlich zu einem Verschluß der rechten A. iliaca communis gekommen. Die Kosten für diese interventionelle Therapie liegen bei einem sehr günstigen Einkaufspreis von ca. 1000 DM pro Stent bei mindestens 9000 DM. Es kann davon ausgegangen werden, daß bei primär operativer Therapie der diffusen arteriosklerotischen Veränderungen trotz der längeren Krankenhausverweildauer unter ökonomischen Gesichtspunkten ein effizienteres Verfahren gewählt worden wäre

dessen Angiographie in Abb. 4.2 wiedergegeben wird. Alternativ zur Anlage eines AFB gibt es natürlich die Möglichkeit der beidseitigen retrograden Desobliteration, die von der Leiste aus durchgeführt wird. Dieses war jedoch auf der rechten Seite bereits 5 Jahre zuvor versucht worden, so daß der Reverschluss jetzt die AFB-Anlage rechtfertigt. Hinzu kommt, daß die Ringstripper Thrombendarteriektomie, wie sie u.a. von Wylie oder Vollmar vorgeschlagen wurde, zu unbefriedigenden Langzeitergebnissen führen kann. Dies gilt vor allem dann, wenn die arteriosklerotischen Veränderungen proximal fortschreiten. Außerdem handelt es sich bei der beschriebenen Technik um ein „blindes" Verfahren, da die proximale Stufe nicht beurteilt werden kann. Möglicherweise kann durch eine intraoperative angiographische Kontrolle, durch die Angioskopie oder den intravaskulären Ultraschall eine Qualitätsverbesserung erzielt werden. Es besteht dann die Möglichkeit, bei einer noch nachweisbaren Stufenbildung diese z. B. durch eine Stentimplantation zu beheben. Alternativ gibt es in letzter Zeit Entwicklungen, die von der Arbeitsgruppe um Veith und Marin voran getrieben werden. Im Mittelpunkt dieser Techniken steht nach erfolgreicher Rekanalisation die Implantation eines

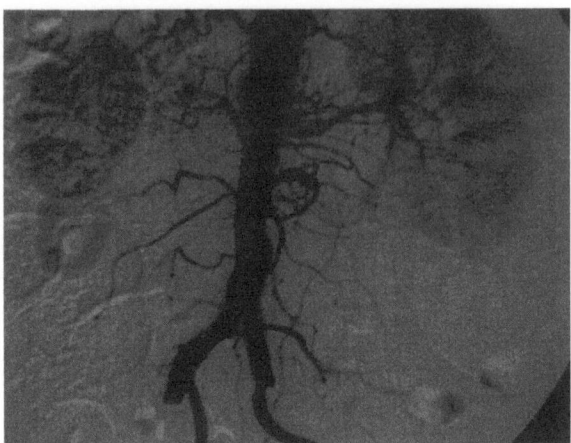

Abb. 4.2. Dies ist ein Beispiel für einen kompletten Verschluß der A. iliaca externa bds. Die Perfusion der unteren Extremitäten wird lediglich über kollateralen aus der A. iliaca interna gewährleistet. Durch Anlage eines aortofemoralen Bypass mit einer proximalen End-zu-Seit-Anastomose kann der Einstrom in die A. iliaca interna erhalten bleiben. Eine End-zu-End-Anastomose würde außerdem die Perfusion der noch offenen A. mesenterica inferior unterbrechen

Stent-Grafts, d. h. eines Dacron- oder PTFE- ummantelten Stents, durch den ein Reverschluß als Folge einer myointimalen Hyperplasie verhindert werden soll. Ein wesentlicher Nachteil dieser Technik, von der es noch keine Langzeitergebnisse gibt, ist sicherlich der zwangsläufige Verschluß zahlreicher Kollateralgefäße. Von daher gesehen muß die Anlage eines aortofemoralen Bypass immer noch als eine der effizientesten Therapieformen gelten, an der sich andere z. B. endovaskuläre Techniken messen lassen müssen.

Literatur zu Kapitel 4.2

1. Becker GJ (1991) Intravascular stents: General principles and status of lower-extremity arterial applications. Circulation 83 (Suppl 1):1-122-1-136
2. Becker GJ, Palmaz JC, Rees CR, Ehrman KO, Lalka SG, Dalsing MC, Cikrit DF, McLean GK, Burke DR, Richter GM (1990) Angioplasty-induced dissections in human iliac arteries: Management with Palmaz balloonexpandable intraluminal stents. Radiology 176:31-38
3. Blum U, Gabelman A, Redecker M, Noldge G, Dornberg W, Grosser G, Heiss W, Langer M (1993) Percutaneous recanalization of iliac artery occlusions: Results of a prospective study. Radiology 189:536-540
4. Criado FJ, Queral LA, Patten P, Valentin W (1993) The role of endovascular therapy in lower extremity revascularization. Lessons learned and current strategies. Int Angiol 12:221-230
5. DeMaioribus CA, Mills JL, Fugitani RM, Taylor SM, Joseph AE (1993) A reevaluation of intraarterial thrombolytic therapy for acute lower extremity ischemia. J Vasc Surg 17:888-895
6. Dotter CT, Judkins MP (1964) Transluminal treatment of arteriosclerotic obstruction: Description of a new technique and a preliminary report of its applications. Circulation 30:654

7. Dyet JF, Shaw JW, Cook AM, Nicholson AA (1993) The use. of the Wallstent in aortoiliac vascular disease. Clin Radiol 48:227-231
8. Gallino A, Mahler F, Probst P, Nachbur B (1984) Percutaneous transluminal angioplasty of the arteries of the lower leg. A five-year follow-up. Circulation 70:619-623
9. Hausegger KA, Lammer J, Hagen B, Fluckiger F, Lafer M, Klein GE, Pilger E (1992) Iliac artery stenting-clinical experience with the Palmaz stent, Wallstent, and Strecker stent. Acta Radiol 33:292-296
10. Johnston KW (1993) Iliac arteries: Reanalysis of results of balloon angioplasty. Intervent Radiol 186:207-212
11. McNamara TO, Bomberger RA (1986) Factors affecting initial and 6-month patency rates after intraarterial thrombolysis with high dose urokinase. Am J Surg 152:709-712
12. Morin J-F, Johnston KW, Rae M (1986) Improvement after successful percutaneous transluminal dilatation treatment of occlusive peripheral arterial disease. Surg Gynecol Obstet 163:453-457
13. Palmaz JC, Laborde JC, Rivera FJ, Encarnacion CE, Lutz JD, Moss JG (1992) Stenting of the iliac arteries with the Palmaz stent: Experience from a multicenter trial. Cardiovasc Intervent Radiol 15:291-297
14. Richter GL, Roeren T, Noeldge G, Landwehr P, Allenberg JR, Kauffman GW (1992) Initial long-term results of a randomized five-year study: Iliac stent. Vasa Suppl 35:192-193
15. Strecker EP, Hagen B, Liermann D, Schneider B, Wolf HR, Wambsganns J (1993) Iliac and femoropopliteal vascular occlusive disease treated with flexible tantalum stents. Cardiovasc Intervent Radiol 16:158-164
16. Standards of Practice Committee of the Society of Cardiovascular and Interventional Radiology (1990) Guidelines for percutaneous transluminal angioplasty. Radiology 177:619
17. Tegtmeyer CJ, Hartwell GD, Selby JB, Robertson R Jr, Kron IL, Tribble CG (1991) Results and complications of angioplasty in aortoiliac disease. Circulation 83 (Suppl 2):153-160
18. Van Andel GJ, Van Erp WF, Krepel VM, Breslau PJ (1985) Percutaneous transluminal dilatation of the iliac artery: Long-term results. Radiology 156:321-323
19. Vorwerk D, Guenther RW (1990) Mechanical revascularization of occluded iliae arteries with use of self-expandable endoprostheses. Radiology 175:411-415
20. Vorwerk D, Gunther RW (1992) Stent placement in iliac arterial lesions: Three years of clinical experience with the Wallstent. Cardiovasc Intervent Radiol 15:285-290
21. Williams JB, Watts PW, Nguyen VA, Peterson CL (1994) Balloon angioplasty with intraluminal stenting as the initial treatment modality in aorto-iliac occlusive disease. Am J Surg 168:202-204
22. Wilson SE, Wolf GL, Cross AP (1989) Percutaneous transluminal angioplasty versus operation for peripheral arteriosclerosis. J Vasc Surg 9:1-9
23. Zeitler E, Beyer-Enke S, Rompel O (1993) Indications und results after Strecker-stent-application in iliac and SFA. Int Angiol 12:152-161

4.3 Der retroperitoneale Zugang zur Aorta

Die transperitoneale Freilegung wird in den meisten gefäßchirurgischen Zentren als standardisierter und am häufigsten benutzter Zugang zur Aorta angewandt (6). Seit der Erstbeschreibung durch Dubost 1952 gab es jedoch wiederholt Berichte, die als retrospektive Verlaufsbeobachtung oder im Rahmen einer prospektiven kontrollierten Studie festgestellt haben, daß der extraperitoneale Zugang für den Patienten vorteilhafter sei als die mediane Laparotomie (3, 5, 8).

Charles Rob beschrieb 1963 als erster seine Erfahrungen mit diesem Zugang an Hand von 500 Patienten, bei denen ein infrarenaler Aorteneingriff erforderlich war (12). 1980 veröffentlichte Williams eine Modifikation des ursprünglichen anterolateralen Zugangs, die er als erweiterten retroperitonealen Zugang beschrieb (19). Dieser beinhaltete eine postero-laterale Mobilisation des Peritoneums, der linken Niere und falls erforderlich der Milz. Der so gewonnene Situs ist seitdem konkurrierend zu der transperitonealen Aortenfreilegung auch für komplexe retroperitoneale Rekonstruktionen benutzt worden (9, 14).

Als Vorteil des extraperitonealen Vorgehens wurde von verschiedenen Autoren vor allem die schnellere Rekonvaleszenz der Patienten bedingt durch die frühzeitigere orale Nahrungsaufnahme sowie eine verminderte postoperative respiratorische Funktionseinschränkung hervorgehoben (1, 15, 16).

4.3.1 Operationstechnik

Die retroperitoneale Freilegung der Aorta erfolgt durch die schräge Inzision mit Durchtrennung der Bauchmuskulatur von der 12. Rippe bis zum M. Rectus. Die Niere wird in ihrem Bett belassen und der Peritonealsack nach medial verlagert. Man erhält so einen extraperitonealen Zugang vor allem zur infrarenalen Aorta und der Bifurkation, der sich bei Verschlußprozessen der aortoiliakal Region auf eine Inzisionslänge von ca. 10 cm begrenzen ließ. Für den Zugang zur suprarenalen Aorta wird eine erweiterte retroperitoneale Inzision gewählt, die vom 10. Intercostalraum bis zum Rand des ipsilateralen M. Rectus reicht (Abb. 4.3). Der gesamte Peritonealsack und die linke Niere werden en bloc nach medial und cranialwärts verlagert, nachdem die inferioren bindegewebigen Stränge die zur Gerota'schen Fascie ziehen, durchtrennt worden sind.

4.3.2 Zugangswege

Eingriffe im Bereich der Aorta lassen sich durch eine Vielzahl von Zugängen durchführen. Die mediane Laparotomie verbunden mit einer transperitonealen Freilegung hat sich als Standardzugang für Aortenrekonstruktionen durchgesetzt. Die extraperitoneale Freilegung wird immer wieder als Alternative aufgeführt, da sie mit einem geringeren Ausmaß an pulmonalen Komplikationen behaftet sei. In der Zwischenzeit gibt es eine ganze Reihe von kontrollierten Studien zur Klärung dieser Frage, die jedoch zu teilweise vollkommen unterschiedlichen Ergebnissen kommen (4). Der Grund hierfür ist z.T in der Tatsache zu suchen, daß es verschiedene Möglichkeiten gibt, von extraperitoneal her die Aorta freizulegen. Am häufigsten geschieht dies nach Durchtrennung der Bauchmuskulatur und stumpfen Abschieben des Peritonealsackes nach medial auf einem anterolateralen Weg zur Aorta. Eine weiter-

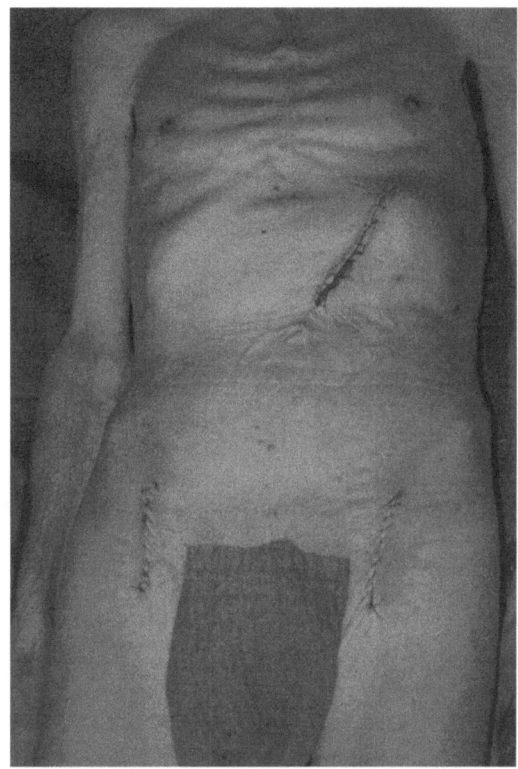

Abb. 4.3. Dieses Bild zeigt die postoperative Aufnahme eines Patienten, der über eine extraperitoneale, posterolaterale Inzision operiert worden war. Da ein chronisches Leriche Syndrom bestand, wurde ein aorto-bifemoraler Bypass angelegt. Gleichzeitig mußte eine Revaskularisation der linken Nierenarterie durch Anlage eines aorto-renalen Dacron-Bypass durchgeführt werden. Die juxtarenale Aorta konnte nur dadurch freigelegt werden, daß die Inzision bis in den 9. Interkostalraum geführt worden war, jedoch ohne Eröffnung des Thorax. Die linke Niere wurde von retroperitoneal kommend vollständig mobilisiert und nach medial verlagert

gehende Mobilisation des Peritoneums und der linken Niere ist hierzu nicht erforderlich. Dies ändert sich erst dann, wenn die Aorta juxtarenal freipräpariert werden muß, was bei einer ganzen Anzahl von Aneurysmen der Fall ist. Zur Vermeidung einer extremen Retraktion des Peritoneums mit der Gefahr von Quetschungen und Verletzungen parenchymatöser Organe bietet sich in diesen Fällen ein postero-lateraler Zugangsweg an, der eine vollständige Mobilisation der linken Niere sowie der Milz beinhaltet. Die suprarenale Aorta kann transperitoneal bis zur A. mesenterica superior freigelegt und abgeklemmt werden. In den Fällen, wo dies nicht gelingt, bleibt die Möglichkeit des thorako-abdominellen Zugangs oder der medialen Viszerorotation, die ursprünglich von Stoney beschrieben wurde (17). Letztere beinhaltet jedoch die Gefahr einer Ausdünnung des Mesosigmas sowie einer Verletzung der Milz, welche bei einem Patienten der vorliegenden Studie entfernt werden mußte.

4.3.3 Folgen

Das chirurgische Trauma löst durch die hiermit verbundene Gewebsschädigung eine komplexe Reaktion des Organismus aus, die als Akutphase Reaktion bezeichnet wird. Es kommt zur Freisetzung proinflammatorischer Substanzen wie z.B. der Zytokine, die als Parameter für das Operationstrauma herangezogen werden können (2, 13).

Die Konzentration von Interleukin-6 ist bei Patienten, die extraperitoneal wegen einer aortoiliakalen Verschlußerkrankung operiert werden müssen, geringer ausgeprägt, obwohl sowohl die Aortenabklemmzeit als auch die Operationsdauer bei diesem Zugang in der Regel länger ist. Dieses kann durch einen unterschiedlichen Auskühlungsgrad nicht erklärt werden, da das Temperaturverhalten unabhängig vom Zugang gleich ist. Nach extraperitonealer Inzision findet sich eine geringere Einschränkung der respiratorischen Parameter, wenn man die postoperative Nachbeatmungszeit als Kriterium nimmt. Eine Beobachtung, die in mehreren Studien gemacht werden konnte. Dies ist möglicherweise aber auch auf die Schnittführung zurückzuführen und nicht nur auf den extraperitonealen Zugang, da aus der Abdominalchirurgie bekannt ist, daß die mediane Laparotomie eine größere Einschränkung der Vitalkapazität zur Folge hat als die quere Oberbauchlaparotomie (1, 15, 16).

Als wesentlicher Nachteil des retroperitonealen Vorgehens wird die fehlende Beurteilbarkeit des linken Hemikolons bewertet. Die größte veröffentlichte Serie von retroperitoneal operierten Patienten umfaßt 2340 aortoiliakale Rekonstruktionen einschließlich 107 rupturierter Aortenaneurysmen. Nur in 0,7% der retrospektiv untersuchten Fälle kam es zu einer Kolonischämie (5).

Es bleibt als wesentliches Kriterium für die gesteigerte Immunreaktion bei transperitonealem Vorgehen die Eröffnung des Peritoneums sowie die Eventrierung des Dünndarms. Das eine weniger ausgedehnte Inzision des Peritoneums Vorteile hat, konnte im Bereich der minimalinvasiven Viszeralchirurgie klinisch und experimentell gezeigt werden. Die Eventrierung des Darmes führt zur Freisetzung von Serotonin und Arachidonsäure Metaboliten, was eine systemische vor allem vasodepressive Reaktion zur Folge hat (7, 10, 11, 18).

Zusammenfassend läßt sich aufgrund der Literatur und eigener Untersuchungen feststellen, daß Patienten mit einem infrarenalen Aorteneingriff von einem extraperitonealen Zugang profitieren, falls nach anterolateraler Freipräparation der Aorta eine Aortengabel-Desobliteration erfolgt oder ein aortofemoraler Bypass angelegt werden muß. Patienten mit einem Aneurysma und hierdurch bedingter ausgedehnter posterolateraler Mobilisation über einen extraperitonealen Zugang haben keine wesentlichen Vorteile gegenüber dem transperitonealen Vorgehen.

Literatur zu Kapitel 4.3

1. Ali J, Khan T (1979) The comparative effects of muscle transsection and median upper abdominal incisions on postoperative pulmonary function. Surg Gynecol Obstet 148:863–86
2. Ayala A, Wang P (1991) Differential alterations in plasma Il6 and TNF levels after trauma and hemorraghe. Am J Physiol 260:R 167–R 171
3. Cambria RP, Brewster DC, Abbott WM (1990) Transperitoneal versus retroperitoneal approach for aortic reconstructions. A randomized prospective study. J Vasc Surg 11:314–325
4. Darling C, Shah D, Chang B, Leather RP (1996) Current status of the use of retroperitoneal approach for reconstructions of the aorta and its branches. Ann Surg 4:501–508
5. Dubost C, Allory M (1952) Resection of an aneurysm of the abdominal aorta; reestablishment of the continuity by preserved human arterial graft with results after 5 months. Arch Surg 64:405–408
6. Hagmüller GW, Hold M, Ptakovsky H (1995) Die chirurgische Behandlung des infrarenalen Bauchaortenaneurysmas. Chirurg 66:857–869
7. Hudson JC, Wurm WH (1988) Hemodynamics and prostacyclin release in the early phases of aortic surgery. Comparison of transabdominel versus retroperitoneal approaches. J Vasc Surg 7:190–198
8. Johnson JN, Mc Louglin GA, Wake PN (1986) Comparison of extraperitoneal and transperitoneal methods of aorto-iliac reconstruction: A 20 year experience. J Cardiovasc. Surg 27:561–564
9. Kolvenbach R, Lohmann A, Siegling CW (1997) Die einzeitige retroperitoneale Operation eines juxtarnalen Bauchaortenaneurysmas und einer ischämischen Wirbelkörpernekrose. Chirurg 68:429–432
10. Mc Mahon AJ, Dwyer PJ, Crruikshank AM et al. (1993) Comparison of metabolic responses to laparoscopic and minilaparotomy cholecystectomy. Br J Surg 80:1255–1258
11. Mealy K, Gallagher H, Barry M (1992) Comparison of the physiological responses to open and laparoscopic cholecystectomy. Br J Surg 79:1061–1065
12. Rob C (1963) Extraperitoneal approach to the abdominal aorta. Surgery 53:87–89
13. Roumen R, Hendriks T (1993) Cytokine patterns in patients after major vascular surgery, Hempragic shock and severe blunt trauma. Ann Surg 6:769–776
14. Saifi J, Shah DM, Chang BB, Cosselli S (1990) Left retroperitoneal exposure for distal mesenteric artery repair. J Cardiovasc Surg 31:629–633
15. Sicard GA, Freeman MB, Vander W (1987) Comparison between the transabdominal and retroperitoneal approach for reconstruction of the infrarenal aorta. J Vasc Surg 5:19 27
16. Sicard GA, Allen BT, Munn JS, Anderson CB (1989) Retroperitoneal versus transperitoneal approach for repair of abdominal aortic aneurysm. Surg Clin North Am 69:795–806
17. Stoney J, Ehrenfeld WK, Wylie EJ (1977) Revascularization methods in chronic vessel ischemia caused by atherosclerosis. Ann Surg 186:468–476
18. Targarona E, Pons M, Balague C, Dufrain G (1996) Acute phase response is the only significant reduced component of the injury response after laparoscopic cholecystectomy. World J Surg 20:528–534
19. Williams GM, Ricotta J, Zinner M (1980) The extended retroperitoneal approach for treatment of extensive atherosclerosis of the aorta and renal vessels. Surgery 88:846–855

5 Minimalinvasive Techniken zur Rekonstruktion aortoiliakaler Gefäße

R. Kolvenbach, O. Deling

Der Vorteil laparoskopischer Techniken konnte in der Viszeralchirurgie in verschiedenen Bereichen gezeigt werden. Dies gelang auch für video-assistierte Verfahren, bei denen immer noch eine Mini-Laparotomie angelegt werden mußte (2). Eingriffe im Bereich der Aorta lassen sich minimalinvasiv sowohl laparoskopisch-assistiert als auch mit Hilfe eines sog. Port-Access-Verfahrens durchführen (4, 16). In jedem Fall sollen den Patienten die Vorteile eines etablierten gefäßchirurgischen Verfahrens mit minimalinvasiven Techniken geboten werden. Es kann aufgrund der vorliegenden Daten davon ausgegangen werden, daß auf diese Weise bessere Langzeitergebnisse erzielt werden können als mit einigen der zur Verfügung stehenden endovaskulären Techniken (10, 14).

Im Gegensatz zur vollständigen laparoskopischen Anlage eines aortobifemoralen Bypass oder einer Desobliteration der Aortengabel erfordert das laparoskopisch-assistierte oder video-assistierte Verfahren eine Mini-Laparotomie (1). Je nach Ernährungszustand des Patienten beträgt diese zwischen 5 und 8 cm. Der Vorteil video-assistierter Verfahren liegt darin, daß die Anastomose im Bereich der Aorta oder die Aortotomie mit herkömmlichen gefäßchirurgischen Instrumenten angefertigt werden kann. Fernerhin besteht die Möglichkeit, Aorta oder Iliakalgefäße mit einer konventionellen Gefäßklemme zu verschließen. Das spezielle laparoskopische Instrumentarium ist lediglich für die Freipräparation im Aortoiliakalbereich erforderlich. Prinzipiell gibt es 3 Zugangswege zur Durchführung der laparoskopisch-assistierten aortoiliakalen Rekonstruktion.

5.1 Das transperitoneale video-assistierte Verfahren zur aortoiliakalen Rekonstruktion nach Anlage eines Pneumoperitoneums

Das transperitoneale Vorgehen bietet den Vorteil der schnellen Orientierung, da die Mehrzahl gefäßchirurgischer Eingriffe im Bereich der Aortoiliakalregion bevorzugt über einen transperitonealen Zugang erfolgt. Je nach Präferenz des Operateurs kann dieser als mediane Laparotomie mit Linksumschneidung des Nabels oder als quere Inzision ausgeführt werden. Komplexere Eingriffe, z. B. im Bereich der Nierenarterien, lassen sich hierduch leichter durchführen als bei der, von manchen Gefäßchirurgen bevorzugten retroperitonealen Inzision (1, 3, 5, 6).

5.1.1 Operationstechnik

Die Lagerung des Patienten erfolgt mit fakultativ abgespreizten oder angelegten Armen. Wesentlich ist das Anbringen von Stützen sowohl im Bereich der Schulter als auch im Bereich des Thorax auf der rechten Seite und der Flanke sowie auf der rechten Seite des OP-Tisches. Zusätzlich wird ein Beingurt eingesetzt. Durch Verwendung eines Keilkissens im Bereich der linken Flanke kann der Patient mit Hilfe des OP-Tisches beinahe um 80° auf die rechte Seite gelagert werden. Zusätzlich ermöglicht die Verwendung der geschilderten Lagerungsmaßnahmen eine steile Trendelenburg-Positionierung des Patienten während der OP. Selbstverständlich ist eine Wärmematte. Wichtig ist eine sorgfältige Darmpräparation des Patienten, die ca. 2 Tage vor dem eigentlichen Eingriff beginnen sollte. Intubation und Narkoseführung entsprechen dem Vorgehen bei einem offenen konventionellen Aorteneingriff.

Zunächst wird ca. 3 Querfinger unterhalb des Bauchnabels eine 1 cm große Inzision angelegt. Die Fascie wird freipräpariert, das Peritoneum unter Sicht eröffnet und ein 10-mm-Trokar ohne Spitzen-Obturator eingeführt. Hierdurch lassen sich intraabdominelle Verletzungen, die durch Verwachsungen hervorgerufen werden können, weitestgehend vermieden. Nach Einwechseln der 30°-Winkel-Optik oder fakultativ der Geradeaus-Optik erfolgt ein Rundumblick und die Inspektion der intraabdominellen Organe. Sodann wird unter video-endoskopischer Kontrolle im Bereich des Epigastriums eine weitere 10-mm-Inzision angebracht und unter Kontrolle der Video-Kamera ein 10-mm-Trokar eingeführt. Das Bild der Video-Kamera zeigt jetzt die Aortenbifurkation (Abb. 5.1), über die sich meistens Dünndarm oder Teile des Sigmas gelegt hat bzw. haben. Der Patient wird daher in eine steile Trendelenburglage gebracht sowie in eine 60–70°-Rechtsseitenlagerung gedreht. Hierzu muß die instrumentierende Schwester ihren Instrumententisch auf die linke Seite des Operateurs bringen, der ebenfalls links vom Patienten steht.

Mit einer Faßzange oder einem Präparierstab wird jetzt, nachdem sich ein Pneumoperitoneum mit einem intraabdominellen Druck von 15 mmHg aufgebaut hat, der Dünndarm in den rechten Oberbauch verlagert. Hierdurch gelingt es, vor allem bei mittelschweren oder schlanken Patienten, die Aortenbifurkation darzustellen. Im Bereich des rechten und linken Mittelbauchs, werden jetzt 2 weitere 10-mm-Trokare unter Sicht plaziert. Die Präparation beginnt, nachdem alle 4 Trokare gesetzt worden sind, unmittelbar im Bereich der Aortenbifurkation. Mit einer Faßzange wird das Retroperitoneum angehoben und mit der endoskopischen Schere, die mit monopolarem Strom verbunden ist, erfolgt die schrittweise Durchtrennung des Retroperitoneums. Hierdurch kann die rechte und linke A. iliaca communis dargestellt werden.

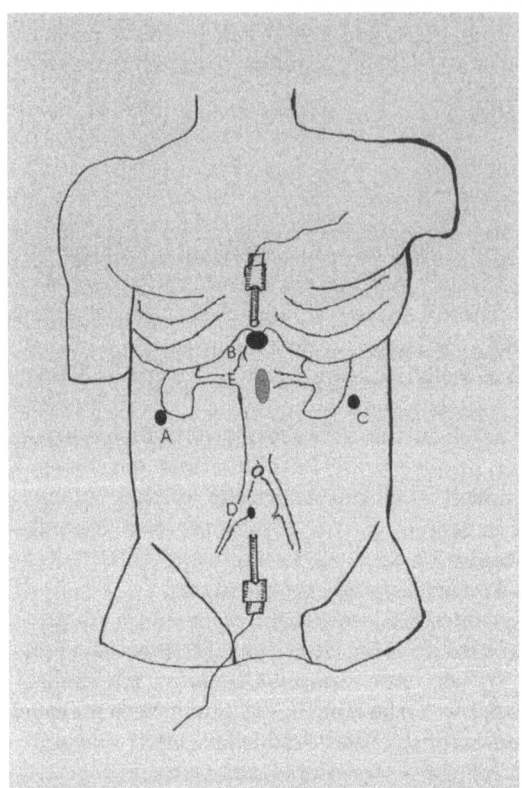

Abb. 5.1. Skizze der Trokarpositionen bei einem transperitonealen Vorgehen mit Hilfe einer Mini-Laparotomie. Die Kamera kann sowohl durch den epigastrischen Trokar B als auch durch den kaudal gelegenen Trokar D eingeführt werden. Rechts lateral befindet sich der Retrakor A und links lateral werden über 1 oder 2 weitere Trokare die Präparierinstrumente eingeführt. Durch die Verwendung von 10-mm-Trokaren hält man sich alle Optionen offen und kann die Instrumente in alle gewünschten Positionen bringen. Die proximale Anastomose wird mit Hilfe der Mini-Laparotomie angefertigt

Bei Anlage eines aortobifemoralen Bypass erfolgt die Präparation in Richtung auf die A. iliaca externa. Mit einem abwinkelbarem Einmal-Instrument (Endograsp Fa. Autosuture) gelingt es, problemlos den kreuzenden Ureter beidseits zu unterfahren und sicher darzustellen. Vor Beginn des laparoskopischen Teiles der OP, sind die Leistenanschlüsse beidseits simultan durch 2 OP-Teams dargestellt worden. Es muß darauf geachtet werden, daß zu diesem Zeitpunkt noch nicht in Richtung auf die A. ilaca externa stumpf-digital präpariert wird, weil sonst intraoperativ ein Gasverlust zu erwarten ist. Nachdem beide Ureteren unterfahren und dargestellt worden sind, ist es zweckmäßig, die Kamera in den suprasymphysär-plaziertem 10-mm-Trokar umzusetzen.

Die weitere Präparation erfolgt jetzt in Richtung auf die Aorta mit Darstellung der A. mesenterica inferior. Hierzu kann es erforderlich werden, über einen fünften Trokar (10 mm Durchmesser), der im Bereich des rechten Oberbauchs plaziert wird, einen endoskopischen Retraktor zu plazieren. Bei schlanken Patienten kann meistens darauf verzichtet werden. Dieser würde den Dünndarm, falls er die Sicht auf die Aorta verlegt, zurückhalten. Die Präparation schließt bei denjenigen Patienten, die einen AFB erhalten sollen, mit der Darstellung der kreuzenden Nieren-Vene und ausreichend proximal der A. mesenterica inferior ab.

Der Patient bleibt in der geschilderten Position mit Rechtsseitenlagerung und Trendelenburg-Lage, und es kann jetzt die Tunnelierung mit 2 Kornzangen unter Sicht des wiederum in den epigastrischen Trokar umgesetzten Endoskops durchgeführt werden. Es läßt sich von der rechten und der linken Leiste aus mit relativ geringfügigem Gasverlust die Kornzange unterhalb der Ureteren bis zur infrarenalen Aorta hochschieben. Hier bleiben beide Kornzangen liegen. Ohne die Lage des Patienten zu verändern, erfolgt jetzt eine Mini-Laparotomie, die in Abhängigkeit von dem Körpergewicht des Patienten eine Länge von 5–8 cm hat. Nach Eröffnung des Peritoneums kann es zum Vorfall des Darmes kommen, da die CO_2-Insufflation wegfällt. Die Trokare werden entfernt und der Situs wird mit 2 Retraktoren (z. B. Rehnhaken) eingestellt. Es empfiehlt sich, die Aorta mit einer Cooley-Klemme zu verschließen, die über die Inzision im Bereich des Epigastriums eingeführt wurde. Der kleine Zugang zur Aorta wird dann durch die zusätzlich plazierte Klemme nicht weiter eingeengt.

Die Bifurkations-Prothese wird eingeführt und die Prothesenschenkel mit Hilfe der beiden unter laparoskopischer Sicht plazierten Kornzangen zu den Leisten durchgezogen. Die distale Abklemmung der Aorta- oder Iliacal-Arterien erfolgt ebenfalls unter Verwendung der bereits vorhandenen Inzisionen für die Trokare. Es wird dann unter direkter Sicht über die Arbeits-Inzision die proximale Anastomose angefertigt und nach Fertigstellung das Retroperitoneum über der Prothese verschlossen. Die Anastomosierung in den Leisten erfolgt in typischer konventioneller Weise (Abb. 5.2).

5.2 Das retroperitoneale video-assistierte Verfahren mit einem Pneumo-Retroperitoneum

Alternativ zu den geschilderten Verfahren kann auch retroperitoneal mit Aufbau eines Pneumo-Retroperitoneums gearbeitet werden. Hierzu wird wiederum eine 1–2 cm lange Inzision oberhalb des Leistenbandes im Bereich der

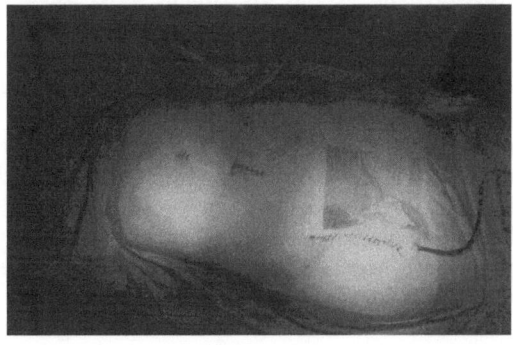

Abb. 5.2. Postoperative Aufnahme nach Anlage eines unilateralen aortofemoralen Bypass. Es war ein video-assistiertes transperitoneales Vorgehen mit Anlage eines Pneumoperitoneums gewählt worden

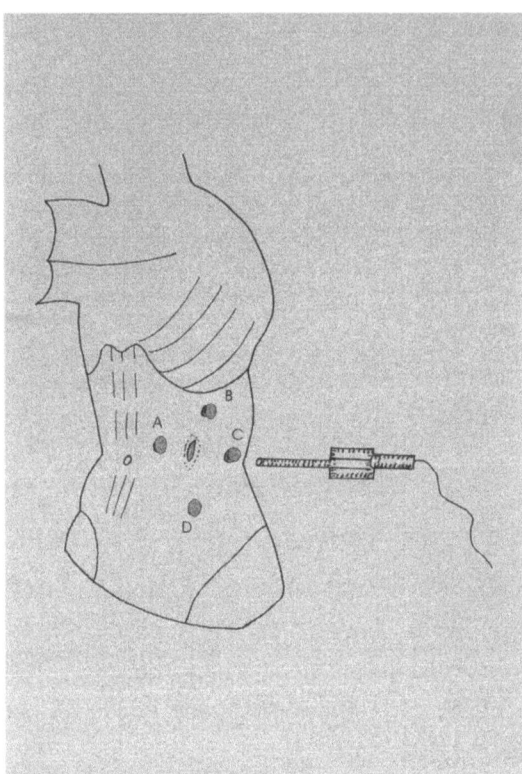

Abb. 5.3. Schematische Darstellung der Trokaranordnung nach Anlage eines Pneumoperitoneums. C: 10-mm-Trokar für die laparoskopische Kamera; D: 10-mm-Trokar für eine Präparationszange oder einen endoskopischen Clip-Applikator; A: 10-mm-Trokar durch den ein sog. Endoretraktor eingeführt wird, der unentbehrlich ist, um den Peritonealsack nach medial wegzuhalten und B ein 5-mm-Trokar für eine weitere Präparierzange oder ein Spül-Saug-Gerät

linken Flanke angelegt (Abb. 5.3). Die Inzision hat lateral des Musc. rektus zu erfolgen. Mit kleinen Langenbeck-Haken wird die schräge Bauchmuskulatur stumpf auseinandergedrängt und die Fasc. transversalis freigelegt. Nach ihrer Inzision wird stumpf mit dem Finger das Peritoneum abgedrängt und die A. iliaca externa palpiert. In den auf diese Weise digital geschaffenen Raum wird ein Ballon-Trokar eingeführt und bis zu max. 1 l aufgedehnt (Abb. 5.4). Anschließend erfolgt die Anlage einer Tabaksbeutelnaht und das Einführen eines konventionellen wiederverwendbaren Trokars (Abb. 5.5). Der Patient wird auf die rechte Seite und in Trendenlenburg-Position gelagert. Optimal ist eine Position von beinahe 80° rechts lateral und steiler Kopf-Tieflage. Die Druckgrenze wird auf 15 mmHg festgesetzt und das Pneumo-Retroperitoneum geschaffen. Lateral und oberhalb des genannten Trokars wird ein zweiter 10-mm-Trokar plaziert, durch den jetzt die Kamera geführt wird. Der erstgelegte Trokar dient zur Aufnahme der Präparations-Instrumente. Es kann nun von der A. iliaca externa dann weiter auf die Aortenbifurkation präpariert werden. Hierzu wird der Ureter nach medial abgeschoben (Abb. 5.6). Idealerweise wird ein dritter Trokar soweit lateral wie möglich gesetzt, damit beidhändig laparoskopisch gearbeitet werden kann. Unverzicht-

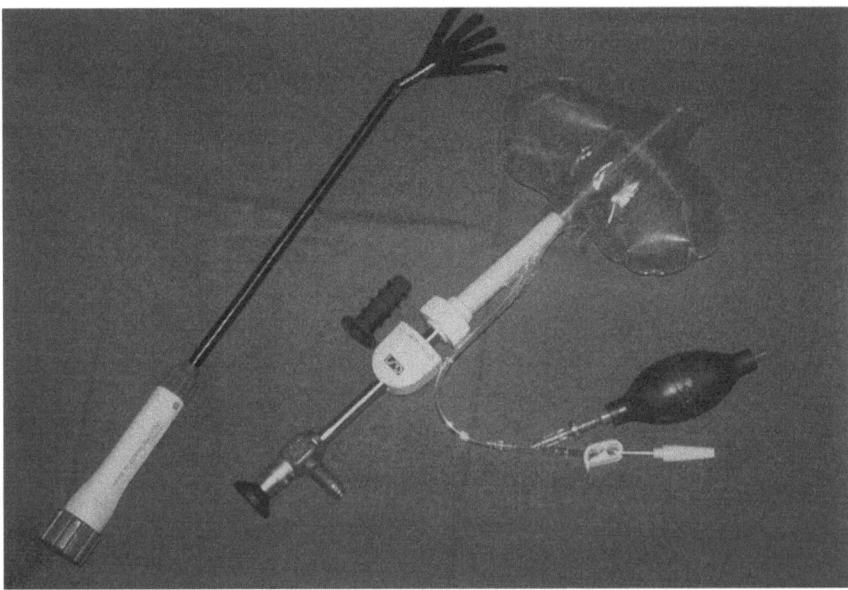

Abb. 5.4. Dieses Bild zeigt den GSI Spacemaker, einen Dissektionsballon, der in seiner größten Ausführung ein Fassungsvermögen von bis zu 900 ml Kochsalzlösung hat. Alternativ zu einer Flüssigkeitsfüllung kann die Insufflation mit einem kleinen Ballon durchgeführt werden. Die laparoskopische Kamera wird vor der Insufflation in den Ballon eingeführt, so daß die Ausdehnung der Kunststoff-Ummantelung und das Abdrängen des Peritoneums nach medial unter Sicht durchgeführt werden. Neben dem abgebildeten Ballon und der Endokamera liegt ein an der Spitze abwinkelbarer sog. Endoretraktor der Fa. USS Autosuture

bar ist ein durch einen Trokar oberhalb des Bauchnabels eingeführter Retraktor, der den stumpf-mobilisierten Peritonealsack weiter nach medial abdrängen soll (Abb. 5.7). Nach Freilegung der Anschlußstellen im Bereich der infrarenalen Aorta und oberhalb des Abgangs der A. mesenterica inferior, kann dann eine Verbindung zwischen 2 Trokaren als Mini-Laparotomie benutzt und erweitert werden (Abb. 5.8). Der am weitesten cranial gelegene Trokar wird entfernt, durch diesen die konventionelle Aortenklemme eingeführt und die Aorta abgeklemmt. Weiter distal gelegene Einstichstellen oder zusätzlich angelegte Inzisionen dienen zum Abklemmen der Iliakal-Arterien. Die Tunnellierung von der rechten und linken Leiste erfolgt in herkömmlicher Weise am optimalsten unter Sicht der Video-Kamera (Abb. 5.9).

5.3 Die gaslose transperitoneale laparoskopisch-assistierte Bypassanlage

Die gaslose transperitoneale Laparoskopie wurde erstmals von Berens und seinen Mitarbeitern aus Tucson (Arizona) beschrieben (3). Aufgrund ihrer tierexperimentellen Untersuchungen fanden sie das laparoskopische Nähen

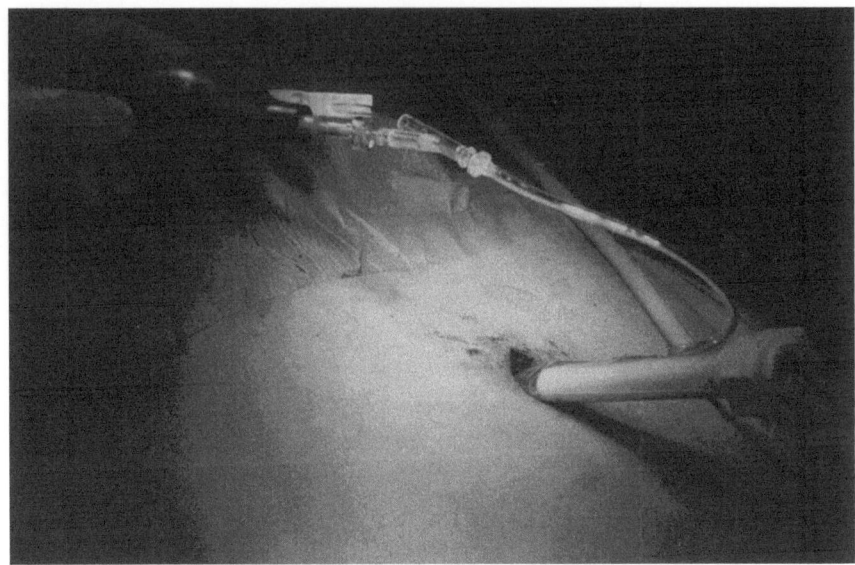

Abb. 5.5. Der Dissektionsballon wurde nach Inzision der Fascia transversalis eingeführt und wird mit Hilfe des blauen kleinen Ballons aufgedehnt

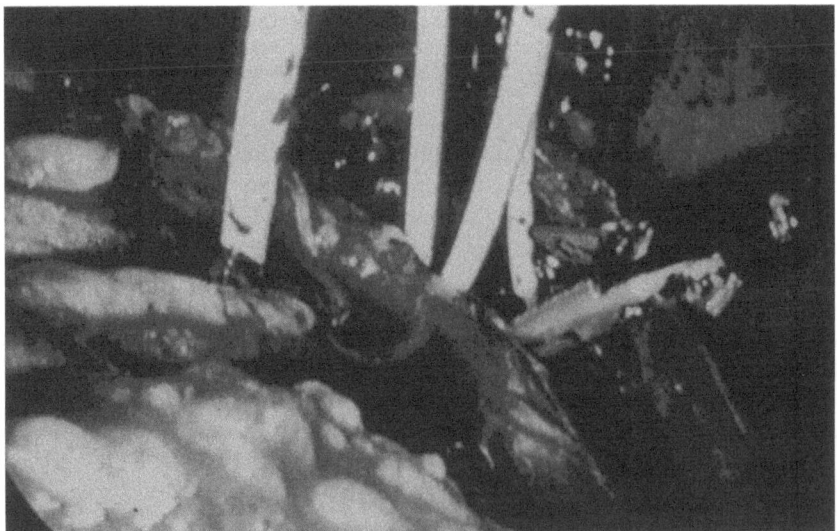

Abb. 5.6. Videoskopischer intraoperativer Blick auf den Ureter und die Iliakalgefäße

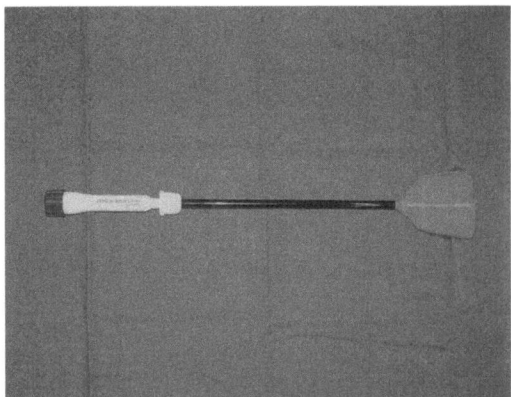

Abb. 5.7. Dies ist der Endoretraktor der Fa. Autosuture, der intraabdominell aufgespannt wird. Durch den Stoffbezug werden Verletzungen des Darmes vermieden. Im Gegensatz zu dem in Abb. 5.4 gezeigten Retraktor ist der „Paddel" nicht abwinkelbar

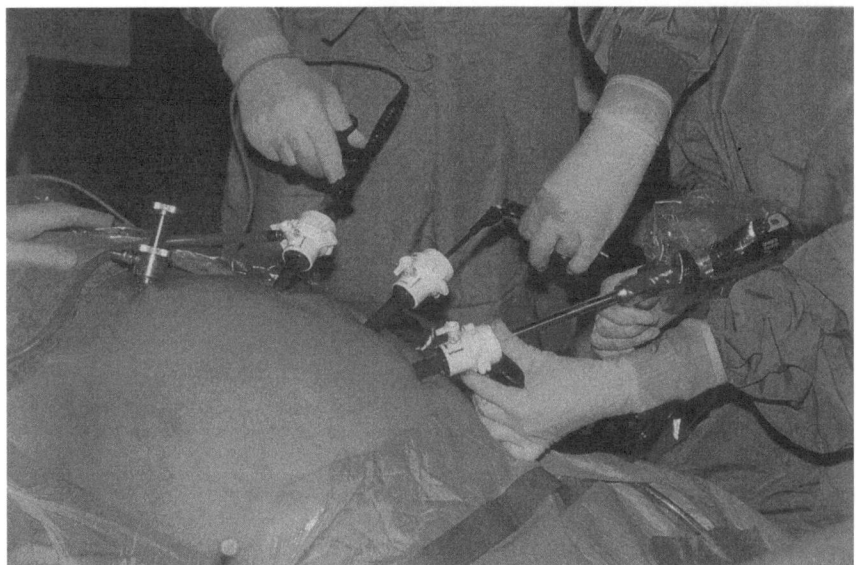

Abb. 5.8. Laterale Trokaranordnung in der linken Flanke bei dem rechts lateral gelagerten Patienten

einer Aorten-Anastomose zu zeitaufwendig und arbeiteten daher mit einer gaslosen Technik.

5.3.1 Operationstechnik nach Berens

Auch im Mittelpunkt ihrer Technik stand zum Anheben der Bauchdecke der sog. Laparo-Lift-Arm der Firma Origin. In Kombination mit dem Bauchdecken-Hebegerät wurden mehrere, speziell für die gaslose Laparoskopie, entwik-

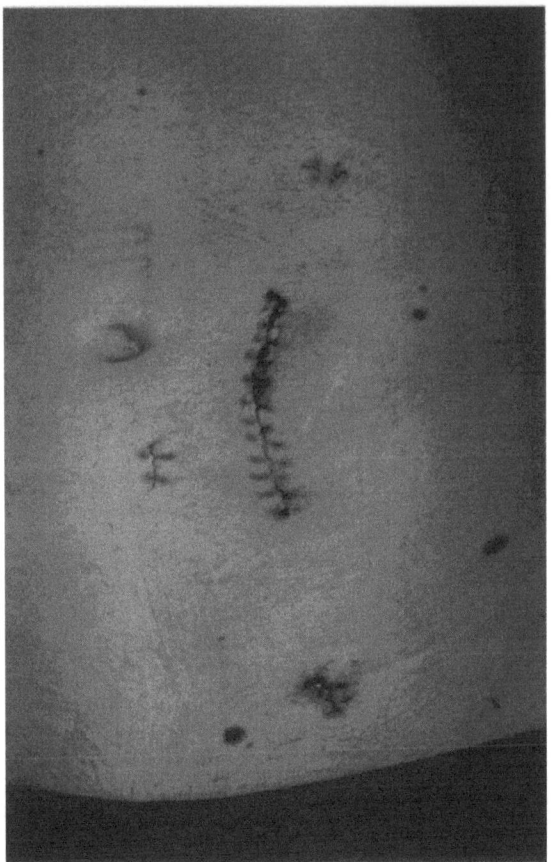

Abb. 5.9. Postoperative Narbenbildung nach retroperitonealer video-assistierter Bypassanlage

kelte Trokare plaziert mit einem Durchmesser von 0,5–1,5 cm. Zur Anfertigen der proximalen Anastomose war eine 4 cm lange Inzision erforderlich. Präoperativ wurde mit Hilfe des Angiogramms bzw. der Sonographie die Position der Aorten-Bifurkation festgelegt und markiert. Berens benutzte herkömmliche Stiel-Tupfer und einen abwinkelbaren Retraktor (Endo-Retrakt, Fa. Autosuture), um den Darm zurückzuhalten. Fernerhin mußten die Patienten in eine steile Trendelenburg-Lage gebracht werden. Er legte Wert auf eine sehr sorgfältige präoperative Darmvorbereitung. Die Anästhesie war angehalten, das intraoperative Zugvolumen so weit wie möglich zu reduzieren.

Die Naht-Technik der proximalen Anastomose wurde dadurch erleichtert, daß die Instrumente durch ventil- und klappenlose Trokare durchgeführt werden konnten. Hierzu konnte entweder ein konventioneller Nadelhalter oder ein laparoskopischer Nadelhalter genommen werden. Der Laparo-Lift zum Anheben der Bauchdecken wurde in der Regel in der Mittellinie, mehre-

Abb. 5.10. Diese Schemazeichnung verdeutlicht die Position der Trokare sowie der Mini-Laparotomie. Durch den Trokar D kann sowohl das mechanische Gerät zum Anheben der Bauchdecke als auch die Kamera eingeführt werden. Der epigastrische Trokar B ist unverzichtbar, um eine sichere Präparation der Iliakal-Gefäße durchzuführen und um unter video-endoskopischer Sicht von der Leiste aus zu tunnelieren. Durch den 10-mm-Trokar A wird ein Retraktor eingeführt, der den Dünndarm weghalten soll und C (10 mm) dient zur Aufnahme der Präparierzange und des Clip-Applikators. Für ein beidhändiges Vorgehen wird der in Abhängigkeit von der Kameraposition jeweils unbesetzte Trokar B oder D benutzt. Zur Anastomosierung wird in Position E eine Minilaparotomie angelegt. Das Bauchdeckenhebesystem befindet sich entweder links oder rechts vom Patienten, so daß es den Bewegungsspielraum des Operateurs möglichst wenig beeinträchtigt

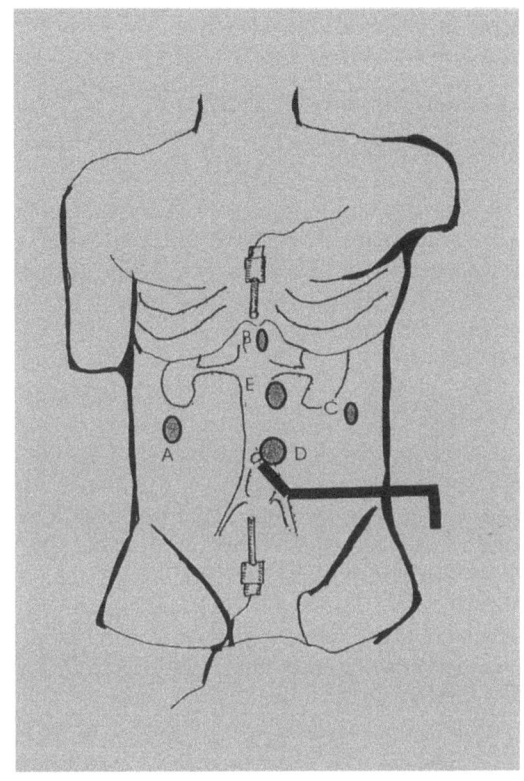

re Zentimeter oberhalb oder unterhalb des Bauchnabels eingeführt (Abb. 5.10). In gleicher Position erfolgte auch die Plazierung des Laparoskop, geschützt durch ein 10-mm-Kunststoff-Trokar. Weitere Trokare mit einem Durchmesser von 12 mm wurden in jeden Quadranten plaziert. Zur Anlage eines aortofemoralen Bypass wurde zusätzlich im Epigastrium ein Lateral-Trokar eingesetzt. Die 4-cm-Arbeitsinzision zum Einführen von Bauchtüchern und weiteren Präparations-Instrumenten, wie Pinzetten, dem Elektromesser oder Stiel-Tupfern, wurde 4–5 cm lateral der Mittellinie angelegt. Der Dünndarm wurde in den rechten oberen Quadranten abgedrängt und hier mit 1–2 laparoskopischen Retraktoren gehalten. Die Freipräparation der Aorta erfolgte entweder mit konventionellen Gefäß-Instrumenten, laparoskopischen Instrumenten oder aber mit thorakoskopischen Instrumenten. Zur Anlage einer proximalen iliacalen Anastomose wurde die A. iliaca zusätzlich mit einem kräftigen Vessel-Loop angeschlungen als Sicherungsmaßnahme für den Fall, daß die über eine Stichinzision eingeführte Gefäßklemme abrutschen sollte. Eine Vorrichtung, die jedoch nie benötigt wurde. Die Aorta wurde mit einer konventionellen langen Debakey-Aortenklemme verschlossen. Eine Satinski-Klemme wurde zusätzlich positioniert für den Fall, daß die erstgenannte Gefäß-Klemme dislozieren könnte. Zurückblutende Lumbal-Arterien wurden nach Identifizierung geclippt. Die proximale Anastomose erfolgte in herkömmlicher Weise mit einer fortlaufenden 4 × 0-Naht.

5.3.2 Bewertung

Die Autoren kommen zu dem Schluß, daß ihre Methode dann an ihre Grenzen stößt, wenn es sich um adipöse Patienten handelt. Patienten mit einem Körperindex von mehr als 30 sollten auf keinen Fall laparoskopisch operiert werden. Als Hauptvorteil ihrer Technik beschrieben sie die Möglichkeit, konventionelle Gefäß-Instrumente verwenden zu können. Dieses gilt umsomehr, als daß die zur Verfügung stehenden laparoskopischen Instrumente ihrer Meinung nach nicht in der Lage seien, eine kalzifizierte Aorta sicher abzuklemmen oder aber mit ihnen gefühlvoll eine fragile Arterienwand zu nähen. Berens beschrieb als Hauptnachteil der gaslosen Laparoskopie, daß in einem pyramidenförmigen Hohlraum gearbeit werden muß. Dieser steht im Gegensatz zu dem breiten kuppelförmigen Raum, der mit der Gas-Laparoskopie erzielt werden kann. Auch bei der geschilderten Technik war es notwendig, den Dünndarm mit Hilfe von Bauchtüchern in den rechten oberen Quadranten abzudrängen. Die meiste Zeit ging dadurch verloren, daß der Darm immer wieder abgedrängt werden mußte. Von daher gesehen befürwortet er die Anlage der Mini-Laparotomie, um hierdurch Bauchtücher einführen zu können, was das Weghalten des Dünndarmes erleichtert. Nur durch verbesserte Retraktions-Instrumente ließ sich die erforderliche Inzision weiter verkleinern. In jedem Fall war es erforderlich, 5–7 laparoskopische Trokare zu plazieren. Aus technischen Gründen wurde die leichter durchführbare End-zu-Seit-Anastomose angefertigt. Tatsache ist, daß jedoch auch End-zu-End-Anastomosen mit dieser Technik durchgeführt werden können. Kontraindikationen sind vorausgegangene abdominelle Operationen mit entsprechenden Verwachsungen, perirenale Aneurysmen oder die Notwendigkeit weiterer komplexer Rekonstruktionen, wie z. B. ein Nierenarterien-Bypass.

5.4 Die transperitoneale modifizierte laparoskopisch-assistierte AFB-Anlage mit Hilfe des Pneumoperitoneums

Die Erstbeschreibung einer laparoskopisch-assistierten aortofemoralen Bypassanlage unter Verwendung des Pneumoperitoneums ist auf Dion zurückzuführen. Er hat seit dieser Veröffentlichung 1993 sehr viel. Energie darauf verwandt, seine ursprünglich beschriebene Technik zu verbessern (5, 6, 7). Als Hauptnachteil empfand er, daß es in vielen Fällen nur unzureichend möglich war zu verhindern, daß der Dünndarm die Sicht auf die Aorta versperrte. Dieses galt für die gaslose Laparoskopie ebenso wie auch für laparoskopische Eingriffe mit Verwendung des Pneumoperitoneums. Gerade bei adipösen Patienten wurde die minimalinvasive OP-Technik auf diese Weise unmöglich gemacht. Seine Lösung des Problems beinhaltete zunächst die Verwendung des Pneumo-Retroperitoneums und den extraperitonealen Zugang. Hiermit gelang es ihm erstmals, vollständig laparoskopisch einen aortobifemoralen Bypass anzulegen. Hauptnachteil der genannten Technik ist jedoch, daß die Instrumente relativ dicht zueinander plaziert werden müssen, welches aufgrund der Enge des retroperitonealen Raumes dazu führt, daß sie sich gegenseitig behindern können. Hinzu kommt, daß die Orientierung durch die Video-Kamera in diesem Bereich mit erheblichen Schwierigkeiten verbunden sein kann. Seine weiter entwickelte Methode beinhaltet daher im wesentlichen eine Kombination des trans- mit dem retroperitonealen Zugang. Hierbei wird das retroperitoneale Segel als Retraktor verwandt, der den Dünndarm zurückzuhalten soll.

5.4.1 Operationstechnik

Der Eingriff erfolgt in ITN mit dem üblichen hämodynamischen Monitoring für einen Aorten-Eingriff. Mit Hilfe eines Kissens wird die linke Seite des Patienten leicht angehoben. Zunächst wird in herkömmlicher Weise ein Pneumoperitoneum geschaffen. Über eine schmale Inzision in Höhe des Bauchnabels wird ein 10-mm-Trokar eingeführt, nachdem ein intraabdomineller Druck von 15 mmHg vorliegt. Mit der 30°-Winkel-Optik wird dann das Abdomen inspiziert. Anschließend wird der Druck intraabdominell wieder auf 7 mmHg reduziert. Der Patient wird in eine 10°-Trendelenburg-Position verbracht und der Tisch gleichzeitig auf die rechte Seite gedreht. 1,5 cm medial und oberhalb der Spina iliaca anterior superior wird eine Inzision angefertigt. Nach Durchtrennung der Fasc. transversalis wird mit dem Finger das Peritoneum stumpf abgehoben und digital auf dem Psoas-Muskel präpariert. Auf diese Weise läßt sich die A. iliaca sehr gut tasten. Nachdem mit dem Finger ein kleiner retroperitonealer Raum lateral der Iliacal-Arterie und im Bereich des Psoas-Muskels geschaffen wurde, erfolgt als nächstes das Einführen einer Geradeaus-Optik. Mit einer Druckbegrenzung von 15 mmHg erfolgt jetzt die Insufflation von CO_2 zur Schaffung eines Pneumo-Retroperitoneums. Die weitere Präparation erfolgt retroperitoneal z.B. mittels des Laparoskops, aber auch mit Hilfe eines Ballon-Trokars. In der von Dion beschriebenen Technik wird das Abschieben des Retroperitoneums nach medial mit einer zweiten Kamera gleichzeitig von intraabdominell beobachtet. Die Präparation erfolgt im Bereich des Musc. psoas entlang der Wirbelsäule und der Aorta bis zur Gerotaschen Fascie. Der Ureter muß nach medial abgedrängt werden. Weiter lateral erfolgt die Präparation entlang des Musc. quadratus lumborum und weiter entlang der gerotagen Fascie.

Nachdem der posteriore retroperitoneale Raum geschaffen wurde, setzt sich die Präparation nach lateral fort. Hierzu wird mit Hilfe des Laparoskops nach lateral und anterior stumpf präpariert. Aufgrund des bestehenden Pneumo-Retroperitoneums vergrößert sich relativ rasch die retroperitoneale Höhle in einer Ebene, die frei von Blutgefäßen ist. Nach oben hin kann die Präparation bis zum lateralen Rand des Musc. rektus durchgeführt werden. Als nächstes werden 2 weitere Trokare im Bereich der Linea alba nach transperitoneal hin plaziert. Die Lokalisation orientiert sich an einem Punkt zwischen der Symphyse und dem Bauchnabel sowie median zwischen Bauchnabel und Xiphoid. Als nächstes wird 13 cm oberhalb des linken inneren Leistenringes das losgelöste Retroperitoneum von transabdominell her eingeschnitten. Über einen der in der Mittellinie plazierten Trokare wird der retroperitoneale Überzug mit einer Faßzange gefaßt und angespannt. Mit Hilfe der laparoskopischen Scheren erfolgt die weitere Loslösung im Bereich der zuletzt geschaffenen am weitesten nach anterior gelegenen Dissektionsebene unmittelbar lateral des Musc. rektus. Nach cranial hin wird die Inzision des retroperitonealen Überzugs bis 5 cm oberhalb des Rippenbogens fortgesetzt (Abb. 5.11).

Nach entsprechend vollständiger Mobilisation des Peritoneums ist jetzt eine große Hürde geschaffen worden, so daß im Bereich der linken Flanke 2 weitere Trokare plaziert werden können. Über einen zusätzlichen weiteren

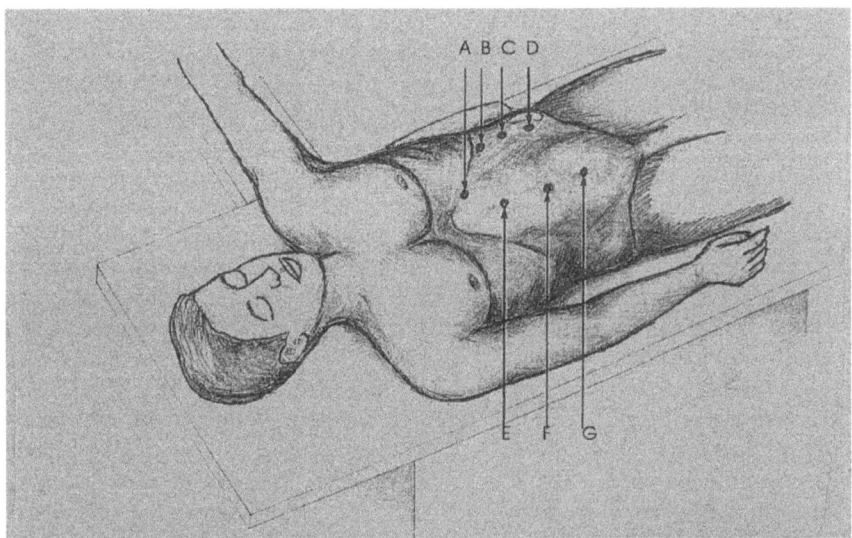

Abb. 5.11. In dieser Abbildung wird die Anordnung der Trokare dargestellt, wie sie für eine vollständige laparoskopische Implantationstechnik erforderlich ist. Die Trokare E, F und G werden transperitoneal eingelegt, um das retroperitoneale Segel abzutrennen und rechts lateral der Mittellinie zu befestigen. Durch den Trokar F wird zu Beginn der Operation der intraperitoneale Raum inspiziert. Es hat sich bewährt die Ablösung des Retroperitoneums über die hier eingeführte Kamera zu kontrollieren. Falls keine 2 endoskopischen Kameras zur Verfügung stehen, muß die Optik abwechselnd über den ursprünglich extraperitoneal angelegten Trokar C und Trokar F eingeführt werden. Hierdurch geht zwar Zeit verloren, es gelingt jedoch dann unter direkter Sicht schrittweise das retroperitoneale Segel abzulösen. Der epigastrische Trokar A wird für ein Spül-Saug-Gerät benötigt, während E und G für die Endoretraktoren erforderlich sind. Die Trokarpositionen B und D werden für die eigentliche bimanuelle laparoskopische Operationstechnik mit Schere und Präparationszange angelegt. Falls ein video-assistiertes Vorgehen geplant ist, kann zwischen den Trokarpositionen E und F die Mini-Laparotomie erfolgen. Die eigene Erfahrung zeigt jedoch, daß es einfacher ist, die 5-cm-Laparotomie etwas weiter medial anzufertigen

5.4 Die transperitoneale modifizierte laparoskopisch-assistierte AFB-Anlage mit Hilfe des Pneumoperitoneums

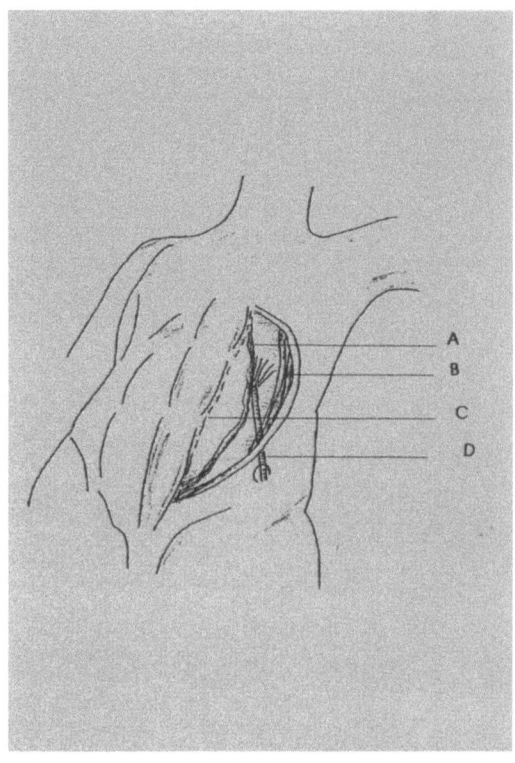

Abb. 5.12. Diese Skizze zeigt den wichtigsten Schritt, nämlich die Schaffung des extraperitonealen Raumes. Drei Querfinger oberhalb des Leistenbandes wird nach Anlage einer 1,5 cm großen Inzision (D) stumpf digital oder mit Hilfe des bereits beschriebenen Ballon Dissektors so präpariert, daß ein möglichst großer retroperitonealer Raum geschaffen werden kann. Zuvor wurde die Fascia transversalis vorsichtig gespalten (B), ohne das zarte peritoneale Segel zu verletzen. Sollte dieses geschehen, so muß die Öffnung durch die meistens Dünndarm hervorkommt mit einer monofilen 5-0 Naht wieder verschlossen werden. Der Peritonealsack (A) wird nach medial mobilisiert und das retroperitoneale Segel bis zur Rektusscheide abpräpariert (C)

cranial im Bereich des Rippenbogens gesetzten Trokar kann die laparoskopische Aortenklemme eingeführt werden. Die 3 lateralen Trokare liegen genau parallel und lateral des Musc. rektus zwischen der Spina anterior superior und dem Rippenbogenrand. Das losgelöste Retroperitoneum wird, nachdem es im Bereich des Rippenbogens und des Leistenringes eingeschnitten worden ist, mit Hilfe von 3 laparoskopisch plazierten Nähten im Bereich der rechten Bauchhöhle fixiert (Abb. 5.13). Auf diese Weise wird jetzt sowohl der Dünn- als auch der Dickdarm von dem ursprünglich geschaffenen retroperitonealen Raum freigehalten. Dieser ist jetzt allerdings wesentlich größer als das bei einem normalen, ausschließlich retroperitonealem Vorgehen der Fall gewesen wäre. Mit Hilfe von 2 Retraktoren kann jetzt die Niere, nach vorhergehender Mobilisation nach cranial weggehalten werden. Die Niere wird nicht vollständig rotiert, da es ausreicht, ihren unteren Pol nach cranial hin zu mobilisieren (Abb. 5.13). Auf diese Weise bewegt sie sich automatisch in eine mediale Richtung. Hier wird sie mit dem oberen der beiden Retraktoren gehalten. Der untere Retraktor hält den Darm von der Aorta weg. Beide Retraktoren werden über die medial eingesetzten Trokare im Bereich der Linea alba eingeführt. Nach Identifizierung des linken Ureters der linken A. iliaca und der Aortenbifurkation wird die Aorta mit Hilfe von laparoskopischen

5 Minimalinvasive Techniken zur Rekonstruktion aortoiliakaler Gefäße

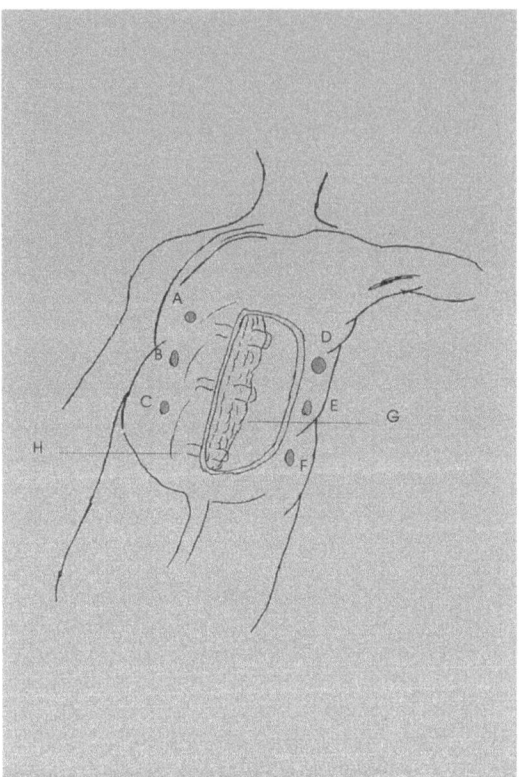

Abb. 5.13. Hier wird demonstriert wie das retroperitoneale Segel mit Hilfe von mehreren Haltenähten befestigt wird (H). Durch die beschriebene, kombinierte trans- und retroperitoneale Technik wurde jetzt ein großer Raum geschaffen (G) in dem weiter operiert werden kann. Die links lateral positionierten Trokare (F, D und E) nehmen sowohl die video-endoskopische Kamera als auch die erforderlichen Präparierinstrumente auf. Die Trokare A, B und C nehmen sowohl die Kamera als auch eine laparoskopische Schere und Faßzange auf

Scheren und Klemmen freipräpariert. Die Präparation wird durch ein Instrument, welches Spülen und Koagulieren kann, wesentlich erleichtert. Falls die Möglichkeit besteht, wird die Präparation im Bereich der Aorta durch die Ligatur und Durchtrennung der A. mesenterica inferior vereinfacht, weil hierdurch der retroperitoneale Raum noch weiter vergrößert wird. Voraussetzung für eine Durchtrennung muß jedoch ein präoperativ angiographisch nachgewiesener vollständiger Verschluß sein. Man stößt nach Freipräparation in cranialer Richtung auf die linke V. renalis. Die einsehbaren Lumbal-Arterien werden dargestellt und geclippt. Dion beschreibt primär die Anlage von End-zu-End-Anastomosen, mit der wir selbst bei Verwendung der genannten Technik noch keine Erfahrung haben. Verletzungen des retroaortalen Venen-Plexus müssen durch Einhalten einer strengen Präparationsebene auf der Aorta vermieden werden. Zur Anfertigung der End-zu-End-Anastomose wird die Aorta zunächst mit einem stumpfen, abwinkelbarem Instrument unterfahren und leicht mobilisiert Anschließend erfolgt der Aortenverschluß z. B. mit Hilfe eines laparoskopischen zweireihigen Klammernaht-Instrumentes. Durch den linken unteren Trokar wird die Bifurkations-Prothese in den retroperitonealen Raum eingeführt und die Tunnellierung von der Leiste er-

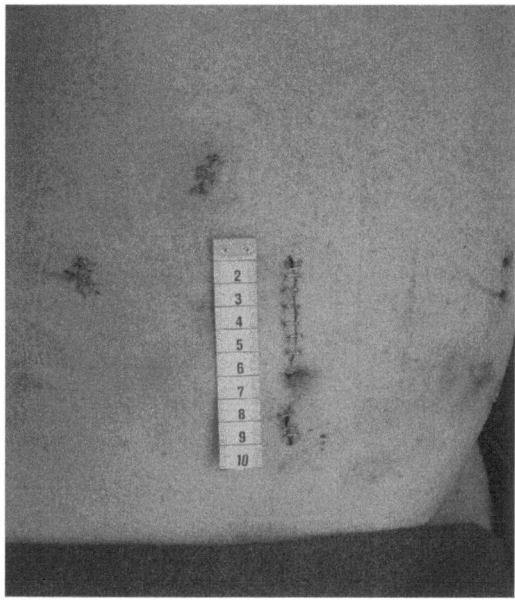

Abb. 5.14. Diese Technik hat den Vorteil, daß video-assistierte Rekonstruktionen wie z. B. die Anlage eines AFB auch bei adipösen Patienten durchgeführt werden können. Die erforderliche Mini-Laparotomie beschränkt sich auf 5–7 cm

folgt unter Sicht der Video-Kamera (Abb. 5.15). Gefäßklemmen müssen auf beide Prothesenschenkel gesetzt werden, damit kein Gasverlust entsteht. Die Positionierung der Y-Prothese erfolgt bevor die Aorta abgeklemmt wird, um die Ischämiezeit zu verringern. In keinem seiner, mit dieser Technik operierten Fälle dauerte die Aorten-Abklemmzeit länger als 2 Stunden. Der Blutverlust ließ sich auf 500 ml Blut während der gesamten OP begrenzen. Die Aorta wird mit einer laparoskopischen De Bakey-Klemme okkludiert. Erst dann erfolgt in Höhe des Abgangs der A. mesenterica inferior der Aortenverschluß mit dem laparoskopischen GIA-60 (Abb. 5.16). 1,5 cm unterhalb der Aortenklemme wird anschließend die Aorta durchtrennt. Mit Hilfe einer fortlaufenden 3×0-Prolenenaht erfolgt die laparoskopische End-zu-End-Anastomose. Begonnen wird im Bereich der posterioren Circumferenz, um die Naht der Anastomose auf der rechten lateralen Seite zu beenden (Abb. 5.17). Wenn die Anastomose zur Hälfte fertiggestellt ist, wird mit einer zweiten Naht von links herum genäht. Beide Nähte werden vor der Aorta geknotet. Die Anlage der Anastomosen im Bereich der Leiste erfolgt in herkömmlicher Weise.

5.4.2 Bewertung der kombinierten Operationstechnik

Dion argumentiert, daß der transperitoneale Zugang aufgrund der insuffizienten Retraktions-Instrumente, eine sichere aortofemorale Bypassanlage in den meisten Fällen nicht zuläßt, da kein übersichtlicher Situs erzielt werden kann. Der alleinige retroperitoneale Zugang erschien ihm jedoch als zu

5 Minimalinvasive Techniken zur Rekonstruktion aortoiliakaler Gefäße

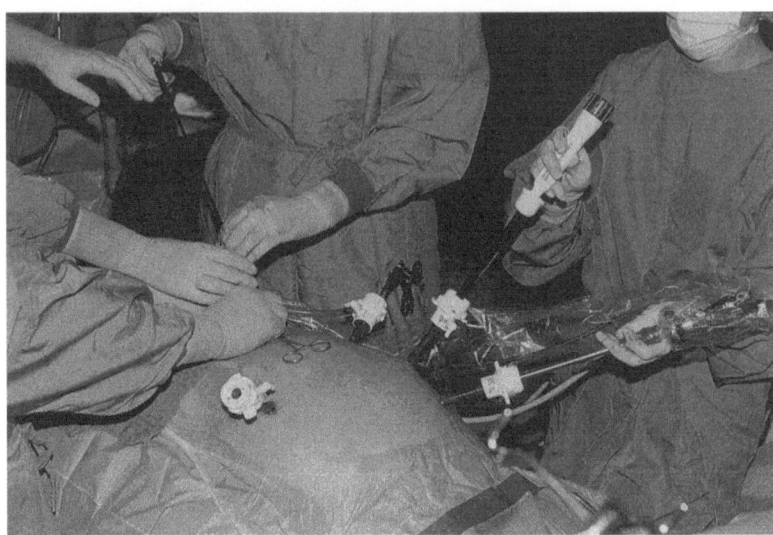

Abb. 5.15. Anordnung der Trokare, die zur Freipräparation der Aorta erforderlich sind. Das retroperitoneale Segel wird durch den über einen Versaport (Autosuture) eingeführten Paddle Retraktor gehalten, um so zu verhindern, daß Darm den laparoskopischen Situs beeinträchtigt

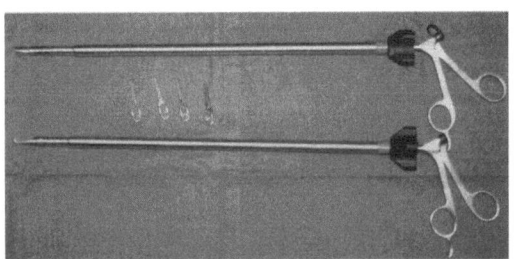

Abb. 5.16. Laparoskopische Bulldock-Klemmen mit speziellen Zangen zum Applizieren und Entfernen der Gefäßklemmen

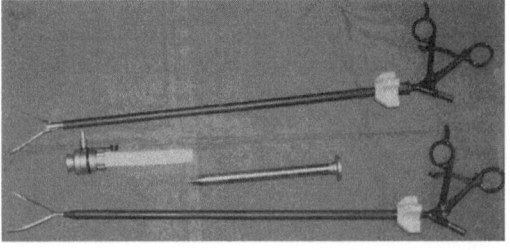

Abb. 5.17. Laparoskopische Aortenklemmen. Zusätzlich wird ein spezieller Kunststoff-Trokar abgebildet, der so flexibel ist, daß die sperrige Satinski-Klemme eingeführt werden kann

schwierig - sowohl was die Präparation angeht als auch was das Aufrechterhalten des Pneumo-Retroperitoneums anbelangt. Verletzungen führten zum Gasaustausch und zum konkurrierenden Druckaufbau, so daß durch den zunehmenden intraabdominellen Druck, entstanden über ein Leck im Retroperitoneum, der retroperitoneale Raum enger wurde. Auf die Anlage des Pneumo-Retroperitoneums wollte er jedoch nicht verzichten, weil im Gegensatz zu den gaslosen Techniken, hierdurch das Peritoneum zur Seite geschoben wurde. Es wurde daher tierexperimentell zunächst die Möglichkeit evaluiert, einen einzigen großen Raum zu schaffen, der durch das Retroperitoneum lediglich geteilt wurde. Die Vorteile dieser Technik sind die, daß der Darm sowie die intraabdominell gelegenen Organe inspiziert werden können. Dieses ist besonders wichtig zur Beurteilung der Zirkulation des linken Hemikolons. Man schafft hierdurch einen größeren retroperitonealen Arbeitsraum. Die CO_2-Insufflation erfolgt im Bereich des gesamten Abdomens und ist nicht auf das Retroperitoneum limitiert so daß der Aufbau konkurrierender Drucke verhindert wird. Hierdurch lassen sich die intraabdominellen Organe retrahieren und in ihrer Position halten. Dieses gilt vor allem für den Dünndarm. Am Ende des Eingriffs kann schließlich mit Hilfe des retroperitonealen Segels, die Prothese vollständig überdeckt und vom Darm abgeschottet werden.

Der kritischte Teil des genannten OP-Verfahrens ist die Präparation des retroperitonealen Segels, welches entweder mit Hilfe der 0°-laparoskopischen-Optik oder mit Hilfe eines laparoskopischen Ballons erfolgen kann. In dem Moment, wo die Haltenähte durchtrennt werden, fällt das Retroperitoneum in seine ursprüngliche Lage zurück und muß hier nicht extra befestigt werden. Ein wesentlicher Nachteile ist, daß das geschilderte Verfahren bei vorausgegangenen Operationen im Bereich des linksseitigen Peritoneums, wie z.B. nach einer Hemikolektomie oder einer lumbalen Sympathektomie nicht durchgeführt werden kann. Das gleiche gilt mit Einschränkungen auch für eine abgelaufene Divertikulitis. Versuche mit der Aqua-Dissektion des Retroperitoneums waren nicht erfolgreich, da es lediglich zu einer ödematösen Aufquellung des Gewebes kam, was die weitere Präparation noch zusätzlich erschwerte. Auch in den geschilderten Fällen zeigte sich, daß eine ausgeprägte Verkalkung der Aorta eine laparoskopische angelegte Anastomose nicht zuließ. In diesen Fällen wurde statt dessen eine laparoskopisch-assistierte Technik angewandt. Hierzu wurde nach Freilegung in der geschilderten Technik zwischen den beiden Trokaren, die im Bereich der Linea alba plaziert worden waren, eine Verbindungsinzision geschaffen. Mit Hilfe von konventionellen gefäßchirurgischen Instrumenten konnte dann die Anastomosierung erfolgen. Hierbei wurde die Tatsache ausgenutzt, daß das retroperitoneale Segel auch nach Anlage der Mini-Laparotomie und Entweichen des Pneumoperitoneums den Dünndarm von der Aorta weghielt. In der Regel wurde der Eingriff mit Hilfe von 6–7 Trokaren durchgeführt (8, 9, 11, 15).

5.5 Die laparoskopisch-assistierte retroperitoneale gaslose aortoiliakale Rekonstruktion

Alle Eingriffe werden wiederum in ITN durchgeführt. Es erfolgt in herkömmlicher Weise die Freilegung der Femoralisgabel im Bereich beider Leisten. Anschließend wird ca. 3 Querfinger oberhalb des Leistenbandes im Bereich der linken Flanke lateral des Musc. rektus eine 1-1,5 cm große Inzision angelegt. Mit kleinen Langenbeck-Haken wird die Bauchmuskulatur auseinandergedrängt und die Fascia transversalis freigelegt. Diese wird gespalten und digital das Peritoneum abgeschoben, wobei sich durch vorsichtiges Präparieren zunächst mit dem Finger ein Raum schaffen läßt, so daß die A. iliaca externa gut zu palpieren ist. In diesen Raum wird ein 10-mm-Ballon-Trokar (GSI) eingeführt und luftgefüllt. Dieses geschieht unter Sicht der Video-Kamera, die in dem Ballon-Trokar plaziert wurde. Während sich der Ballon aufdehnt, sieht man das stumpfe Abschieben des Peritonealsackes nach medial. In den hierdurch geschaffenen retroperitonealen Hohlraum wird ein zweiter 10-mm-Trokar eingebracht und mit Hilfe der 30°-Video-Optik das Retroperitoneum inspiziert. In die zuletzt angelegte 10-mm-Inzision wird ein Haltesystem zum Anheben der Bauchdecken eingeführt und befestigt. Hierbei kann es sich entweder um das Laparolift-System der Firma Origin oder das Omnitract-System bzw. das mechanische Hebesystem der Firma Aesculap handeln. Zur Einführung aller der genannten Hebesysteme zum gaslosem Laparoskopieren und zur Elevation der Bauchdecken ist eine Inzision von mindestens 1,5-2 cm erforderlich.

In diese Inzision kann jetzt neben dem Hebesystem zusätzlich, geschützt durch einen 10-mm-Trokar, die 10-mm-laparoskopische Optik eingeführt werden. Als Arbeitszugang dient zunächst der zuerst angelegte laterale 10-mm-Trokar. Die Freilegung des Retroperitoneums setzt sich fort im Bereich der A. iliaca communis mit Darstellung der Aortenbifurkation. Ohne Gas-Insufflation wird hierbei mit einem Präparier-Tupfer das Peritoneum vorsichtig mobilisiert und abgeschoben (Abb. 5.18). Dieses wird durch Lagerung des Patienten so weit wie möglich auf die rechte Seite und in Trendelenburg-Stellung erleichtert. Sollte es zu einem kleinen Einriß im Bereich des Peritoneums kommen, so hat dies keine weiteren Konsequenzen. Größere Einrisse müssen vernäht werden, damit der Dünndarm sich nicht vordrängen kann. Die Freilegung der Aorta endet im Bereich der kreuzenden linken Nieren-Venen. Die rechte Iliaca communis wird über eine Strecke von ca. 2 cm freigelegt.

Es wird sodann unter Sicht sowohl von der rechten als auch der linken Leiste aus tunelliert und eine Kornzange vorgeschoben, wobei sorgfältig darauf geachtet werden muß, daß diese unterhalb der Ureteren plaziert wird. Dieser Vorgang kann problematisch sein bedingt durch die beinahe 80°-Rechtsseitenlagerung des Patienten. Hier besteht die Möglichkeit, zusätzlich einen Ballon-Trokar von der rechten Leiste aus vorzuschieben und unter Sicht der Video-Kamera zu tunellieren (Abb. 5.19). Alternativ bietet sich die Möglichkeit, ein sterilisiertes Laryngoskop zu nehmen. Nachdem unter Sicht retroperitoneal die Dissektionsebene geschaffen worden ist, werden die Prothesenschenkel in die Leiste gezogen.

Die proximale Anastomose wird durch eine Mini-Laparotomie angefertigt. Hierzu wird die Trokar-Einstichstelle, welche gleichzeitig zur Aufnahme der Video-Kamera und des Bauchhebesystems diente (Abb. 5.20), auf eine Inzisionslänge von 5-6 cm erweitert. Die proximale Aorta wird mit einer her-

5.5 Die laparoskopisch-assistierte retroperitoneale gaslose aortoiliakale Rekonstruktion

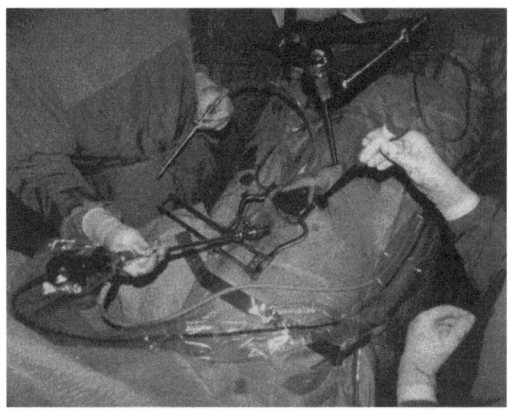

Abb. 5.18. Dieses Bild zeigt den intraoperativen Situs, wie er sich bei einem gaslosen retroperitonealen Vorgehen darstellt. Die Mini-Laparotomie wird mit einem Wundspreizer (Balfour Sperrer) aufgehalten während gleichzeitig die Bauchdecken mit Hilfe des Omnilift-Systems angehoben werden. Die Päparation und Anastomosierung erfolgt in dem durch diese Technik geschaffenen zeltförmigen Raum mit konventionellem Gefäßinstrumentarium. Der Peritonealsack wird mit Hilfe des Retraktors (Endoretraktor Fa. Autosuture), der von dem ersten Assistenten gehalten wird, abgedrängt. Die über die kraniale Inzision eingeführte Kamera erlaubt sowohl einen durch die Optik vergrößerten Einblick in das Retroperitoneum als auch eine Ausleuchtung des Operationsfeldes. Der erste Operateur steht wie auch sonst bei einem extraperitonealen Vorgehen links vom Patienten, und der Eingriff wird in der Regel mit nur einem Assistenten durchgeführt. Der Patient befindet sich in einer 70°-Seitenlagerung sowie in einer steilen Trendelenburg-Position, damit der Darm der Schwerkraft folgend nach cranio-lateral wegfällt. Die Inzision über die das mechanische Hebegerät eingeführt wurde, wird vor allem zu Beginn der Präparation auch für die Kamera verwendet. Ein weiterer ventilloser Trokar wird links lateral plaziert

kömmlichen Aortenklemme, die über einer weiter cranial gelegenen Stichinzision eingeführt wird, abgeklemmt. Nach distal erfolgt die Blockierung entweder über einen von der Leiste aus hochgeschobenen Ballon-Katheter oder über ebenfalls durch Stichinzision eingeführte konventionelle Gefäßklemmen. Es kann zusätzlich über eine weitere Inzision und einen 10-mm-Trokar ein Retraktor medial oberhalb des Bauchnabels in den Retroperitonealraum eingeführt werden, um den Peritonealsack noch zusätzlich nach medial abzudrängen. Neben der genannten Mini-Laparotomie genügen in allen Fällen max. 4 Trokare mit einem Durchmesser von ca. 10 mm, um den Situs aufrecht zu erhalten und die Freipräparation der Anschlußstellen durchzuführen. Es können entweder die herkömmlichen, mit einem Klappenventil versehenen, laparoskopischen Trokare verwandt werden oder aber die in der video-assistierten Thorax-Chirurgie benutzten Trokare für gaslose videoskopische Eingriffe. Letztere erleichtern das Plazieren herkömmlicher Instrumente, wie z.B. eines Präparier-Tupfers (4, 12, 13).

64　5 Minimalinvasive Techniken zur Rekonstruktion aortoiliakaler Gefäße

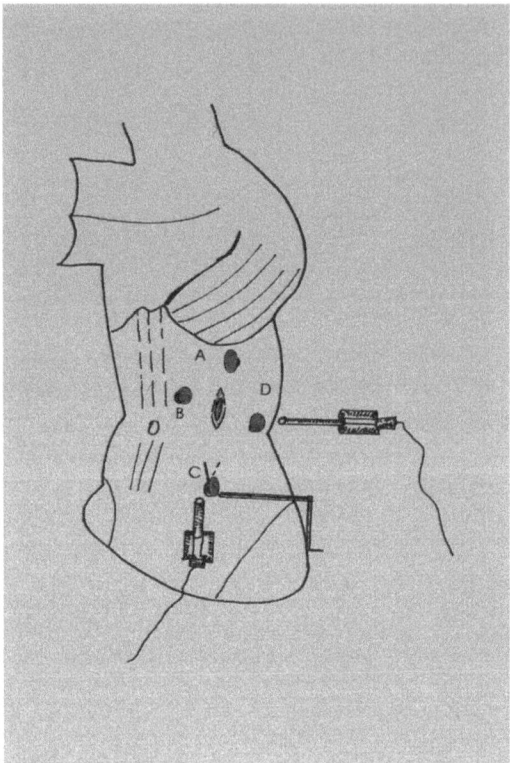

Abb. 5.19. Schematische Darstellung der Trokaranordnung bei einem extraperitonealen video-assistierten, gaslosen Vorgehen; Aortenklemme und Präparierinstrumente (A), Endoretraktor (B), Bauchdecken-Hebelift und fakultativ Kameraport (C), Kameraport und ggf. Port für Präparierinstrumente (D). Es werden überwiegend 10-mm-Trokare eingesetzt, damit die Kamera je nach Bedarf in die Positionen B, C oder D gebracht werden kann

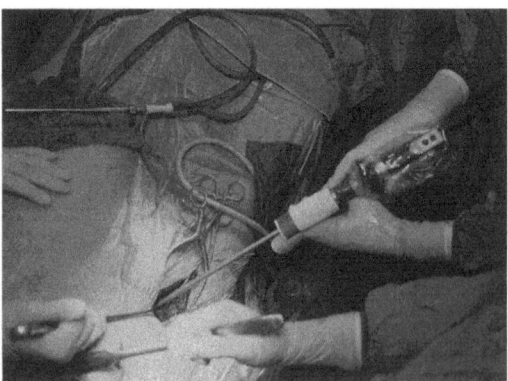

Abb. 5.20. Die Tunnelierung von der rechten Leiste aus erfolgt mit Hilfe der 5-mm-Optik und einem Retraktor, der sonst für die endoskopische Saphenaentnahme verwandt wird (siehe Kapitel 10)

Literatur zu Kapitel 5.1–5.5

1. Ahn SS, Clem M, Braithwaite MA (1995) Laparoscopic Aortofemoral Bypass. Ann Surg 5:677–683
2. Ballantyne G (1995) Laparoscopic-assisted colorectal surgery: Review of results in 752 patients. Gastroenterologist 3:75–78
3. Berens E, Herde J (1995) Laparoscopic vascular surgery: Four case reports. J Vasc Surg 22:73–79
4. Chen MHM, Murphy EA, Halpern V, Cohen JR (1995) Laparoscopic-assisted abdominal aortic aneurysm repair. Surg Endosc 9:905–907
5. Dion Y-M, Karkhouda N, Rouleau C (1993) Laparoscopy-assisted aortobifemoral bypass. Surg Laparoscop Endoscop 3:425–429
6. Dion YM, Chin AY, Thompson TA (1995) Experimental laparopic aortobifemoral bypass. Surg Endosc 9:894–897
7. Dion YM, Gracia CR, Demalsy JC (1996) Laparoscopic aortic surgery. J Vasc Surg 23:539
8. Dion YM, Gracia CR (1997) A new technique for laparoscopic aortobifemoral grafting in occlusive aortoiliac disease. J Vasc Surg 26:685–692
9. Dulucq JL (1994) Laparoscopic iliofemoral bypass. Surg Endosc 8:438
10. Fogarty TJ (1996) Minimally invasive vascular surgery: Laparoscopic as well as endovascular. J Endovasc Surg 3:297–298
11. Jones BD, Thompson RW, Soper N (1996) Development and comparison of transperitoneal and retroperitoneal approaches to laparoscopic-assisted aortofemoral bypass in a porcine model. J Vasc Surg 23:466–471
12. Kolvenbach R (1996) Regarding laparoscopic aorto-iliac surgery. Four case reports. J Vasc Surg 24:303–304
13. Kolvenbach R (1997) Early outcome after conventional versus laparoscopy-assisted aortoiliac surgery: A retrospective clinical study. (Abstract) J Endovasc Surg 4 (Suppl I):I-1-I-19
14. Martin EC (1994) Percutaneous therapy in the management of aortoiliac disease. Semin Vasc Surg 7:17–27
15. Ottinger LW, Darling RC, Nathan MJ, et al. (1972) Left colon ischemia complicating aortoiliac reconstruction. Arch Surg 105:841–846
16. Stoney RJ, Mesina LM, Jean Claude J (1997) Reduced access (Aortoport) facilitates less invasive aortic reconstruction. J Endovasc Surg 4 (Suppl I):I-1-I-38

5.6 Der iliakofemorale Crossover-Bypass

Angeregt durch eine Arbeit von Stansby aus dem St. Mary's Hospital in London haben wir bei 5 Patienten einen laparoskopischen iliakofemoralen Crossover-Bypass angelegt (1). Auch hierbei handelt es sich um ein vollständig laparoskopisch durchgeführtes minimalinvasives Verfahren, welches über einen retroperitonealen Zugang erfolgt.

Die Indikation für diese indirekte Revaskularisation umfaßt vor allem Patienten mit langstreckigen Verschlüssen oder diffusen Veränderungen der Beckenetage, die z. B. für eine interventionelle Therapie nicht geeignet sind. Aufgrund der Lokalisation kam in den geschilderten Fällen auch eine retrograde Desobliteration mit der Ring-Sonde nicht in Frage.

Im Gegensatz zu einem femorofemoralen Crossover-Bypass müssen die Offenheitsraten des iliakofemoralen-queren Bypass als wesentlich besser eingeschätzt werden, da der Einstromwinkel in den Bypass deutlich günstiger ist.

Dies macht sich auch darin bemerkbar, daß eine langfristige Antikoagulation mit Markumar nicht erforderlich ist.

5.6.1 Operationstechnik

Alle Patienten wurden in einer 30°-Seitenlage auf dem Operationstisch positioniert. Zunächst wurde ca. 2 Querfinger oberhalb des Leistenbandes eine 1,5 cm lange Inzision angelegt. Die schräge Bauchmuskulatur wurde stumpf auseinander gedrängt und 2 Langenbeck-Haken eingesetzt. Nach Freilegung der Faszia transversalis wurde diese inzidiert und digital der Peritonealsack stumpf nach medial abgedrängt. Im Gegensatz zu der Arbeitsgruppe aus dem St. Mary's Hospital, die eine modifizierte Präparationstechnik bevorzugen, welche sich an der präperitonealen Hernienreparation von Stoppa orientiert, halten die Autoren eine Eröffnung der Faszia transversalis für wesentlich. Als nächstes wird ein Ballon-Trokar eingeführt und durch Inflation des Ballons der Peritonealsack, wie bereits beschrieben, stumpf nach medial abgedrängt. Anschließend wird der Ballon durch einen 10-mm-Trokar ausgetauscht und die endoskopische Video Kamera eingewechselt.

Es erfolgt jetzt die CO_2-Insufflation des Retroperitoneums. Unter videoskopischer Sicht kann sodann in den retroperitonealen Raum ein 5-mm-Trokar ca. 5 Querfinger cranial der Spina iliaca anterior superior positioniert werden. Ein dritter 10-mm-Trokar wird nahe des lateralen Randes der Rektusscheide ebenfalls unter Sicht in das Retroperitoneum eingeführt. Ein Abschnitt der A. iliaca externa war bereits zuvor digital stumpf freipräpariert worden, da vor Einführen des Ballon-Trokars die Arterie bereits palpatorisch beurteilt werden konnte. Mit Hilfe der beiden zuletzt plazierten Trokare kann die Iliakalachse bis zu A. iliaca communis freigelegt werden. Es ist dabei ganz wesentlich, daß die Anastomose möglichst weit proximal in Relation zur A. iliaca communis angelegt wird, um so einen möglichst günstigen Einstromwinkel in den queren Bypass zu erzielen. In einigen Fällen mußte zusätzlich ein vierter Trokar (Durchmesser 10 mm) medialseitig plaziert werden, um mit einem Endoretraktor den Peritonealsack zurückzuhalten.

Zum Durchzug des Bypass muß 1 Querfinger oberhalb des kontralateralen Leistenbandes ein weiterer Trokar plaziert werden. Es kann jetzt von hier aus wiederum mit einem Ballondissektor suprapubisch extraperitoneal präpariert werden. Nachdem so ein extraperitonealer Raum geschaffen worden war, konnte die Gefäßprothese plaziert werden. In allen Fällen wurde eine primär dichte kollagen-beschichtete 8-mm-Prothese implantiert, in der Annahme daß sich hierdurch die Stichkanalblutungen reduzieren lassen. Die proximale Anastomose im Bereich der A. iliaca externa, unmmittelbar im Bereich der Iliakalbifurkation wurde laparoskopisch mit Hilfe des laparoskopischen Nadelhalters genäht. In 2 Fällen wurde nach beschriebener Freilegung der Anschlußstellen eine gaslose Anastomosentechnik mit konventionellen Instrumenten jeweils unter videoskopischer Sicht gewählt. Ein Mini-Laparotomie war in keinem Fall erforderlich. Die Iliakal-Arterien wurde mit dem von Said speziell entwickelten laparoskopischen Gefäßinstrumentarium abgeklemmt. Hierzu genügte entweder eine laparoskopische Cooley- bzw. Satinski-Klemme oder aber spezielle laparoskopische Bulldock-Klemmen (Fa. Aesculap). In der kontralateralen Leiste wurde die Inzision soweit erweitert, daß sie den dort plazierten 10-mm-Trokar mit umfaßte. Durchschnittlich dauerte jeder Eingriff mehr als 3 Stunden, wobei mindestens die Hälfte der Zeit für die Anastomosierung erforderlich war.

5.6.2 Bewertung

Die geschilderte Technik des queren iliakofemoralen Dacron-Bypass ist ein interessantes Verfahren, um sich mit der extraperitonealen Gefäßfreilegung unter Zuhilfenahme des Pneumoperitoneums vertraut zu machen. Ein wesentlicher Nachteil der geschilderten Technik ist natürlich die Operationsdauer, welche deutlich länger ist als nach einem konventionellen Vorgehen. Dieses läßt sich z.T. auch auf die aufwendige laparoskopische Anastomosen Technik zurückführen. Welchen Benefit die Patienten von dieser laparoskopischen Technik haben, bleibt abzuwarten. Vor allem müßte geklärt werden, ob das minimal-invasive Vorgehen einen Vorteil gegenüber einem kleinen extraperitonealen Wechselschnitt bietet. Die langfristigen Offenheitsraten nach dieser Art des extraanatomischen queren Bypass dürften jedenfalls besser sein, als nach Anlage eines queren femorofemoralen PTFE-Bypass.

Literatur zu Kapitel 5.6

1. Stansby G, Williams M, Darzi A (1997) Retroperitoneal endoscopic iliofemoral cross-over graft for critical limb ischemia. Eur J Vasc Endovasc Surg 14:69–70

5.7 Vollständige aortoiliakale Rekonstruktionen unter Zuhilfenahme des Pneumoperitoneums

L. Barbera, M. Kemen, A. Mumme

Nachdem Dion 1993 die video-assistierte Anlage einer aortobifemoralen Prothese erstmalig beschrieben hatte (3), folgte 2 Jahre später eine Kasuistik von Behrens und Herde über 4 minimalinvasive Eingriffe im aortoiliakalen Gefäßabschnitt (2). Diese Veröffentlichung ermutigte die Autoren und ihre Mitarbeiter, laparoskopische Techniken in der rekonstruktiven Gefäßchirurgie an der Beckenetage anzuwenden, wobei im Gegensatz zu den oben genannten Autoren ein transperitonealer Zugang gewählt wurde (1). Nach Einüben der Anastomosentechnik im Pelvitrainer wurde die Operationstechnik im Tierlabor an einem Schweinemodell erarbeitet. In der Zeit vom 1.8.95–31.12.97 wurden 27 laparoskopische Eingriffe wegen einer arteriellen Verschlußkrankheit vom Beckentyp durchgeführt. Die gesammelten Erfahrungen zur Patientenauswahl, präoperativer Diagnostik, Instrumentarium und Operationstechnik bilden die Grundlage für diesen Beitrag.

Die in der konventionellen Gefäßchirurgie geltenden Richtlinien wurden auch bei der Indikationsstellung zu einer laparoskopischen Gefäßoperation berücksichtigt. Die operative Revaskularisation blieb der diffusen aortoiliakalen Verschlußkrankheit vorbehalten. Isolierte Stenosen und Verschlüsse der Beckenetage (<5 cm) wurden einer interventionellen Maßnahme zugeführt. Schwere kardiopulmonale Erkrankungen, vorausgegangene größere viszeralchirurgische Eingriffe sowie Adipositas stellten eine Kontraindikation zu einer laparoskopischen Gefäßrekonstruktion dar.

Diagnostik und Operationsvorbereitung

Anamnese, körperliche Untersuchung, Dopplersonographie der supraaortalen Arterien und der peripheren Gefäße, Becken-Bein-Angiographie und eine nicht invasive kardiologische Diagnostik werden vor jeder laparoskopischen Operation durchgeführt. Für die Operationsplanung hat sich zudem die seitliche Aortographie bewährt. Die intraoperative Identifikation der Lumbalarterien und deren sichere Okklusion wird damit erleichtert. Zur Beurteilung der Abklemmbarkeit des aortoiliakalen Gefäßabschnittes wird außerdem eine Computertomographie des Abdomens veranlaßt, womit Lage und Ausdehnung der Kalkspangen an der Aorta bestimmt werden können. Liegt in den vorgesehenen Klemmbereichen ein Kalkplaque vor, der mehr als die halbe Gefäßzirkumferenz einnimmt, so wird eine suffiziente Abklemmung auf laparoskopischem Wege nicht möglich sein. Zur Darmvorbereitung wird flüssige Kost sowie 1 Liter Coloskopielösung am Vortage eingenommen. Bei entsprechender Logistik können die präoperativen Untersuchungen, die Abklärung der Indikation zum Eingriff sowie die Operationsvorbereitung ambulant erfolgen, der stationäre Aufenthalt beginnt somit erst am Operationstag. Zentral- sowie periphervenöse Zugänge, invasive Blutdruckmessung, Harnblasenkatheter, EKG, gemischt-venöse periphere Sättigung und nasale Temperatursonde dienen der perioperativen Überwachung. Eine Erwärmung des insufflierten Kohlendioxid und der Spüllösung beugen einer intraoperativen Unterkühlung vor, das Abdecken des Brustkorbes mit einer Heißluftdecke kann alternativ Verwendung finden.

Nahtmaterial, Prothese und Instrumentation

Zur proximalen Anastomose wird ein mit Trokar-Nadeln doppelt armierten, 30 cm langen Polypropylen-Faden der Stärke 3-0 angewendet. Es werden, wie in der offenen Chirurgie, halbrunde Nadeln mit einem Bogendurchmesser von 16 mm bevorzugt. Im Bestreben, das intraabdominelle Operationsgebiet bluttrocken zu halten, finden primär dichte Dacron-Doppelvelour-Prothesen

Anwendung. Die Schenkel werden am distalen Ende mit einer Ligatur temporär verschlossen. Die Größe der Bifurkationsprothesen beträgt je nach Aortenkaliber entweder 16/8 oder 14/7 mm, unilaterale Rekonstruktionen in aortaler oder iliakaler Position erfolgen mit 8-mm-Prothesen. Das proximale Prothesenende wird extraabdominell zugeschnitten, der Faden mit einem U-Stich am distalen Nahtwinkel fixiert.

Neben einem Geräteturm mit Farbvideo-Monitor, Kaltlicht-Fontäne, CO_2-Insufflator und HF-Chirurgie-Gerät, ist eine Saug-Spül-Pumpe erforderlich. Wegen der besseren Farbdifferenzierung und Kontrastdarstellung sollte in der endoskopischen Gefäßchirurgie einer 3-Chip-Kamera den Vorzug gegeben werden. Eine Saug-Spül-Vorrichtung mit Rollerpumpe ermöglicht kontrolliertes Absaugen sowie die dosierte Gabe von Spülflüssigkeit. Durch eine Verbindung zum CO_2-Insufflator wird außerdem das lästige und zeitraubende Kollabieren des Pneumoperitoneums vermieden. Verres-Nadel, Trokare in den Größen 5–12.5 mm, aufgebogene Präparierzangen, Metzenbaum Schere, Clip-Setzer und Nadelhalter vervollständigen das Standardinstrumentarium für die laparoskopische Chirurgie. Darüberhinaus ist ein spezielles, kommerziell erhältliches Gefäßinstrumentarium (Fa. Aesculap) erforderlich (4). Die gerade De-Bakey Gefäßklemme mit einer Maullänge von 50 mm, einer Arbeitslänge von 370 mm und einem Schaftdurchmesser von 10 mm ermöglicht ein sicheres und gewebeschonendes Ausklemmen, sie wird als proximale Aortenklemme eingesetzt. Atraumatische Klemmen vergleichbarer Ausmaße dienen der distalen Aortenklemmung, wobei durch abgewinkelten Branchen dorsale Aortenwandabschnitte mitausgeklemmt werden (Abb. 5.21).

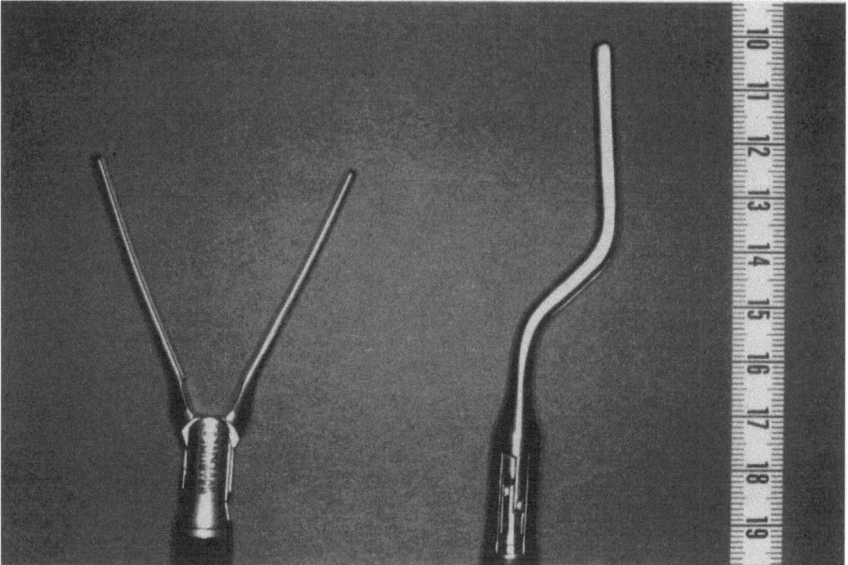

Abb. 5.21. Gerade und abgewinkelte De-Bakey Atraumata-Klemmen zur proximalen und distalen Aortenausklemmung

Die Beckenschlagadern können in Abhängigkeit von der Wandstarre mit den obenbeschriebenen De-Bakey-Klemmen oder mit atraumatische Endo-Gefäß-Clips mit De-Bakey-Zahnung temporär okkludiert werden. Letztere sind Bulldock-Klemmen für die Laparoskopie, welche mit einer Anlegezange angebracht und mit einer anderen speziell gefertigten Zange wieder entfernt werden können. Ihr Einsatz ist durch die breitere Anwendungsmöglichkeit (auch für Mesenterial- und Nierenarterien) sowie durch die Tatsache, daß sie keinen Arbeitszugang besetzen, gerechtfertigt. Skalpellgriff mit versenkbarer Klinge sowie Potts-de-Martell Schere komplettieren das vaskuläre Instrumentarium. Bei der Präparation eines adipösen Retroperitoneums hat sich der Einsatz eines Ultraschallskalpells bewährt, womit eine blutarme und somit übersichtliche Aortenfreilegung durchführbar ist. Die dosierbare Penetrationstiefe und die geringe seitliche Gewebeschädigung ermöglichen das zügige Schneiden von Gewebe in der Nähe von großkalibrigen Gefäßen. Problematisch ist allerdings das zur Retraktion des Dünndarms vorhandene Instrumentarium. Die Kontrolle der Dünndarmschlingen mittels der aus Metall (glatte Oberfläche!) bestehenden fächerähnlichen Konstruktionen gelingt nur kurzfristig, Oberflächenbeschaffenheit und Maße eignen sich nicht zur dauerhaften Darmretraktion, so daß hier weitere Entwicklungsarbeit erforderlich ist.

5.7.1 Operationstechnik

Anlage einer aortobifemoralen Bifurkationsprothese

Da der transperitoneale Zugang gewählt wird, liegt der Patient auf dem Rücken mit abduzierten Armen und adduzierten Beinen. Operateur und zweiter Assistent stehen auf der rechten, erster Assistent und Instrumentierschwester auf der linken Seite des Operationstisches. Der Geräteturm wird neben der linken Schulter des Patienten postiert. Nach Vorbereitung des Operationsfeldes wird das Pneumoperitoneum über eine infraumbilikal eingeführte Verres-Nadel angelegt, der intraabdominelle Druck sollte 12 mmHg nicht übersteigen. Nach Entfernen der Verres-Nadel wird eine 12,5-mm-Trokarhülse eingeführt. Insgesamt werden 6 Arbeitszugänge benötigt (= 6 Trokarhülsen), die nachfolgend mit 1.–6. durchnummeriert werden (Abb. 5.22).

Über den infraumbilikalen Zugang (1.) wird die 30°-Optik eingeführt. Unter Sichtkontrolle können somit die restlichen Trokarhülsen in die Bauchdecke eingebracht werden. In Nabelhöhe ca. 7 cm lateral der Medianlinie ist beidseits je ein 12,5-mm-Zugang für die Arbeitsinstrumente notwendig (2. und 3.). Je nach Operationsschritt werden hierüber Präparierzange, Schere, Skalpell oder Clip-Setzer eingeführt. Im Epigastrium (4.) sowie oberhalb des Schambeines (5.) werden in der Medianlinie 10-mm-Trokare für die Aortenklemmen plaziert. Bei liegendem Blasenkatheter und schräg nach kranial eingeführten Trokar besteht keine Verletzungsgefahr für die Harnblase. Zugang 6. liegt im linken oberen Quadranten ca. auf halbem Weg zwischen den Zu-

5.7 Vollständige aortoiliakale Rekonstruktionen unter Zuhilfenahme des Pneumoperitoneums

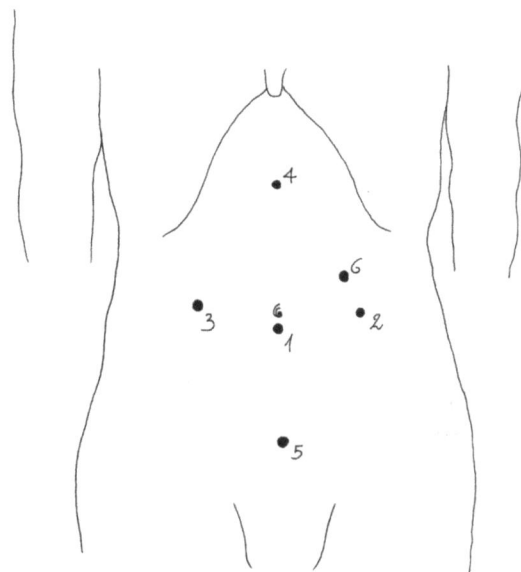

Abb. 5.22. Position der Arbeitzugänge an der Bauchdecke zur laparoskopischen Anlage einer aortalen Anastomose

gängen 2. und 4. Hierüber wird die Saug-Spül-Kanüle eingesetzt. Der Operateur führt den Eingriff vornehmlich über die Zugänge 2. und 3. durch, der erste Assistent bedient die Optik und die Saug-Spül-Kanüle über die Trokare 1. und 6. Der zweite Assistent setzt die proximale Klemme als Retentionshilfe vor Ausklemmen der Aorta ein (Zugang 4.), des weiteren bedient er den Handgriff für die monopolare Koagulation.

Nach Positionierung der Trokarhülsen und intraabdomineller Inspektion wird der Patient in eine 30°-Kopftieflagerung gebracht. Evtl. vorliegende Adhäsionen nach Appendektomie oder Cholecystektomie werden vollständig gelöst damit Quercolon, großes Netz und Dünndarm in den Oberbauch verlagert werden können. Der Retentionserfolg hängt darüberhinaus wesentlich von der Länge und Dicke der Mesenterialwurzel ab. Das Manöver der Darmverlagerung ist während des Eingriffes wiederholt erforderlich, da wie oben aufgeführt bisher kein adäquates Instrumentarium zur Retraktion verfügbar ist. Da Lachgas zu einer Distension der Darmschlingen führt, sollte dieses Anästhetikum nicht angewendet werden. Die Eröffnung des Retroperitoneums erfolgt zwischen Duodenum und der V. mesenterica inferior. Bei dünnen Patienten weist die sichtbare Aortenpulsation auf die richtige Höhe hin, bei adipösem Retroperitoneum ist die Aortenlage mittels z.B. einer Zange zu ertasten. Das dorsale Peritonealblatt wird über eine Länge von 4–5 cm eröffnet, wonach zunächst die Aortenvorderwand, etwa in Höhe des Abganges der Arteria mesenterica inferior, dargestellt wird (Abb. 5.23). Die Präparation erfolgt von caudal nach cranial, so daß nach Abschieben des überkreuzenden Duodenums nach craniolateral, die linke Nierenvene gesichtet werden kann. Die infrarenale Aorta wird seitlich bis zur Wirbelsäule dargestellt, um die

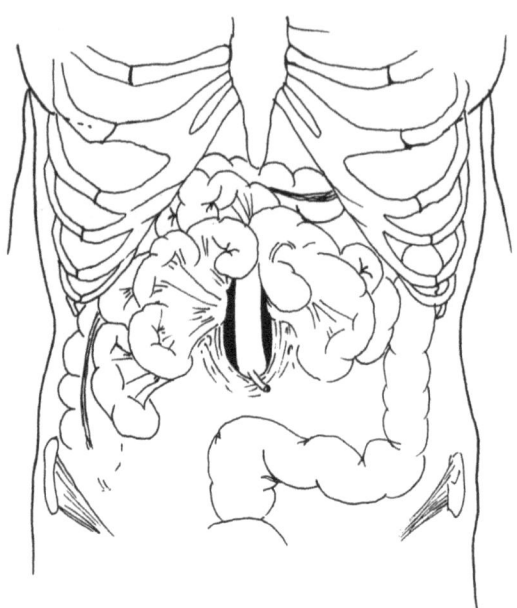

Abb. 5.23. Operationssitus nach Verlagerung des großen Netzes und des Dünndarmes in den Oberbauch und Eröffnung des dorsalen Peritonealblattes zur Freilegung der infrarenalen Aorta

meistens paarig angelegten Lumbalarterien mit Clips zu okkludieren. Nach systemischer Gabe von 5000 IE Heparin kann die Aorta unmittelbar infrarenal über den Zugang 4. ausgeklemmt werden, die distale Klemme wird knapp proximal oder bei ungenügender Strecke distal der Art. mesenterica inf. angebracht (Zugang 5.).

Entsprechend dem Vorgehen bei der offenen Technik folgen Inzision und Längsarteriotomie über 3,5–4 cm (Abb. 5.24). Zur senkrechten Schnittführung werden Stichskalpell sowie Potts-de-Martell Schere über den Zugang 1. eingeführt, die Optik wird kurzfristig in den Trokar 2. plaziert. Nach Inspektion und Ausspülen des Aortenlumens wird die vorbereitete Prothese über den Zugang 2. in die Abdominalhöhle eingebracht. Die End-zu-Seit-Anastomose kann dann im distalen Arteriotomiewinkel begonnen werden (Abb. 5.25).

Nach Sicherung des ersten Stiches mittels 3 chirurgischen Knoten wird die fortlaufende überwendlige Naht wie in der konventionellen Methode ausgeführt. Der sicheren Stichplazierung wegen wird biphasisch gestochen, also zuerst Prothese und dann unter Einstellung des Lumens die Gefäßwand. Der Stichabstand beträgt 3 mm, der Faden wird nach jedem Stich vom Operateur nachgezogen. Nach Komplettierung der Nahtreihe seitlich neben dem proximalen Anastomosenwinkel wird eine Nadel abgeschnitten und die Fadenenden mit 5 gegenläufigen Knoten aneinander fixiert. Eine evtl. auftretende Blutung in der Nahtreihe wird mit einer Übernähung versorgt.

5.7 Vollständige aortoiliakale Rekonstruktionen unter Zuhilfenahme des Pneumoperitoneums

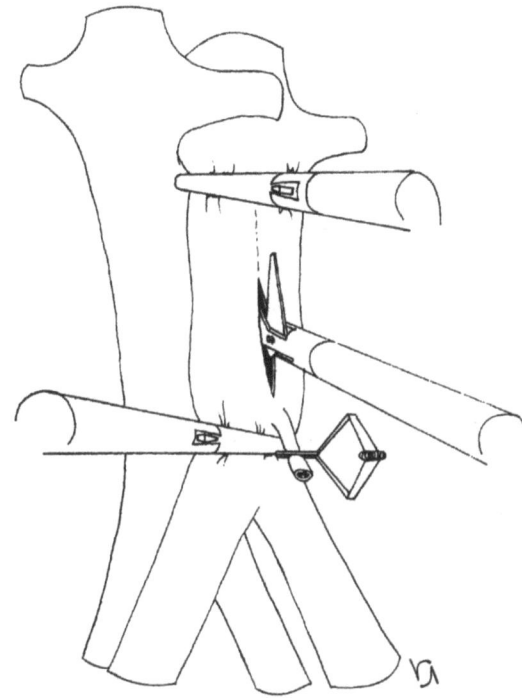

Abb. 5.24. Arteriotomie mittels Potts-de-Martell Schere nach Ausklemmung der infrarenalen Aorta und der Arteria mesenterica inferior

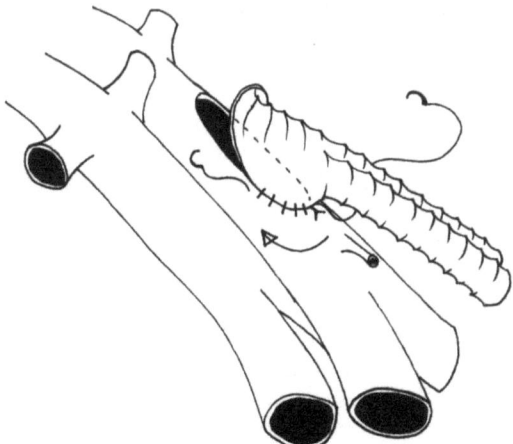

Abb. 5.25. Fortlaufende, im distalen Arteriotomiewinkel beginnende, Naht der aortalen End-zu-Seit Anastomose mit doppelt armierten Faden

Nach Freigabe des Blutstromes in die Prothese und anschließend in die Beckenetage folgt die Freilegung der Femoralisgabel in konventioneller Weise. Der Durchzug der Prothesenschenkel erfolgt wie beim offenen Verfahren durch eine von inguinal vorgeführte Kornzange, deren retroperitoneale Verlauf laparoskopisch kontrolliert wird. Das Instrument wird mit leichter Hand vorgeschoben. Nach achsengerechtem Durchzug und Überprüfung des Zustromes aus den Prothesenschenkeln werden diese mit Heparin-Kochsalzlösung aufgefüllt und in der Leiste unter mäßigem Längszug ausgeklemmt. Der Verschluß des Retroperitoneums mittels fortlaufender Naht kann folgen, anschließend werden die Trokarhülsen entfernt und das Pneumoperitoneum abgelassen. Eine Drainage des Operationsgebietes ist nicht erforderlich. Die Zugänge an der Bauchdecke werden mit Einzelknopfnähte der Faszie und der Haut verschlossen. Der distale Bypassanschluß wird als End-zu-Seit-Anastomose auf die Art. fem. communis oder Art. prof. Femoris ausgeführt.

Unilateraler aortofemoraler Bypass

Der einseitige aortofemorale Bypass erfolgt in gleicher Technik, die gewählte Anastomosenhöhe bedingt die Freilegung eines distaleren Aortenabschnittes, in der Regel zwischen Arteria mesenterica inferior und Aortenbifurkation. Entsprechend werden die obenbeschriebenen Arbeitszugänge wenige Zentimeter weiter caudalwärts plaziert als für die Anlage einer Bifurkationsprothese erforderlich. Die Position der Operateure bleibt unverändert. Nach Anlage des Pneumoperitoneums und der Arbeitszugänge wird der Operationstisch in eine Trendelenburg-Lage gebracht, damit großes Netz und Dünndarmkonvolute in den Oberbauch verlagert werden können. Das dorsale Peritonealblatt wird von der Aortenbifurkation bis zum Mesenterikaabgang längseröffnet und die Aorta in diesem Bereich bis zur Wirbelsäule dargestellt. Die Präparation ist technisch einfacher auszuführen, da der größere Abstand des Operationsgebietes zur Mesenterialwurzel eine bessere Übersicht ermöglicht.

Neben der Lumbalästen ist eine Präparation des Abganges der Art. mesent. inf. notwendig, da diese abgeklemmt werden sollte. Bewährt haben sich Bulldock-Klemmen, die mit einem Applikator laparoskopisch angelegt werden. Häufig ist zusätzlich die Freilegung der Abgänge der Beckenschlagadern erforderlich bei nicht sicher ausklemmbarer Aorta im Bifurkationsbereich. Besondere Sorgfalt ist bei der Präparation im Bifurkationsbereich notwendig, um Venenverletzungen zu vermeiden. Nach Gabe von Heparin werden distale und proximale Aortenklemme angesetzt, Iliakalgefäße können ebenso wie die Mesenterica inferior mit Bulldock-Klemmen okkludiert werden. Nach der Arteriotomie wird eine 8-mm-Dacron-Prothese fortlaufend mit einem 3-0 Polypropylene-Faden End-zu-Seit anastomosiert. Prothesendurchzug zur Leiste und Verschluß des Retroperitoneums beenden den laparoskopischen Teil des Eingriffes. Die oben beschriebene Technik der Freilegung, Ausklemmung und Arteriotomie der infrarenalen Aorta kann auch zur Ausschälplastik der Aorta angewendet werden. Die gleichen Arbeitszugänge sowie das gleiche laparoskopische Instrumentarium ermöglichen darüberhinaus die gründliche Ausschälung sowie die Durchführung einer Streifenplastik. Da wurde die Indikation zu diesem Eingriff bisher nur einmal gestellt und die TEA der Aorta als „Sonderverfahren" ansehen, wird wir auf diese Operationstechnik nicht näher eingegangen.

Iliakofemoraler Bypass

Auch für den iliakofemoralen Bypass wird ein transperitonealer Zugang mit Anlage eines Pneumoperitoneums bevorzugt. Der Patient wird auf den Rücken gelagert, die Beine liegen nebeneinander, beide Arme sind ausgelagert. Der Operateur steht auf der zum geplanten Bypass kontralateral gelegenen Seite, Blick- und Arbeitsrichtung folgen dem Verlauf der Beckenschlagader, also von mediocranial nach laterocaudal. Entsprechend wird der Videoturm in Höhe des Oberschenkels aufgestellt, der Assistent steht zum Führen der Optik in Brusthöhe des Patienten. 4 Zugänge (1.–4.) mit einem Durchmesser von 5–12,5 mm sind erforderlich (Abb. 5.26).

Ein 10-mm-Zugang (1.) wird supraumbilikal gelegt, worüber die 30°-Optik eingeführt wird. Zu beiden Seiten, in 7-cm-Abstand vom Nabel werden je eine 12,5-mm-Trokarhülse für die Präparations- und Nahtinstrumente plaziert (2. und 3.). Die vom Assistenten bediente Saug-Spül-Kanüle wird über eine 5-mm-Trokarhülse oberhalb des Darmbeinkammes eingeführt. Die Zugänge für die Klemmen entfallen, da die A. iliaca communis mit Bulldock-Klemmen okkludiert wird. Nach Anlage des Pneumoperitoneums und In-

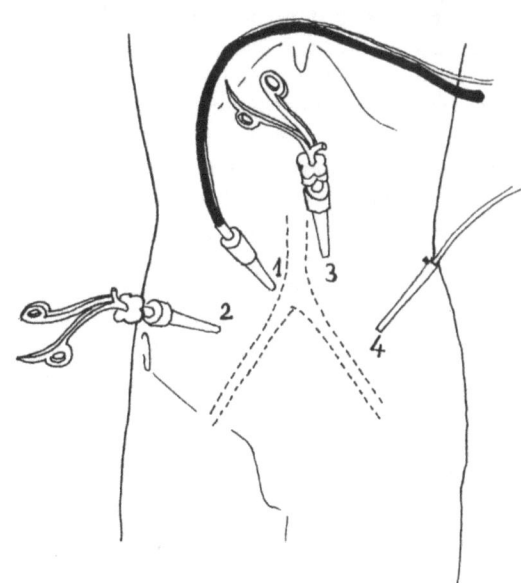

Abb. 5.26. Instrumentenlage an der Bauchdecke zur laparoskopischen Anlage eines linksseitigen iliakofemoralen Bypasses

spektion der Bauchhöhle wird der Operationstisch in eine moderate Trendelenburg-Lage gebracht (ca. 15°). Hierdurch kann das kleine Becken vergleichsweise leicht von großem Netz und Dünndarm freigehalten werden, evtl. ist eine zusätzliche seitwärtige Kippung des Tisches hilfreich. Bei linksseitigem Anschluß ist eine Mobilisierung des Sigma ungünstig, da die fetalen Verwachsungen den Darm vom Operationsgebiet fernhalten. Ein elongiertes, wiederholt in den Situs hineinfalles Colon sigmoideum kann mit einem dünnen Gummischlauch angeschlungen und durch die Bauchdecke vom Situs weggehalten werden. In jedem Fall wird die linke A. iliaca communis medial des Mesosigma dargestellt.

Das Retroperitoneum wird unter penibler Blutstillung über die Länge des auszuklemmenden Abschnittes der Beckenschlagader eröffnet, der in Höhe der Iliakalgabel überkreuzende Ureter ist leicht zu identifizieren und schonen. Die Präparation des Gefäßes ist vergleichsweise einfach bei zart ausgebildetem Retroperitoneum und Fehlen von Seitenästen. Nach systemischer Antikoagulation werden proximal und distal die Bulldock-Klemmen angebracht, wonach die 2–3 cm lange Arteriotomie durchgeführt wird. Die extrakorporal zugeschnittene, primär dichte 8-mm-Dacron-Prothese wird über einen 12,5-cm Port eingeführt (Zugang 2. oder 3.). Die schräge End-zu-Seit Anastomose wird mit einem 30 cm langen, doppelt armierten 4-0 Prolene-Faden ausgeführt, der Fußpunkt der Nahtreihe liegt distal, so daß der Operateur auf sich zukommend näht. Aufgrund der Lumenverhältnisse und der zarten Gefäßwand kann die Naht technisch anspruchsvoller sein als die aortale Anastomose. Wegen der immanenten Gefahr, die gegenseitige Nahtreihe mitzuerfassen, sollte einer biphasischen Stichtechnik den Vorzug gegeben werden. Nach Verknoten der zueinanderlaufenden Fadenenden kann der Blutstrom zunächst in die Prothese freigegeben und die Nahtdichtigkeit somit überprüft werden. Nach Entfernung der Gefäßklemmen folgt die Leistenfreilegung in konventioneller Weise. Der achsengerechte Prothesendurchzug ist mittels einer von inguinal unter laparoskopischer Führung vorgeführten Kornzange einfach möglich. Verschluß des Retroperitoneums und die Entfernung der Trokarhülsen unter Ablassen des Pneumoperitoneums beenden den laparoskopischen Teil der Rekonstruktion.

Sämtliche Patienten wurden postoperativ 24 Stunden auf der operativen Intensivstation überwacht. Am ersten postoperativen Tag erfolgte die Entfernung der Magensonde, der Kostaufbau und die Mobilisation. Zwischen dem dritten und fünften postoperativen Tag wurde bei allen Patienten eine Kontrollangiographie mit einer transvenösen DSA oder einem Angio-CT durchgeführt.

5.7.2 Ergebnisse

In der Zeit vom 1.8.95–31.12.97 wurden 5 iliakofemorale (IF), 7 aortofemorale (AF), 14 aortobifemorale (ABF) Bypässe und eine Ausschälplastik der infrarenalen Aorta auf laparoskopischem Wege durchgeführt. Jedesmal wurde ein transperitoneales Vorgehen mit Anlage eines Pneumoperitoneums gewählt, viermal war ein Umstieg auf das offene Verfahren erforderlich. Das durchschnittliche Patientenalter betrug 54,8±8 Jahre (IF), 56,4±3 Jahre (AF) und 52,4±6 Jahre (ABF). Die Ausschälplastik wurde an einem 52-jährigen Patienten durchgeführt. Nur 2 der 27 Patienten waren weiblichen Geschlechts. Ein Patient litt an einer Ruheschmerzsymptomatik, bei den übrigen Patienten bestand eine Claudicatio intermittens. Die Eingriffsdauer betrug im Mittel 258±49 Minuten (IF), 218±54 Minuten (AF) und 285±60 Minuten (ABF). Die aortale TEA dauerte 290 Minuten. Die intraoperativen mittleren Blutverluste betrugen 92±49 ml (IF), 390±316 ml (AF) und 554±460 ml (ABF). Während der Ausschälplastik wurden 100 ml Blut verloren. 3 Patienten erhielten insgesamt 10 Blutkonserven perioperativ. Viermal konnte der Eingriff nicht vollständig laparoskopisch ausgeführt werden, einmal davon bei einer iliakofemoralen Rekonstruktion. Hierbei war bei Pulslosigkeit des bereits angeschlossenen Bypasses ein Umstieg auf das konventionelle retroperitoneale Vorgehen erforderlich geworden.

Die Inspektion der laparoskopisch durchgeführten proximalen Anastomose deckte einen nahtbedingten Lumenverschluß auf. Die rechtsseitige Nahtreihe war von einem Stich der Gegenseite erfaßt worden, wodurch eine Stenosierung hervorgerufen wurde. Von den 14 laparoskopischen aortobifemoralen Bifurkationsprothesen mußten 3 offen fortgeführt werden. Bei Verwendung der ersten Generation der Klemmen war es bei einer stark verkalkten Aorta nicht möglich, eine vollständige Ausklemmung zu erreichen, so daß bei mangelnder Übersicht ein Umstieg erforderlich geworden war. Eine weitere Konversion erfolgte nach zeitraubender und aufwendiger Präparation des Retroperitoneums bei einem adipösen Patienten wegen einer schlecht einstellbarer venösen Blutung aus dem Mesojejunum. Bei einem weiteren Patienten erfolgte der Umstieg wegen einer gravierenden Blutung. Nach bereits erfolgter laparoskopischer Anlage der aortalen Anastomose wurde beim Durchzug des linken Prothesenschenkels die gleichseitige Vena iliaca communis eingerissen. Die Verletzung wurde durch ausgeprägte retroperitoneale Verwachsungen begünstigt, die sich nach einer Voroperation (Ausschälplastik der Aortenbifurkation) entwickelt hatten.

Der erste Patient, der eine laparoskopische Bifurkationsprothese erhielt, entwickelte postoperativ eine respiratorische Insuffizienz, die einen 16-tägigen Intensivaufenthalt bedingte. Eingriffsdauer sowie steile Tischlagerung mögen für die pulmonale Störung verantwortlich gewesen sein. Die übrigen Patienten wiesen keine vergleichbare Verläufe auf, eine Extubation konnte immer am Operationstag erfolgen. Der durchschnittliche postoperative stationäre Aufenthalt betrug 7,4 (IF), 7,8 (AF) und 10,1 (ABF) Tage. Der Patient nach laparoskopischer Ausschälplastik der Aorta wurde nach 6 Tagen entlassen. Im bisherigen Beobachtungszeitraum (1–20 Monaten) traten keine Bypassverschlüsse auf, eine relevante Stenosierung proximal eines iliakofemoralen Bypasses bedurfte einer Dilatation, eine weitere hochgradige Stenose im Bereich des femoralen Anschlusses wurde mittels einer Dacronstreifenplastik behoben.

5.7.3 Bewertung

Laparoskopische Eingriffe an der infrarenalen Aorta und an den Beckenschlagadern sind möglich, sicher und effektiv. Arbeitszugänge sowie Operationsschritte konnten weitgehend standardisiert werden. Ein unzureichend gelöstes Problem stellt allerdings noch die Retraktion des Dünndarmes dar. Der transperitoneale Zugang sowie die Anlage eines Pneumoperitoneums ermöglichen einen dem offenen Verfahren vergleichbaren Operationssitus. Freilegung und Ausklemmen der infrarenalen Aorta, Anlage der proximalen End-zu-Seit-Anastomose mittels fortlaufender Naht sowie Durchzug der Prothesenschenkel werden laparoskopisch ausgeführt. Erst durch die Entwicklung eines speziellen Instrumentariums war die vollständige laparoskopische Ausführung der Eingriffe möglich, Gefäßklemmen, Stichskalpelle sowie Pottsche-Scheren sind mittlerweile im Fachhandel erhältlich. Erste Erfahrungen unterstreichen die Vorteile des minimalinvasiven Vorgehens im Hinblick auf intraoperativen Blutverlust, postoperativen Patientenkomfort, kosmetisches Ergebnis und Rehabilitationsverlauf.

Fundierte Kenntnisse in der Gefäßchirurgie und Erfahrung mit laparoskopischen Techniken sind Grundvoraussetzung für die Anwendung der beschriebenen neuen Operationsmethoden. Schwerpunkt in der Vorbereitung soll auf die handwerkliche Komponente gelegt werden, weshalb ein intensives Training im Pelvitrainer konsequent erfolgen sollte. Übungen am Tier- oder am Leichenmodell sind selbstverständlich sehr lehrreich, leider nur selten im Rahmen von Operationskursen, wie sie von der Industrie angeboten werden, möglich. Durch die Entwicklung von Instrumenten zur Darmretraktion sowie zur maschinellen Gefäßnaht sind wesentliche Impulse für die Verbreiterung der neuen Operationsmethode zu erwarten, die Akzeptanz des minimalinvasiven Verfahrens ist bei den Patienten bereits gegeben.

Literatur zu Kapitel 5.7

1. Barbera L, Mumme A, Senkal M, Zumtobel V, Kemen M (1998) Operative results and outcome of twenty-four totally laparoscopic vascular procedures for aortoiliac occlusive disease. J Vasc Surg (in Druck)
2. Berens ES, Herde JR (1995) Laparoscopic vascular surgery: Four case reports. J Vasc Surg 22:73–79
3. Dion YM, Kathouda N, Rouleau C, Aucoin A (1993) Laparoscopy-assisted aortobifemoral bypass. Surg Laparosc Endosc 3:5,425–429
4. Said S, Benhidjeb T, Müller JM (1996) Video endoscopic vascular surgery at the pelvic level in the animal experiment: introduction of a new surgical method and development of laparoscopic vacular surgery instruments. Langenbecks Arch Chir Suppl Kongressbd 113:882–884

5.8 Laparoskopisch-assistierte Eingriffe zur Ausschaltung infrarenaler Aneurysmen

R. Kolvenbach

Das Hauptinteresse laparoskopischer Eingriffe im Bereich der Aortoiliakal-Region galt in erster Linie der arteriellen Verschlußerkrankung vom Beckentyp. Bis jetzt haben sich nur wenige Arbeitsgruppen mit einer laparoskopisch-assistierten Ausschaltung infrarenaler Aortenaneurysmen experimentell und klinisch befaßt. Die Gründe hierfür sind z.T. auch darin zu suchen, daß es entsprechende Tendenzen gibt, Aortenaneurysmen primär endovaskulär durch eine transfemoral vorgeschobene Prothese (Stentgraft) auszuschalten. Es bleiben jedoch über 50% Aneurysmen, die sich mit dieser minimalinvasiven Technik sicherlich nicht behandeln lassen, da der Aneurysmahals zu kurz ist oder aber gleichzeitig erhebliche Veränderungen der Beckenarterien bestehen. Ziel der laparoskopisch assistierten Verfahren ist es, daß Operationstrauma der konventionellen Aneurysma-Ausschaltung durch einen trans- oder extraperitonealen Zugang zu reduzieren. In Frage kommen lediglich videoassistierte Techniken, die nach laparoskopischer Freilegung der Anschlußstellen für die Prothese eine Mini-Laparotomie mit einem Durchmesser von 8–11 cm benötigen.

5.8.1 Operationstechnik

Der Patient wird wie für einen laparoskopischen abdominellen Eingriff auf den Rücken gelagert und mit sterilen Tüchern vom Thorax bis zu den Leisten entsprechend abgedeckt. Nach infraumbilicaler Punktion oder Freilegung der Faszie unter Sicht wird eine Pneumoperitoneum bis zu einem max. Druck von 15 mmHg geschaffen. Es werden sodann ein 10-mm-Optiktrokar und 5 weitere Trokare plaziert. Durch die insgesamt 6 Trokare werden die endoskopische Kamera, 2 Retraktoren zum Zurückhalten des Dünndarmes, 1 Spülsauggerät und 2 Faßzangen oder Dissektoren eingeführt. Hierdurch läßt sich innerhalb von 1–1,5 Stunden der infrarenale Aneurysmahals sowie die Anschlußstelle oberhalb der Aortenbifurkation freilegen. Das laparoskopische Vorgehen beansprucht ca. 40% der gesamten Operationszeit, die bei ca. 3 Stunden liegt. Nach Freilegung der Aorta wird eine 8–11 cm lange Minilaparotomie angefertigt und die Aorta mit konventionellen Gefäßklemmen, die über die Trokareinführstellen eingeführt worden sind, abgeklemmt. Es kann dann mit herkömmlichem Instrumentarium eine Rohrprothese implantiert werden. Die von der Arbeitsgruppe um Cohen veröffentlichen Zahlen belegen, daß die mit dieser Technik operierten Patienten eine wesentlich schnellere postoperative Rekonvaleszenzperiode hatten als konventionell behandelte Fälle. Der mittlere postoperative Krankenhausaufenthalt lag bei nur 5–6 Tagen. Die perioperativen Parameter einschließlich der Komplikationsrate unterschieden sich nicht von denjenigen Patienten, die über eine transperitoneale Laparotomie operiert worden waren (Abb. 5.27).

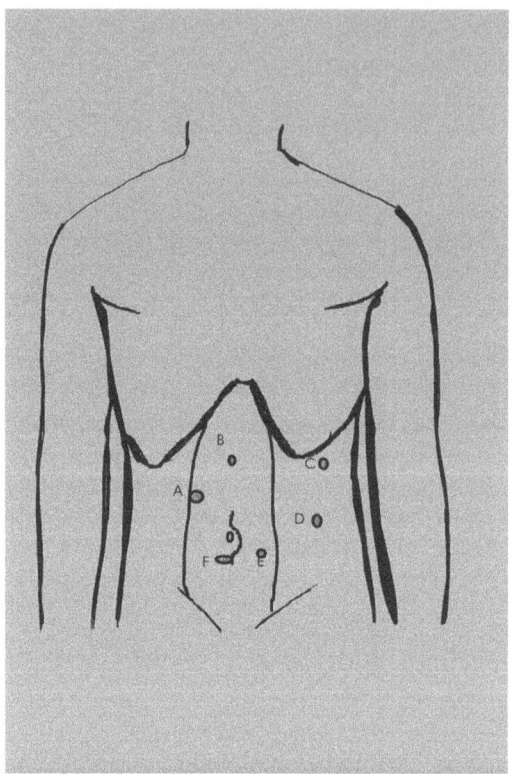

Abb. 5.27. Die Skizze zeigt Trokarpositionen, wie sie für eine laparoskopisch-assistierte transperitoneale Aneurysma-Ausschaltung benötigt werden. Die Trokare F und B dienen abwechselnd für die Aufnahme der endoskopischen Kamera. Trokar A wird für einen Retraktor benötigt ggf. in Kombination mit einem weiteren Trokar für einen zweiten Retraktor. Über die Position C wird das Spül-Saug-Gerät in den Situs gebracht, während D und E die eigentlichen Präparierinstrumente aufnehmen. Die Aorten- bzw. Gefäßklemmen für die Iliakalgefäße werden über die bereits vorhandenen Stichinzisionen der Trokare B und F eingeführt, um den Situs den die Mini-Laparotomie gewährleistet nicht noch weiter einzuschränken. Die eigentliche Protheseninterposition erfolgt über die paraumbilikal geführte kleine Laparotomie

Kritiker der genannten Technik zur minimalinvasiven Aneurysma-Ausschaltung wenden ein, daß bis zu 6 Ports eingesetzt werden müssen, um den Aneurysmahals zur Implantation einer Rohrprothese freizulegen (4). Eine von Cohen ursprünglich vorgesehene prospektiv randomisierte Studie wurde abgebrochen, da er die Erfahrung gemacht hat, daß die Rohrprothese auch ohne die laparoskopische Freilegung der Anschlußstellen implantiert werden kann. Die Mini-Laparotomie reichte im Sinne einer Port-Access-Chirurgie aus, um das Aneurysma auszuschalten. Unter diesen Umständen lassen sich die Operationszeiten von bis zu 5 Stunden sicherlich nur schwer rechtfertigen (Abb. 5.28).

5.8.2 Alternative Techniken

Alternativ zu der geschilderten Technik kann ein retroperitonealer Zugang zur Aorta gewählt werden. Nach Darstellung des Aneurysmahalses wird das Aneurysma in der ursprünglich von Leather und Shah beschriebenen Technik ausgeschaltet. Diese beinhaltet einen Verschluß des Aneurysmasacks mit

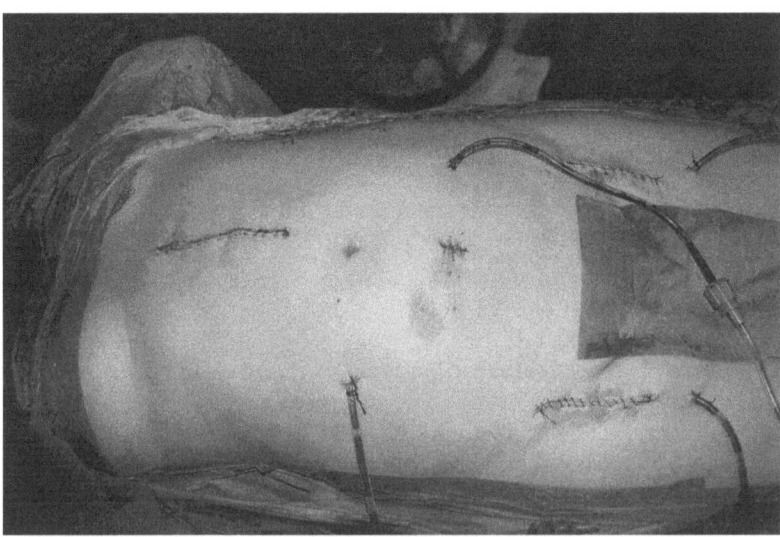

Abb. 5.28. Dieses Bild demonstriert die Trokarpositionen sowie die Laparotomie, die zur Ausschaltung eines infrarenalen Aneurysma bei einem Patienten, der außerdem einen Beckenarterienverschluß hatte, erforderlich waren. Mit Hilfe des transperitonealen video-assistierten Verfahrens war eine Aneurysma-Ausschaltung sowie die Anlage eines aortofemoralen Bypass vorgenommen worden. Die Länge der Mini-Laparotomie betrug 10 cm

einem linearen Stapler, ohne das eigentliche Aneurysma zu eröffnen. Die Bifurkationsprothese wird sodann mit den Iliakal- oder den Femoralarterien anastomosiert. Die laparoskopische Technik ist zur Freilegung des infrarenalen Aneurysmahalses erforderlich, so daß anschließend die Anastomose mit konventionellen Instrumenten über eine Mini-Laparotomie angefertigt werden kann. Fakultativ zur Ligatur des Aneurysmasacks kann zusätzlich eine Ligatur im Bereich der Iliakalarterien durchgeführt werden. Wenn eine Anastomose im Bereich der Leiste angelegt worden ist, so wird retrograd die A. iliaka interna perfundiert, um eine ausreichende Perfusion der Glutealregion zu gewährleisten. Der gesamte Eingriff kann auf diese Weise über eine 5–7 cm große Laparotomie sowie 3–4 Ports erfolgen. Es kann sowohl eine gaslose Technik als auch ein Vorgehen mit CO_2-Insufflation angewandt werden. Denkbar ist ebenfalls die Anwendung der transperitonealen Modifikation von Dion mit Bildung eines retroperitonealen Segels. Bis jetzt fehlen noch entsprechende kontrollierte Studien, um zu klären, ob und wenn ja, welche Patienten von der geschilderten Technik profitieren können. Da das Aneurysma nicht eröffnet wird, besteht eine Situation, die der endovaskulären Aneurysma-Auschaltung vergleichbar ist. Dies bedeutet, daß die Patienten regelmäßig nachkontrolliert werden müssen, um eine Wachstumstendenz des Aneurysmas durch noch perfundierte Kollateralen rechtzeitig erkennen zu können.

Es bleibt jedoch auch hier eine kontrollierte Studie abzuwarten, ob das zweifellos aufwendigere laparoskopische Verfahren für den Patienten wesentliche Vorteile gegenüber herkömmlichen Operationstechniken bringt (1–3).

Literatur zu Kapitel 5.8

1. Chen MHM, Murphy EA, Levison J, Cohen JR (1996) Laparoscopic aortic replacement in the porcine model: A feasibility study in preparation for laparoscopically assisted abdominal aortic aneurysm repair in humans. J Am Coll Surg 183(2):126–132
2. Chen MHM, Murphy EA, Halpem V, Faust GR, Cosgrove JM, Cohen JR (1995) Laparoscopic assisted abdominal aortic aneurysm repair. Surg Endosc 9:905–907
3. Harris SN, Ballantyne GH, Luther MS, Perrino Jr AC (1996) Alterations in cardiovascular performance during laparoscopic colectomy: a combined hemodynamic and Echocardiographic analysis. Anesth Analg 83:482–487
4. von Sommoggy S (1998) Gefäßchirurgie. Kongressbericht 3:47–49

5.9 Abschließende Wertung

Die geschilderten Techniken erlauben sowohl eine vollständig laparoskopische- als auch eine video-assistierte Bypassanlage. Letztere kann vor allem dann durchgeführt werden, wenn die Aorta so kalzifiziert ist, daß sie sich mit den laparoskopischen Aortenklemmen nicht sicher okkludieren läßt. Bei den eigenen Patienten traf dies in ca. 40% der Fälle zu (von 12 Patienten), die vollständig laparoskopisch operiert werden sollten. Wesentlicher Nachteil des rein laparoskopischen Vorgehens bleibt die aortale Anastomosierung, die bis zu 2 Stunden betragen kann. Vor allem bei einem iliakalen Bypass muß die aufwendige Anastomosentechnik daher kritisch betrachtet werden, da der gleiche Eingriff in wesentlich kürzerer Zeit über eine kleine extraperitoneale Inzision durchgeführt werden kann. Als Alternative zu einer handgenähten

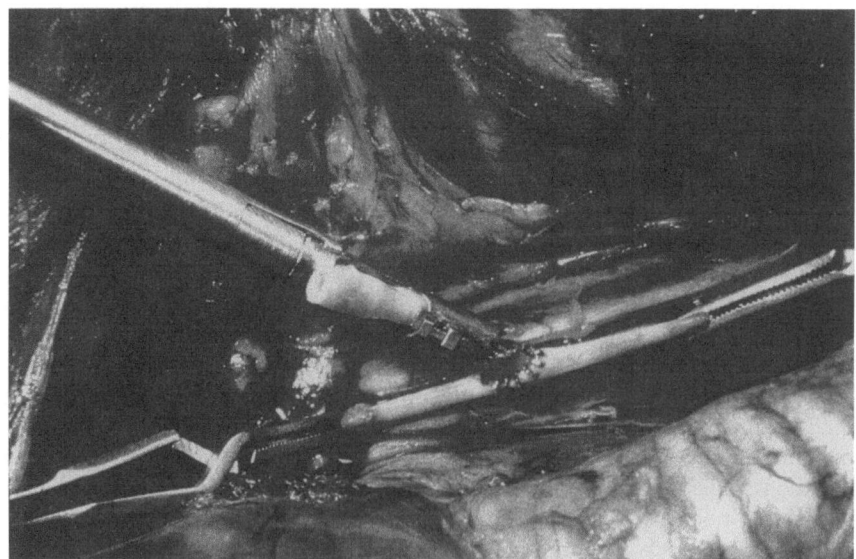

Abb. 5.29. Single Shot Stapler zur Durchführung einer veno-venösen Anastomose

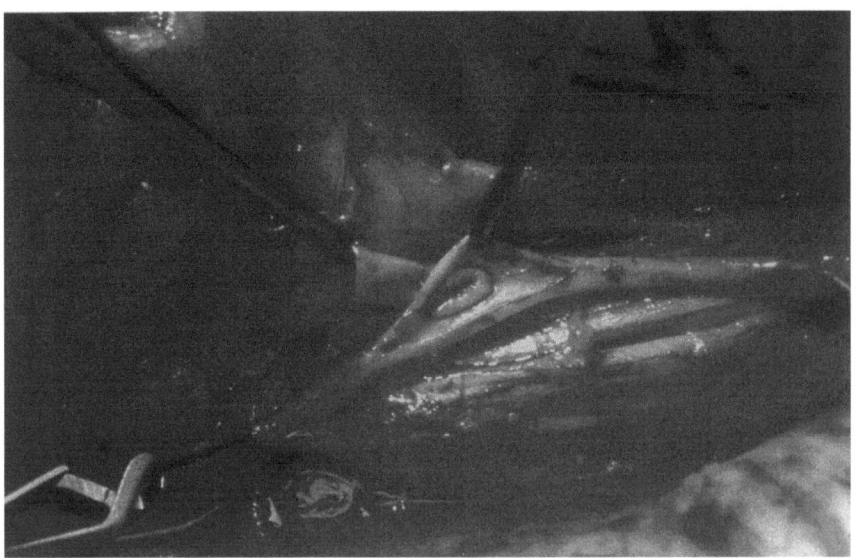

Abb. 5.30. Intraluminäre Ansicht auf eine dicht gesetzte primär dichte zirkuläre Klammernahtreihe

Anastomose wird es in relativ kurzer Zeit die Möglichkeit geben, eine Gefäßprothese mit Hilfe eines Staplers zu implantieren. Dieser erlaubt innerhalb weniger Minuten die laparoskopische Anastomosierung mit einem single shot Gerät, daß eine evertierte Klammernaht Anastomose herstellt (Fa. Autosuture) (Abb. 5.29 und 5.30).

Die Klammern werden analog zu den bereits zur Verfügung stehenden VCR Clips so eng gesetzt, daß die Anastomose primär blutdicht ist. Zwei 8-mm-PTFE-Prothesen können somit im Bereich der Aortenvorderwand anastomosiert und zur Leiste durchgezogen werden. Die Anastomose mit einem solchen single shot Instrument analog zu dem EEA Gerät in der kolorektalen Chirurgie würde eine erhebliche Zeitersparnis darstellen. Hinzu kommt, daß die Anzahl der Ports sicherlich reduziert werden könnte.

Abbildung 5.31 zeigt die Anzahl und die Trokarpositionen einer vollständigen laparoskopischen Bypassanlage, wie sie von Ahn durchgeführt wurde. Da keine sicher funktionierenden laparoskopischen Aortenklemmen zur Verfügung standen, wurden die Aorta und die Iliakalgefäße mit speziellen Loop Tourniquets verschlossen. Hierbei handelt es sich um eine Technik, die sicherlich weniger elegant und effizient ist, als die in diesem Kapitel beschriebene Methode von Barbera et al. Die Anzahl der Trokare bestärkt natürlich Kritiker in ihrer Meinung, daß, addiert man die jeweiligen Inzisionslängen, eine konventionelle Laparotomie zu einem vergleichbaren Trauma geführt hätte. Eine Auffassung, die wie aus der Viszeralchirurgie inzwischen bekannt ist, in dieser Form sicherlich nicht zutrifft, da multiple kleine Inzisionen für den Patienten weniger belastend sind als eine ausgedehnte mediane Laparo-

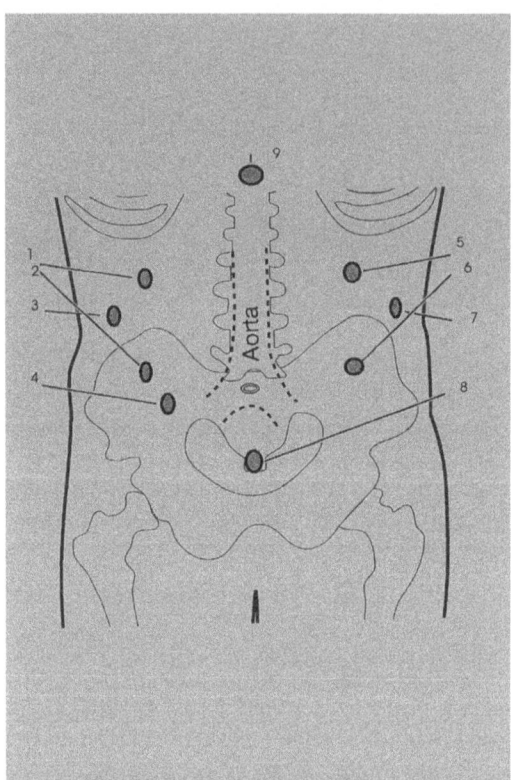

Abb. 5.31. Trokarpositionen bei der vollständig laparoskopisch durchgeführten AFB-Anlage von Ahn. Die Videokamera wird durch die Trokare 8 oder 9 plaziert. Die Trokare 1, 4, 5 und 6 werden für die Tourniquets zum Verschluß der Aorta benötigt. Diese Technik läßt sich im Prinzip nur bei Gefäßen anwenden, die keinerlei Kalzifizierung aufweisen. Die Trokare 3, 4 und 7 nehmen die Präponierinstrumene, Fußzangen und Scheren auf

tomie. Dennoch unterstreicht diese Skizze die Notwendigkeit, über Verbesserungsmöglichkeiten in Bezug auf die Instrumente und Zugangswege nachzudenken.

Welcher Zugang gewählt wird, liegt sicherlich im Ermessen des Chirurgen und seiner Erfahrung mit den jeweiligen Inzisionen. Wie der oben gegebene Überblick zeigt, gibt es durchaus auch die Möglichkeit, adipöse Patienten laparoskopisch z.B. über einen retroperitonealen Zugang zu operieren. Der modifizierte transperitoneale Weg mit Bildung eines retroperitonealen Segels bietet sich neben dem rein extraperitonealen Weg in diesen Fällen als Alternative an.

6 Die laparoskopische lumbale Sympathektomie

R. Kolvenbach

6.1 Entwicklung der Sympathektomie

6.1.1 Geschichte

Die Durchtrennung des sympathischen Nervengeflechtes gehört mit zu den ältesten Eingriffen, die im Bereich der Chirurgie des Gefäßsystems durchgeführt worden sind. Bereits 1889 wurde von Alexander eine cervikale Sympathektomie zur Behandlung der Epilepsie erfolglos angewandt. Jedoch 1925 hat Adson die lumbale Sympathektomie zur Behandlung der peripheren Gefäßerkrankung eingeführt. Zur gleichen Zeit wurde dieses Verfahren auch von Leriche bei Patienten mit gleicher Beschwerdesymptomatik benutzt. Die Durchtrennung der sympathischen Nervenganglien wurde ursprünglich zur Behandlung von vasospastischen Erkrankungen verwandt. In den 40er Jahren war dann jedoch die lumbale Sympathektomie ein wesentliches therapeutisches Verfahren zur chirurgischen Therapie der arteriellen Verschlußerkrankung. Durch die Einführung direkter Rekonstruktionstechniken, wie die Anlage eines Bypass oder eine Desobliteration des betroffenen arteriellen Gefäßabschnittes, wurde die Sympathektomie zunehmend in den Hintergrund gedrängt. Hinzukommt, daß sich durch die minimalinvasive, d.h. computergesteuerte Ausschaltung des Sympathikus-Ganglions, eine weniger eingreifende Konkurrenzmethode zu dem offen-chirurgischen Vorgehen in den letzten Jahren etabliert hat.

6.1.2 Folgen

Nach einer Sympathektomie wird die Perfusion vor allem in den Hautarealen einer minderdurchbluteten Extremität verstärkt. Es bleibt jedoch die Frage, inwiefern dieses tatsächlich zu einer positiven Beeinflussung einer arteriellen Verschlußerkrankung oder gar einer kritischen Extremitäten-Ischämie führen kann. Es muß davon ausgegangen werden, daß bis zu 40% der erhöhten Perfusionsrate, wie sie nach einer Sympathektomie gemessen werden kann, über arterio-venöse Shunts läuft, so daß eine nutritive Verbesserung der Muskulatur nicht eintritt (2, 3). Ein wesentlicher Nachteil ist sicherlich der, daß es primär nur zu einer Umverteilung des Blutstromes in die oberflächlichen Hautschichten und nicht in die Muskulatur kommt. Der geschilderte Effekt nach Sympathektomie wird durch einen proximalen arteriellen Gefäßverschluß wiederum deutlich vermindert. Es kann davon ausgegangen werden, daß die Regel gilt, je ausgeprägter die arterielle Verschlußerkrankung, um so kürzer ist die Zeitspanne während der die Patienten von einem positiven Effekt einer Sympathektomie ausgehen können.

Vor allem bei Patienten mit Sympathektomien im Bereich der oberen Extremitäten kommt es nach einer initialen Hyperperfusion ab dem fünften postoperativen Tag wieder zu einer signifikanten Perfusionsreduktion. Nach 10-12 Wochen kann zwar oftmals noch ein leichter Temperaturanstieg gemessen werden, dieser beruht jedoch nur in geringem Maße auf einer signifikanten Perfusionszunahme. Dieser Effekt ist im Bereich der unteren Extremitäten etwas langfristiger nachweisbar; auch hier muß jedoch nach 12- ca. 28 Monaten davon ausgegangen werden, daß der Status quo ante wieder erreicht wird (6, 7, 8).

Die objektiv meßbaren Befunde korrelieren nicht immer eindeutig mit den subjektiven Eindrücken, die der Patient angibt. Nach einer Sympathektomie wird von dem Patienten oftmals eine deutliche Verbesserung empfunden, was teilweise auch auf die nachlassende Schmerzsymptomatik zurückgeführt werden kann und nicht unmittelbar in Relation zu einer Verbesserung der peripheren Durchblutung steht.

6.1.3 Indikationen

Die Frage ist, welche sichere Indikation für die o.g. Maßnahmen gibt es heutzutage noch? Die Sympathektomie zur Behandlung einer Claudicatio intermittens muß als obsolet gelten. Es kommt zu keiner Verbesserung der muskulären Durchblutung - im Gegenteil - durch die verbesserte Hautdurchblutung tritt eine Konkurrenzsituation auf, welche den Fluß in der Muskulatur, vor allem bei Belastung, eher noch vermindert (12). Eine Hauptindikation besteht weiterhin zur Schmerztherapie bei Patienten, die beispielsweise eine sympathische Reflexdystrophie haben. Ebenso fallen hierunter Patienten mit chronischen Schmerzzuständen, wie sie nach Nervenverletzungen oder anderen Ursachen solcher Causalgien vorkommen können. Die Erfolgsaussichten einer Sympathektomie lassen sich zuvor durch Anlage eines Peridural-Katheters überprüfen. Hier ist eine enge Zusammenarbeit zwischen Schmerz-Therapeuten, Anästhesisten und Neurologen einerseits sowie Gefäßchirurgen andererseits erforderlich.

Eine weitere Indikation ist die Behandlung der Hyperhidrose, vor allem im Bereich der oberen Extremitäten. Auch hier ist jedoch eine strenge Indikationsstellung erforderlich. Als weitere wesentliche Indikation bleibt die Sympathektomie zur Behandlung des Morbus Raynaud, vor allem im Bereich der oberen Extremitäten. Die lumbale Sympathektomie hat hierbei sicherlich nur eine äußerst begrenzte Indikation. Im Vordergrund sollte die Frage stehen, ob es sich um einen symptomatisches Morbus Rayaud bei z. B. einer zugrundeliegenden Kollagenose oder tatsächlich um einen Vasospasmus in Verbindung mit dem Nachweis von Kälteagglutinin oder anderen pathologischen Veränderungen handelt. In den meisten Fällen kann durch die Gabe von Vasodilatantien eine positive Beeinflussung der Symptomatik erzielt werden.

Die Sympathektomie wurde oft als Maßnahme zur Beeinflussung der Amputationshöhe vorgeschlagen. Bis jetzt gibt es jedoch keine Studie, die belegt, daß sich nach peripherer Amputation die Heilung des Stumpfes hierdurch positiv beeinflussen läßt. Es muß ebenso in Frage gestellt werden, daß statt einer Oberschenkel-Amputation durch großzügige Anwendung der Sympathektomie eine weiter distal gelegene Amputationsebene gewählt werden kann. Die Kombination der Sympathektomie mit z. B. einer Profunda-Plastik hat in der modernen Gefäßchirurgie heutzutage sicherlich keinen wesentlichen Stellenwert mehr. Ebenso gilt, daß die Sympathektomie keine Bedeutung mehr bei der Behandlung von Patienten mit einer kritischen Extremitäten-Ischämie hat. Ein Extremitätenerhalt ist durch diese Maßnahme sicherlich nicht möglich. Es muß diskutiert werden, ob Patienten mit einer Endangitis obliterans, die für eine direkte arterielle Rekonstruktion nicht in Frage kommen, von einer Sympathektomie profitieren können. Diese ist oftmals die einzige Maßnahme, durch welche die Amputation hinausgezögert werden kann. Eine invasive Maßname, wie die genannte, sollte jedoch dann mit einer strikten Nikotinabstinenz verbunden sein, um überhaupt einen Benefit zu haben. Diabetiker werden von einer Sympathikusdurchtrennung sicherlich nicht profitieren, da gerade bei schweren Diabetesformen mit entsprechender peripherer arterieller Verschlußerkrankung bereits eine Autosympathikolyse vorliegt als Teil der peripheren Neuropathie.

Die lumbale Sympathektomie läßt sich wesentlich leichter durchführen als die thorako-dorsale Sympathektomie, so daß langfristigere Effekte dieser Maßnahme, vor allem im Bereich der unteren Extremitäten, eher zu erwarten sind als im Bereich der oberen Extremitäten. Die präganglionären sympathischen Fasern haben ihren Ursprung in Höhe von Th-10 bis L-2. Sie kommen aus den anterioren Vorderhörnern und erreichen die Ganglien über die Rami communicantes. Nachdem sie Synapsen mit den postganglionären Fasern im Bereich des lumbosakralen Plexus gebildet haben, ziehen sie mit den somatischen Nervenanteilen zu den unteren Extremitäten. Es gibt sympathische Nervenäste, die zusammen mit dem Nervus ischiadicus ihren Ursprung von L-4 bis S-3 haben. Durch Entfernung des zweiten und dritten lumbalen Ganglions kommt es zur kompletten Sympathektomie im Innervationsgebiet des Nervus ischiadicus, d.h. der unteren Extremität unterhalb des Kniegelenkes, falls diese gewünscht wird. Die Hüft- und Oberschenkelregion wird über sympathische Nervenfasern, die ihren Ursprung in L-1 bis L-4 haben, versorgt. Falls eine Sympathektomie der gesamten unteren Extremität erforderlich ist, wofür es jedoch nur extrem wenige Indikationen gibt, so muß eine vollständige Sympathektomie der genannten Ganglien durchgeführt werden. Davon abgesehen muß davon ausgegangen werden, daß es vor allem auf der Ebene von L-4 bis L-5 zu erheblichen anatomischen Variationen im Bereich des Sympathikusstranges kommen kann. Die Anzahl der lumbalen Ganglien kann von 2–5, im Durchschnitt jedoch 3, variieren. Ebenso können die Rami, die zu jedem Ganglion ziehen, in ihrer Anzahl von 2– max. 7 oder 8 angelegt sein. Die genannte Variabilität erklärt die teilweise hohe Rate an inkomplett durchgeführten Sympathektomien.

6.2 Konventionelle Operationstechnik

6.2.1 Operationsschritte

Der Patient wird in eine 30°-Seitenlagerung gebracht, wobei es vorteilhaft ist, den Bereich zwischen Spina iliaca anterior und dem Rippenbogen durch eine Vacuum-Matratze oder den OP-Tisch aufzuklappen. Durch Streckung der kontralateralen unteren Extremität und Beugung der ipsilateralen Hüfte wird die Spannung von der Psoasmuskulatur etwas reduziert. Eine relativ kurze Inzision von 10–12 cm Länge wird vom lateralen Rand des Musc. rectus in Höhe des Bauchnabels in Richtung auf die zehnte Rippe geführt. Die Fasern des Musc. externus, internus und transversus werden in Faserrichtung gespalten und die Fascia transversalis eröffnet. Durch laterale Inzision der Fascia transversalis werden Verletzungen des Peritoneums, welches hier etwas stärker ausgebildet und nicht übermäßig adhärent ist, vermieden. Durch stumpfe Dissektion mit dem Stieltupfer wird dann das Peritoneum abgeschoben und nach medial verlagert. Durch diese relativ kleine antero-laterale Inzision kann in der Regel das Peritoneum bis zur Wirbelsäule abgeschoben und der Grenzstrang dargestellt werden. Eine postero-laterale retroperitoneale Inzision ist in den meisten Fällen nicht erforderlich. Diese wäre für den Patienten auch mit größeren postoperativen Problemen – Wundschmerzen oder Muskelhernien – verbunden.

Die weitere Dissektion orientiert sich retroperitoneal zunächst an dem Musc. psoas, wobei der Ureter und die Testiculargefäße nicht verletzt werden dürfen. Eine eindeutige Darstellung dieser Strukturen ist daher sinnvoll. Der Grenzstrang liegt medial des Musc. psoas und läuft über den Querfortsätzen der lumbalen Wirbelsäule. Er darf auf keinen Fall mit dem Nerv. genito femoralis verwechselt werden, der mehr lateral im mittleren Drittel des Musc. psoas verläuft. Auf der linken Seite liegt der Sympathikusstrang lateral der Aorta abdominalis, während er auf der rechten Seite im unteren Bereich der V. cava inferior zu suchen ist. Die Ganglien des Plexus lumbalis lassen sich mit dem Finger palpieren und in der Regel von paravertebralen Lymphknoten eindeutig abgrenzen. Der mittlere Anteil des lumbalen Grenzstranges wird mit einer Klemme angehoben, die Rami werden, nach dem Setzen von Metall-Clips, durchtrennt, und es erfolgt eine Resektion nach ausreichender Mobilisation des Grenzstranges aus seinem Bett.

In Höhe des dritten Lumbal-Ganglions findet sich häufig eine kräftig ausgebildete Lumbal-Vene, die nicht verletzt werden darf. Nach entsprechender

Darstellung kann sie geklippt und durchtrennt werden. Das vierte Lumbal-Ganglion muß nicht zwangsläufig exstirpiert werden. Proximal findet sich in der Regel ein relativ großer Abstand zwischen dem ersten Lumbal-Ganglion, wobei das erste Lumbal-Ganglion nicht unbedingt mit entfernt werden muß. Ein anteriorer transperitonealer Zugang, der ursprünglich von Atzen beschrieben wurde, wird heute in der Regel nicht mehr angewandt. In den meisten Fällen hat sich der antero-laterale extraperitoneale Zugang zum lumbalen Grenzstrang durchgesetzt.

6.2.2 Komplikationen

Die Sympathektomie kann mit einer ganzen Reihe von relativ unspezifischen Komplikationen verbunden sein. Nach einer lumbalen Sympathektomie kann es in bis zu 50% der Fälle zu einer sog. Post-Sympathektomie-Neuralgie kommen (5). Es handelt sich hierbei um teilweise erhebliche Schmerzen im Bereich des antero-lateralen Oberschenkels, die unabhängig von der Bewegung oder der Position des Patienten, mit einem p.m. während der Nachtstunden auftreten. Durch Gabe von Analgetika kann dieser Zustand erleichtert werden. Als Ursache hierfür wurde oftmals eine Degeneration von durchtrennten Nervenfasern genannt, obwohl bis heute die eindeutige Ätiologie nicht bekannt ist. Der Patient muß über die Möglichkeit des Auftretens dieser für ihn extrem unangenehmen Schmerzzustände präoperativ unbedingt aufgeklärt werden. In der Regel dauert es bis zu 2 Monaten, bis diese Schmerzen von selbst nachlassen.

Bei männlichen Patienten muß eine Dissektion im Bereich der L-1-Ebene vermieden werden, da Sympathektomien in dieser Region, vor allem bei beidseitiger Sympathektomie, zu einer Impotentia coeundi führen können. Nach Durchtrennung des Nervenplexus im Bereich von L-1 kann es zu einem Verlust der Kontrollfunktion des internen Sphinkters der Samenbläschen kommen. Die Folge hiervon ist eine retrograde Ejaculation. Als schwerwiegendste Komplikation der thorako-lumbalen Sympathektomien wurden einzelne Fälle von Paraplegien beschrieben. Diese Statistiken stammen jedoch noch aus einer Zeit, als die Sympathektomie bei Patienten mit medikamentös nicht behandelbaren Hypertonus durchgeführt wurde. Die begrenzte Sympathektomie, die zur Behandlung der peripheren arteriellen Verschlußerkrankung angewandt wird, weist dieses Risiko nur noch in extrem seltenen Fällen auf. Es ist jedoch sicherlich sinnvoll, ebenso wie bei Eingriffen im Bereich der infrarenalen Aorta, hierüber aufzuklären.

Verletzungen des Ureters können im Rahmen einer lumbalen Sympathektomie auftreten. Dieses gilt auch für ein laparoskopisch durchgeführtes Verfahren, vor allem dann, wenn der Ureter nicht einwandfrei identifiziert wurde. Eine Verletzung des Ureters durch das unkontrollierte Einsetzen von Hakensystemen ist hier ebenfalls möglich. Ebenso muß auf Verletzungen des Nerv. genitus femoralis geachtet werden.

Ein fehlender Therapieerfolg nach einer Sympathektomie läßt sich auf mehrere Faktoren zurückführen. Am häufigsten muß sicherlich die inkomplette Sympathektomie genannt werden. Dieses kommt häufiger bei Eingriffen im Bereich der oberen Extremität als bei der lumbalen Sympathektomie vor, kann jedoch auch hier durchaus den Erfolg des Eingriffes erheblich in Frage stellen. Es sollte aus Gründen der eigenen Qualitätssicherung, 2–3 Ganglien zur histologischen Untersuchung eingeschickt werden. Es kann nach einer Sympathektomie zur Regeneration von durchtrennten Nervenenden kommen, wodurch eine Reinervation, zumindest teilweise, erzielt wird. Im Bereich des lumbalen Grenzstranges konnte auch eine cross-over-Reinervation nachgewiesen werden. Diese Möglichkeiten zählen jedoch sicherlich zu den absoluten Raritäten, wenn es um Therapieversager nach operativer Sympathektomie geht.

In der Regel muß man aber davon ausgehen, daß überzogene Erwartungen an diese Operationstechnik für das subjektive Gefühl von Arzt und Patienten, daß nur ein geringer Therapieeffekt erzielt worden ist, mit verantwortlich gemacht werden müssen. Dieses gilt vor allem dann, wenn präoperativ auf einen paravertebralen Block verzichtet wurde, d.h. die möglichen Erfolgsaussichten dieser Technik nicht a priori überprüft worden sind. Ebenso sollte die lumbale Sympathektomie bei Diabetikern keinen Stellenwert mehr haben. Patienten, die mit einer Thrombendangitis obliterans oder eines Raynaud-Phänomens behandelt werden, weisen in der Regel nur einen vorübergehenden Therapieerfolg auf, der von der fortschreitenden Grunderkrankung oder der unzureichend behandelten Kollagenose wieder eingeholt wird (10, 12).

Bei der Sympathektomie handelt es sich um einen Eingriff mit einer relativ geringen Morbidität und Mortalität. Diese wird je nach Untersucher mit 0,13– max. 0,78% für Patienten älter als 50 Jahre angegeben. Die lumbale Sympathektomie als Verfahren ohne direkten chirurgisch-rekonstruktiven Ansatz ist ein erprobtes, jedoch keineswegs etabliertes Verfahren in der Behandlung der peripheren arteriellen Verschlusserkrankung. Erfahrungen mit einer reduzierten Amputationsrate sowie die Abheilungen von akralen Ulzera scheinen den positiven Einfluß der Sympathikusausschaltung zu belegen (9). Eine Abhängigkeit der Grunderkrankung von den Erfolgsaussichten konnte bisher nicht belegt werden. Wesentlich ist nur der Nachweis einer kurz- bis mittelfristigen Verbesserung der Lebensqualität des Patienten nach der lumbalen Sympathikusausschaltung (11, 12).

Zusammenfassend läßt sich jedoch sagen, daß die Indikation zu einer Sympathektomie nur nach strengsten Kriterien gestellt werden sollte, da es sich hier um ein palliatives Verfahren handelt, von dem der Patient langfristig in der Regel keinen Nutzen hat.

6.3 Die laparoskopische Operationstechnik

6.3.1 Operationsschritte

Die offene Sympathektomie ist eine schnell durchzuführende OP mit einer niedrigen Komplikationsrate. Nachteile des meistens angewandten retroperitonealen Zugangs sind eine Schwächung der Bauchwandmuskulatur mit einer hohen Inzidenz postoperativer Hernienbildung. Zur Vermeidung dieser Spätkomplikationen wurde u.a. das Konzept der laparoskopischen Sympathektomie eingeführt. Hierzu wird der Patient in die linke oder rechte laterale Position gebracht und auf dem OP-Tisch gelagert. Durch Abknicken des Tisches in Höhe des Bauchnabels kann der Abstand zwischen Rippenbogen und Beckenschaufel noch weiter vergrößert werden. In der anterioren Axillarlinie wird eine Inzision angebracht und die schräge Bauchmuskulatur stumpf auseinander gedrängt (Abb. 6.1). Durch stumpfe Fingerdissektion oder unter Verwendung eines Ballon-Dissektors (Spacemaker 900 ml GSI) wird nach Eröffnung der Fascia transversalis retroperitoneal ein Raum geschaffen. Durch Palpation wird der Musc. psoas identifiziert. Nach Plazieren einer Tabaksbeutelnaht wird ein Trokar eingeführt und CO_2 in den retroperitonealen Raum insuffliert. Die Druckbegrenzung kann auf 20–30 mmHg festgesetzt werden. Anschließend werden 2–3 wei-

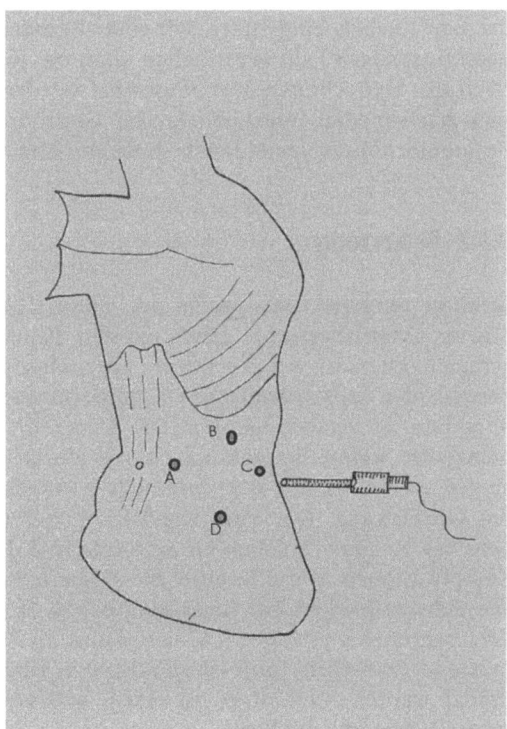

Abb. 6.1. Skizze mit Anordnung der Trokare für die laparoskopische lumbale Sympathektomie. Der Patient ist fast 90° auf die kontralaterale Seite gelagert worden. Trokarposition C dient zur Aufnahme der endoskopischen Kamera, A als fakultativer Trokar für einen Endoretraktor, B und D für Trokare für die Präparierinstrumente

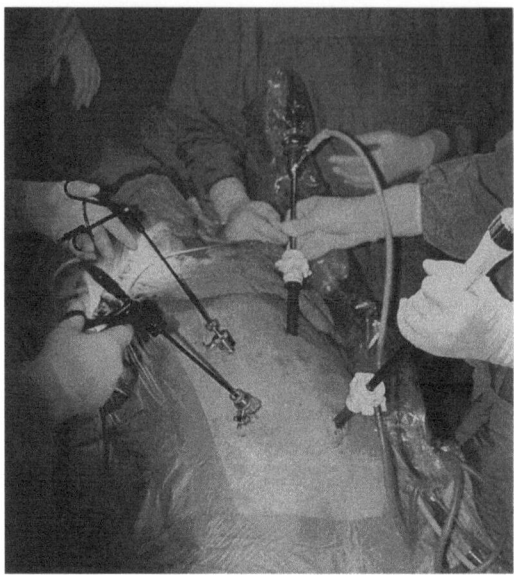

Abb. 6.2. Intraoperativer Situs zur retroperitonealen Freilegung des Grenzstranges

tere Trokare in die Fossa iliaca, das Hypochondrium und pararektal in Höhe des Bauchnabels eingeführt. Mit einer Geradeaus-Optik wird das Retroperitoneum inspiziert. Falls erforderlich kann ein Retraktor über den Trokar im Bereich des Hypochondriums eingeführt werden, um hierdurch den Peritonealsack nach medial wegzuhalten. Der Grenzstrang wird identifiziert und vom Promontorium an cranialwärts entfernt (Abb. 6.2).

6.3.2 Bewertung

In einer retrospektiven Studie der Universität Leuven wurden Patienten mit offener Sympathektomie einer zweiten Patientengruppe, die laparoskopisch sympathektomiert worden waren, gegenüber gestellt. In der aus 19 Patienten bestehenden laparoskopischen Gruppe mußte in 4 Fällen zu einem offenen Vorgehen konvertiert werden. Die Dauer der Anästhesie sowie die Schnittnahtzeiten waren laparoskopisch mit durchschnittlich 50 Minuten deutlich länger als bei einem konventionellen Vorgehen. In beiden Gruppen wurde der Grenzstrang über eine Strecke von 6–7 cm unter Einbeziehung von einem bis zu max. 3 Ganglien entfernt. In 9 Fällen kam es zu geringfügigen Komplikationen, wie z. B. einer Neuralgie bzw. einem subcutanen Emphysem. Die Schwierigkeiten der laparoskopischen Sympathektomie ergeben sich aus dem begrenzten retroperitonealen Raum, in dem 3–4 Trokare plaziert werden müssen. Fernerhin muß sorgfältig der Peritonealsack nach medial abgedrängt werden. Kommt es zu einem größeren Einriß, versperrt der vorfallende Dünndarm die Sicht.

Die Pneumoinsufflation des Retroperitoneums wurde erstmals 1983 von Wickham beschrieben. Seitdem wurde sie hauptsächlich für urologische Operationen angewandt. Der retroperitoneale Raum kann durch stumpfe Fingerdissektion, aber auch durch Luftinsufflation unter Zuhilfenahme eines mit wasser- oder luftgefüllten Ballons geschaffen werden. Entscheidend für eine ausreichende Freilegung des Retroperitoneums ist das Fehlen eines Pneumoperitoneums, was durch Einrisse des feinen retroperitonealen Segels entstehen kann. Die konkurrierenden Druckverhältnisse führen sonst dazu, daß das Peritoneum sich ausdehnt und die Sicht auf die retroperitonealen Strukturen verlagert. In diesen Fällen muß eine Veress-Nadel in den intraperitonealen Raum eingelegt werden, um so den intraabdominellen Druck zu reduzieren. Schwierigkeiten können ebenfalls bei der Identifizierung des Musc. psoas auftreten sowie bei der Retraktionen des Peritonealsackes mit dem Darminhalt. Es besteht die Gefahr, daß durch suboptimalen Situs bei einem laparoskopischen Vorgehen ein kürzeres Stück Grenzstrang reseziert wird. In der retrospektiven Studie der Universität Leuven zeigte sich, daß die OP-Zeit mit zunehmender Erfahrung, der Zeitspanne eines offenen Vorgehens angeglichen werden kann. Der postoperative Krankenhausaufenthalt war in beiden Gruppen, ebenso wie die Rekonvaleszenzperiode, identisch.

Die Autoren kommen zu dem Schluß, daß die laparoskopische Sympathektomie ein sicheres Verfahren ist, welches länger dauert als ein offenes Vorgehen, ohne daß jedoch klinisch faßbare Vorteile gegenüber der konventionellen Sympathektomie festgestellt werden konnten. Der wesentlichste Vorteil des minimalinvasiven Vorgehens war das Fehlen größerer Narben und die geringere Inzidenz von postoperativen Narbenhernien oder Muskelrelaxationen. Es muß jedoch offen bleiben bzw. kontrollierten klinischen Studien überlassen werden, ob die computertomographisch gesteuerte Sympathikolyse in Zukunft die chirurgischen Verfahren ablöst. Das Interesse an der Durchführung einer solchen Untersuchung ist jedoch auch aufgrund der kritischen Indikationsstellung zu dieser Maßnahme wahrscheinlich so gering, daß in absehbarer Zeit entsprechende Daten fehlen werden.

6.4 Die thorakoskopische Sympathektomie

Der Truncus sympathicus besteht aus Ganglia und Rami interganglionaris. Er reguliert u.a. die SUDO-Motorik und die Kapillardurchblutung. Die thorakoskopische Unterbrechung der sympathischen Leitungsfasern auf entsprechende Höhe führt zu einer reaktiven Dilatation der peripheren Strombahn und des Kapillarbettes und damit zu einer Verbesserung der Sauerstoffsättigung des Gewebes. Gleichzeitig wird durch die Unterbrechung eine Verminderung der Schweißabsonderung in den korrespondierenden Arealen bewirkt.

Indikationen sind

- das primäre und sekundäre Raynaud-Syndrom oft in Kombination mit einer Resektion der ersten Rippe oder einer Halsrippe,

- Hyperhidrose der Hände oder
- eine Hyperhidrose und Erythrodermie des Gesichts.

Der Eingriff stellt eine symptomatische Therapie dar. Die erstaunliche Regenerationsfähigkeit des Sympathicus kann bei der Behandlung des Raynaud-Syndroms oder einer Endangitis obliterans den operativen Effekt mit der Zeit abschwächen. Die besten Langzeitergebnisse werden immer noch bei der Hyperhidrosis palmae erzielt, bei der relativ viele Patienten dauerhaft geheilt werden können. Bei der thorakoskopischen Behandlung der Hyperhidrose muß jedoch der Patient auf die mögliche Entwicklung einer schuppenden Haut im Handbereich sowie einer passageren Rötung der Handflächen aufmerksam gemacht werden.

6.4.1 Vor- und Nachteile

Der wesentliche Vorteil der thorakoskopischen Chirurgie liegt für den Patienten in der Vermeidung der Thorakotomie. Schmerzen, einschließlich intercostale Neuralgien, können eine häufige Folge der lateralen Thorakotomie sein. Durch einen minimalinvasiven Eingriff wird die kardiorespiratorische Dekompensation vermindert und die Erholungsphase von der Operation für den Patienten verkürzt. Unabdingbare Voraussetzung für einen thorakoskopischen Eingriff ist eine 30°-abgewinkelte Optik, eine Xenon-Lichtquelle, eine Endo-Kamera, ein leistungsstarkes Saug-Spül-System und ein HF-Generator. Dieser sollte mit einer automatischen Steuerung ausgestattet sein, um auch bei der Verwendung modulierten Stromes eine gleichförmige Koagulation zu garantieren. Sowohl monopolare als auch bipolare Anschlüsse müssen vorhanden sein. Als Standardzugang hat sich die Thorakoskopie mit mehreren Trokaren, wie sie ursprünglich von Cushieri in Dundee entwickelt wurde, durchgesetzt. Neben einem Zugang für die Optik werden unter thorakoskopischer Sicht 3 oder 4 Hilfs-Trokare für die Instrumente eingeführt, welche für eine Präparation in zweihändiger Technik erforderlich sind.

Eingriffe am Thorax erfordern, besonders bei Verwendung mehrerer Trokare, eine Lagerung des Patienten, die ein maximales Verschieben des Schulterblattes nach cranial und eine maximale Öffnung der Interkostalräume ermöglicht. Dieses wird durch die Standardlage für die postero-laterale Thorakotomie mit abduziertem Arm und abgeknicktem OP-Tisch erreicht.

In der Literatur werden zahlreiche Methoden zur cervicothorakalen Sympathektomie beschrieben. Dies ist sicherlich auch ein Indiz dafür, daß die optimale Operationstechnik noch nicht vorhanden ist oder publiziert wurde. Neben den transthorakalen- oder transaxillären Zugangswegen, die auch für das Thoracic outlet Syndrom zur Resektion einer Halsrippe oder der ersten Rippe angewandt werden, wurde auch der supraklavikuläre Zugang immer wieder als vorteilhaft dargestellt. Wesentliche Nachteile hierbei sind jedoch die Gefahr des Horner Syndroms, eine Verletzung des Plexus brachialis oder des N. phrenicus. Es kann jedoch auch zur Entstehung eines Chylothorax oder eines Pneumothorax kommen.

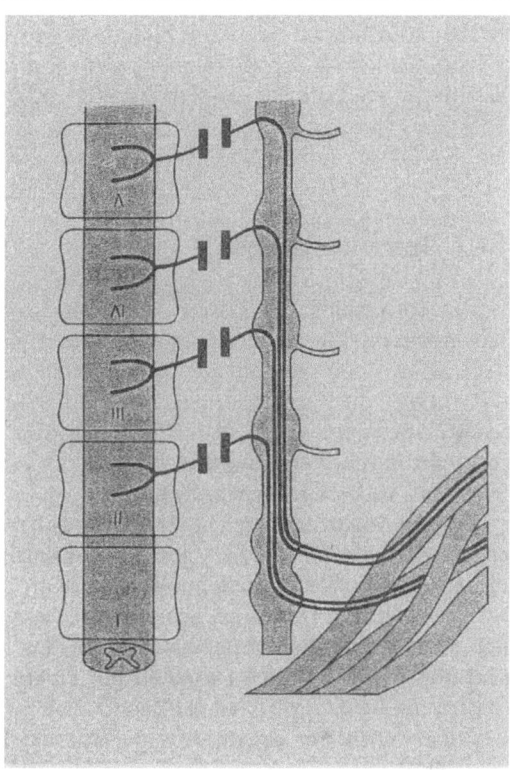

Abb. 6.3. Schematische Darstellung der thorakalen Ganglien und Rami intercommunicantes

Die konventionelle Thorakotomie bietet mehr Sicherheiten, wenn es um die Vermeidung dieser Komplikationen geht. Sie ist jedoch für den Patienten wesentlich belastender und mit einer höheren Morbidität und auch Mortalität verbunden. Die posterolaterale Thorakotomie vor allem in Verbindung mit einer partiellen Rippenresektion oder einer Inzision, die bis in die Schultergürtelmuskulatur erweitert wird, kann mit einem erheblichen Trauma und langanhaltenden postoperativen Schmerzzuständen verbunden sein. 1951 beschrieb Kux erstmals einen minimalinvasiven thorakoskopischen Zugang, der es ihm erlaubte eine cervicodorsale Sympathektomie (Abb. 6.3) durchzuführen (4). Obwohl er 1978 seine Ergebnisse, die sich auf 63 erfolgreich operierte Patienten bezogen, veröffentlichte, wurde seine Methode nur von relativ wenigen Chirurgen aufgenommen. Die Hauptindikation für diesen Eingriff war die Hyperhidrose im Bereich der oberen Extremität. Dadurch, daß minimalinvasive Verfahren eine zunehmende Verbreitung erfahren, rückte auch die thorakoskopische Sympathektomie wieder mehr in den Mittelpunkt des Interesses. In vielen Fällen werden die Ganglien durch Thermoablation oder Alkoholinjektion irreversibel zerstört. In der Literatur werden nur relativ wenige Langzeitergebnisse mit einer Rezidivrate von 2–50% angegeben. Ein möglicher Vorteil des thorakoskopischen Vorgehens besteht in der reduzierten Morbidität und dem hieraus resultierenden kürzeren Krankenhausaufenthalt. Durch die thorakoskopisch kontrollierte Resektion der betreffenden Ganglien kann, da es sich um ein radikaleres Verfahren handelt als die Thermoablation oder die zur Verfügung stehenden chemischen Techniken, die Rezidivrate möglicherweise gesenkt werden.

6.4.2 Operationstechnik

In der amerikanischen Literatur werden die Indikationen für die cervikodorsale Sympathektomie großzügiger gestellt als das im europäischen Bereich der Fall ist. Als wesentliche Indikationen werden die sympathische Reflex-Dystrophie, die Causalgie, das Raynaud Syndrom und die Hyperhidrose genannt. Aber auch eine extrem seltene Indikation bei Patienten mit konservativ nicht einstellbaren kardialen Arrhythmien, hervorgerufen durch ein QT-Syndrom, ist beschrieben worden.

In allen Fällen ist eine Intubationsanästhesie mit einem Doppellumentubus erforderlich. Während des gesamten Eingriffs wird die ipsilaterale Lunge nicht beatmet. Der Patient muß außerdem streng seitlich auf dem OP-Tisch gelagert werden. Dieses gelingt entweder mit einem Vakuumkissen oder seitlich am OP-Tisch angebrachten Stützen. Der ipsilaterale Arm wird abduziert und über dem Kopf des Patienten mit einem Armhalter nach entsprechender Polsterung befestigt. Es ist vorteilhaft den Tisch in der Mitte so abzuknicken, daß die betroffene Brustkorbseite hyperextendiert und der Interkostalraum vergrößert wird. Diese Art der Lagerung ermöglicht außerdem, jederzeit umzusteigen und mit einer konventionellen Thorakotomie die Operation fortzusetzen.

Alle Patienten benötigten 3 Trokare, die nach stumpfem Auseinanderdrängen der Thoraxwandmuskulatur über eine 1-cm-Inzision in den Thorax eingeführt wurden. Der Trokar für die endoskopische Videokamera (30°-Winkeloptik) wurde im fünften oder sechsten Interkostalraum in der mittleren Axillarlinie plaziert. In der posterioren Axillarlinie im gleichen ICR wurde der zweite Trokar für die Präparationsinstrumente gelegt. Als nächstes wurde ein dritter Trokar im Bereich des dritten oder vierten Interkostalraumes in der anterioren Axillarlinie eingeführt. In manchen Fällen kann es erforderlich sein, einen vierten Trokar in der vorderen Axillarlinie im fünften ICR zu plazieren, um hierdurch die Lunge mit einem Retraktor wegzuhalten.

Instrumente

Folgende Instrumente müssen für die thorakoskopische Sympathektomie bereitgestellt werden: Ein Video Turm mit einem, besser aber 2 Monitorsystemen, einer 0°- und einer 30°-Optik sowie einem Spülsaugrohr, das mit einem Haken ausgestattet ist, der es ermöglicht, zu koagulieren (Durchmesser 5 mm). Fernerhin eine laparoskopische Metzenbaumschere, an die ein unipolarer Kauter angeschlossen werden kann sowie eine Faßzange. Bewährt haben sich hierbei z. B. abwinkelbare Faßzangen (Endograsp Fa. Autosuture), die dem Operateur einen wesentlich größeren Spielraum ermöglichen. Unverzichtbar sind außerdem ein laparoskopischer Clip-Applikator und ggf. ein sog. Endoretraktor, um die Lunge wegzuhalten. Es können sowohl Metalltrokare mit einem Klappenventil, wie sie in der abdominellen laparoskopischen Chirurgie angewandt werden, benutzt werden als auch Kunststofftrokare, wie sie für die gaslose Laparoskopie angeboten werden (Fa. Origin). Letztere verursachen durch ihre Flexibilität postoperativ möglicherweise weniger Schmerzen und Interkostalneuralgien als die starren Ventiltrokare aus Metall. Hinzu kommt, daß bei Bedarf der Querschnitt der gaslosen Trokare dadurch vergrößert werden kann, daß man sie mit der Schere längs aufschneidet.

Operationsschritte

Die einzelnen Operationsschritte sehen folgendermaßen aus:

- Einführen des Thorakoskops und Inspektion der Thoraxhöhle sowie Begutachtung der anatomischen Verhältnisse.
- Unter videoendoskopischer Kontrolle werden die 2 Trokare, welche die Präparierinstrumente aufnehmen sollen, eingeführt.
- Adhäsionen werden, falls vorhanden, zunächst gelöst.
- Der Anästhesist stoppt die Beatmung der ipsilateralen Lunge, so daß diese kollabiert. Die Lunge wird zusätzlich mit stumpfen laparoskopischen Instrumenten komprimiert, damit bei offenem Tubus die Luft entweichen kann.
- Die Rippen dienen zunächst als Orientierungspunkte zusammen mit den Interkostalnerven. Ihr Verlauf wird mit der Kamera verfolgt, bis die Wirbelkörper sichtbar werden.
- Dorsal der Wirbelkörper finden sich die sympathischen Ganglien und als weißlich schimmernde längs verlaufende Kette die Nervenfasern.
- Der kraniale Anteil der sympathischen Plexusfasern wird durch die leicht zu identifizierende A. subclavia begrenzt. Damit keine Nerven oder venöse Strukturen verletzt werden, sollten zusätzlich die Interkostalgefäße und Nerven, die V. azygos und die V. subclavia, eindeutig identifiziert werden.
- Die Pleura wird über den sympathischen Fasern inzidiert und durchtrennt.
- Das Nervengeflecht kann dann angehoben und frei präpariert werden.
- Die Rami communicantes der sympathischen Ganglien Th2–Th4 werden geclippt und anschließend scharf durchtrennt.
- Die Präparation reicht bis unmittelbar unterhalb von Th4.
- Nach eindeutiger Identifizierung kann das untere Drittel des Ganglion Stellatum zusammen mit den nach kaudal ziehenden Rami communicantes geclippt und durchtrennt werden. Eine Variante, die jedoch von vielen Gefäßchirurgen abgelehnt wird, da die Gefahr des Horner Syndroms zu groß ist.

- Das teilresezierte Ganglion wird zur histologischen Begutachtung eingesandt.
- Nach ausreichender Spülung werden Blutungen mit einem Clip oder durch die Elektrokoagulation versorgt.
- Die Trokare werden unter Sicht entfernt, um Blutungen aus den Interkostalgefäßen zu erkennen und ggf. zu versorgen.
- Die Videokamera wird zusätzlich zur Sicherheit über den anterioren Instrumententrokar eingeführt, um somit Nachblutungen aus dem Optiktrokar erkennen zu können.
- Unter Sicht der Videokamera wird eine Thoraxdrainage plaziert.
- Anschließend kann nachdem die Lunge mit einem inspiratorischen Druck von 30–40 mmHg beatmet wurde, die adäquate Ausdehnung kontrolliert werden, um Atelektasen zu vermeiden.
- Nach dem zweireihigen Wundverschluß wird die Thoraxdrainage an einen Sog von –15 mmHg angeschlossen.
- Röntgenkontrollaufnahmen werden am OP-Tag sowie am ersten postoperativen Tag angefertigt. Falls diese keinen Restpneu zeigen, kann die Thoraxdrainage am ersten postoperativen Tag wieder entfernt werden.
- Postoperativ genügen in der Regel orale Analgetika, evtl. in Kombination mit einem nichtsteroidalen Antirheumatikum.

Die intraoperative Anordnung der Trokare wird in Abb. 6.4. wiedergegeben.

6.4.3 Die Thorakoskopie mit CO_2-Insufflation

Operationstechnik

Durch eine kleine Hautinzision wird ein 10-mm-Trokar eingelegt und die Druckgrenze bei max. 6 mmHg eingestellt. Sobald die Trokar-Hülse die Pleura parietalis passiert hat, kollabiert der darunterliegende Lungenflügel durch den Effekt des Gasdrucks und der Elastizität des Lungengewebes, so daß die Optik zur Exploration der Pleurahöhle eingeführt werden kann. Anschließend wird der obere anteriore 5-mm-Trokar eingeführt und die Gaszufuhr dann an die Trokar-Hülse umgesetzt. Die 5-mm-Optik wird für einen ersten Rundblick und zur Kontrolle der weiteren Trokar-Plazierungen benutzt.

Die CO_2-Insufflation erfüllt in der thorakoskopischen Chirurgie den Zweck, die Lunge zum Kollabieren zu bringen. Dies wird durch eine Variation der Flowmenge und des Drucks im Thoraxraum erreicht. Dabei darf der Druck innerhalb des Hemithorax 6 mmHg nicht überschreiten, um eine Verlagerung des Mediastinums mit entsprechendem Abfall des Herz-Minuten-Volumens zu verhindern. Die Gaszufuhr sollte 1 l pro Minute niemals überschreiten. Die 10-mm-30°-Optik ist für thorakoskopische Eingriffe am besten geeignet, weil sie dem Operateur den Blick von oben auf den Situs erlaubt und einen raschen Wechsel des Sichtfeldes durch Drehen der Optik ermöglicht. Der Vorteil der geschilderten Technik besteht darin, daß auf einen Dop-

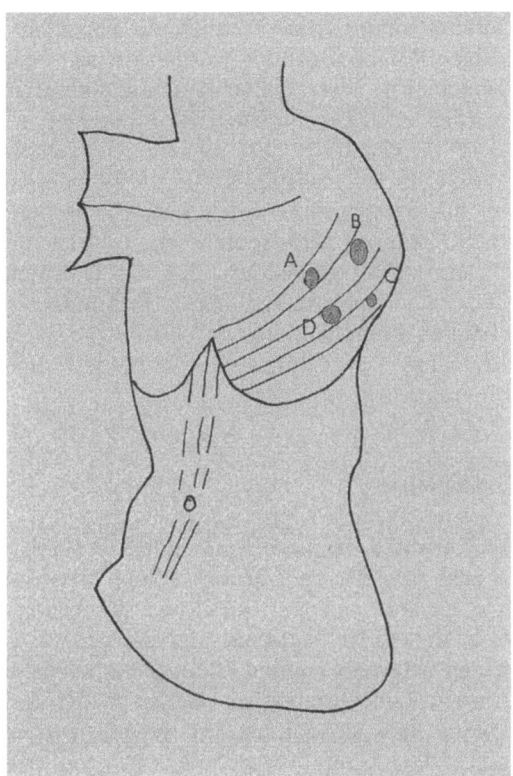

Abb. 6.4. Skizze der Trokarpositionen für die gaslose Operationstechnik mit kollabierter Lunge. Der Eingiff läßt sich mit 2 Instrumenten-Ports (C, B) und einem Kamera-Trokar (D) durchführen. In einigen Fällen ist zusätzlich ein vierter Trokar erforderlich, der einen Endoretraktor aufnimmt, um die kollabierte Lunge zurückzuhalten (A)

pellumentubus verzichtet werden kann, was die Narkoseeinleitung vereinfacht. Die Lunge wird durch das insufflierte CO_2 niedergehalten, ein evtl. zusätzlich erforderlicher Retrakor muß nicht über eine extra Inzision plaziert werden.

In einer Zusammenstellung von Ahn, dessen oben beschriebene Operationstechnik in der eigenen Klinik übernommen wurde, wurde über eine Erfolgsrate von über 90% berichtet (1). Die mittlere Operationsdauer lag bei 2 Stunden. Mit Ausnahme eines Hämatothorax sowie eines Pneumothorax traten keine wesentlichen Komplikationen auf. In 2 Fällen ließ sich postoperativ ein Hornersyndrom beobachten, das jedoch im Verlauf von 1 Woche wieder rückgängig war. Das erste Thorakal-Ganglion bildet gemeinsam mit dem achten Cervical-Ganglion, das Ganglion stellatum, dessen Exstirpation ein komplettes Horner-Syndrom mit hochgradiger Lidspalten und Pupillenenge mit sich bringt. Die Stellektomie gilt deswegen als zwingende Kontraindikation für diesen Eingriff. Die mittlere Krankenhausverweildauer in der Arbeit von Ahn betrug lediglich 2 Tage.

Alternativ zu der geschilderten Technik kann der Eingriff auch mit einem einzigen Endoskop, welches einen oder mehrere Arbeitskanäle besitzt durchgeführt werden. Eine Technik, die vor allem von Wittmoser im deutschsprachigen Raum eingeführt worden ist, sich jedoch in den angelsächsischen Regionen trotz ihrer Einfachheit und Effektivität nicht durchsetzen konnte. Es wurden auch bereits Eingriffe mit einem modifizierten urologischen Endoskop durchgeführt, bei denen das Ganglion thermisch zerstört werden konnte. In den meisten Studien zeigt sich jedoch, daß die thermische Ablation des Sympathikus möglicherweise weniger erfolgreich ist als die Durchtrennung nach Clip-Applikation. In einzelnen Berichten wurde jedoch auch immer wieder geschildert, daß die Thermoablation mit einer höheren Inzidenz von Interkostalneuralgien verbunden ist. Welche Technik mit einer geringeren Komplikationsrate behaftet ist – elektrische Thermoablation versus Resektion nach Cipligatur – ist bis jetzt noch in keiner vergleichenden Studie untersucht worden.

Indikationen

Das Ausmaß der zu resezierenden Ganglien und Rami communicantes kann ebenso wie die Indikationsstellung kontrovers diskutiert werden. Ahn legt großen Wert auf eine Resektion des kaudalen Drittels des Ganglion Stellatum, dessen Nervenfasern und ihr Verlauf, vergrößert durch die Videooptik, genau inspiziert werden können. Er betont, daß nur die nach caudal abzweigenden Rami durchtrennt werden in der Annahme, daß cranialwärts verlaufenden, falls sie durchtrennt werden, ein Horner-Syndrom verusachen können. Diese Operationstechnik wird von vielen Gefäßchirurgen jedoch sehr kritisch beurteilt, da ihrer Meinung nach die Gefahr eines Horner-Syndroms zu groß sei. In den meisten Fällen wird daher das Ganglion stellatum nicht tangiert.

Eine der sichersten Indikationen für die thorakoskopische Sympathektomie bleibt eine pharmakologisch nicht zu beeinflussende Hyperhidrosis der oberen Extremitäten. Diese läßt sich durch einen Eingriff im Bereich des zweiten und dritten Ganglions erfolgreich beheben. Im Gegensatz zu Patienten, die wegen einer arteriellen Verschlußerkrankung sympathektomiert werden, kann bei der Hyperhidrosis mit einem dauerhaften Erfolg gerechnet werden. Insgesamt gesehen kann man jedoch davon ausgehen, daß diese Operationstechnik minimalinvasiv oder konventionell nur in relativ wenigen sorgfältig selektionierten Fällen angewandt werden kann.

Literatur zu Kapitel 6

1. Ahn S, Machleder HI, Conception A (1994) Thoracoscopic cervicodorsal sympathectomy: Preliminary results. J Vasc Surg 20:511–5199
2. Jacobsen H, Bush HS (1963) Effect of bilateral lumbar sympathectomy on experimentally produced intermittent claudication. Surgery 54:617
3. Kountz SL, Laub D, Connolly E (1966) „Aortoiliac steal" syndrome. Arch Surg 92:490

4. Kux E (1951) The endoscopic approach to the vegetative nervous system and its therapeutic possibilities. Dis Chest 20:139-147
5. Litwin MS (1962) Postsympathectomy neuralgia. A M A Arch Surg 84:591
6. Ludbrook L (1966) Collateral arterial resistance in the human lower limb. J Surg Res 6:423
7. MacKenzie D, Loewenthal J (1962) Lumbar sympathectomy and claudication distance. Surg Gynecol Obstet 115:303
8. May AG. DeWeese A, Rob C (1968) Effect of sympathectomy on blood flow in arterial stenosis. Am Surg 158:182
9. Mittelkötter U, Kozuschek W (1997) Die Lumbale Sympathektomie in der Therapie der arteriellen Verschlusserkrankung. Chir Gastroenterol 13 (Suppl 2):25-26
10. Owens C (1957) Causalgia. Am Surg 23:636
11. Persson AV (1985) Selection for patients for lumbar sympathectomy. Surg Chir North Am 65:393-402
12. Shuster S (1994) Lumbar sympathectomy. Lancet 344:1507

7 Kombinierte Revaskularisationstechniken (Hybridverfahren) in der Gefäßchirurgie und ihre Bedeutung

R. Kolvenbach

Die Ballon-Dilatation der Aorta und Iliakalgefäße hat in der Zwischenzeit in der Behandlung von Patienten mit arterieller Verschlußerkrankung vom Bekkentyp eine wesentliche Bedeutung erlangt. Es wird jedoch auch weiterhin ein Bedarf für rekonstruktive Eingriffe der Aortoiliakal-Region nach fehlgeschlagener PTA oder bei Patienten, die für eine endovaskuläre Therapie nicht in Frage kommen, vorhanden sein. Für diese Patientengruppe bietet sich durch Einführung der laparoskopischen Techniken die Möglichkeit einer minimalinvasiven Alternative an. Dieses gilt um so mehr, als daß aufgrund technischer Neuerungen davon ausgegangen werden muß, daß in Zukunft z. B. die aortofemorale Bypassanlage wesentlich einfacher und in einer kürzeren Zeitspanne möglich ist, als es jetzt noch der Fall ist. Die vorliegenden Ergebnisse zeigen, daß die Notwendigkeit einer großen Laparotomie mit einer Inzisionslänge von mehr als 30 cm keine conditio sine qua non in der Gefäßchirurgie mehr ist. Denkbar sind ebenfalls Kombinationstechniken, bei denen sowohl endovaskulär als auch minimalinvasiv vorgegangen wird. Wir überblicken in der Zwischenzeit 6 Fälle, bei denen eine laparoskopische aortoiliakale Rekonstruktion entweder durch Anlage eines AFB oder einer Aortengabel-Desobliteration erfolgte. Dieser Eingriff wurde mit einer Ballon-Dilatation der Nieren-Arterien in Verbindung mit einer Stent-Plazierung kombiniert. In einem Fall wurde zusätzlich eine Ballon-Dilatation der A. femoralis superficialis vorgenommen. Durch dieses kombinierte Vorgehen, alle Dilatationen erfolgten entweder intraoperativ oder am fünften postoperativen Tag, ließ sich sowohl die Morbidität des Eingriffs als auch die Krankenhausverweildauer deutlich reduzieren.

7.1 Fallbeispiel

Das folgende Beispiel soll die Möglichkeiten der Laparoskopie in Kombination mit einem endovaskulären Vorgehen verdeutlichen. Ein 61jähriger Patient wurde zur Durchführung eines Links-Herz-Katheters bei rezidivierend-aufgetretenen pektanginösen Beschwerden stationär aufgenommen. Über die rechten A. femoralis wurde eine hämostatische Schleuse sowie ein Führungsdraht eingeführt und unter Durchleuchtungskontrolle in die Aorta vorgeschoben. Das scheiterte jedoch schließlich, so daß die kontralaterale Seite punktiert werden mußte, über die dann die Untersuchung zu Ende gebracht werden konnte. Sechs Stunden nach der Koronar-Angiographie wurde der Patient, der zwischenzeitlich entlassen worden war, notfallmäßig wieder aufgenommen, da er über zunehmende Rückenschmerzen, die in die linke Flanke ausstrahlten, klagte. Das notfallmäßig-durchgeführte Spiral-CT zeigte eine akute infrarenale Aorten-Dissektion. Angiographisch fand sich ein infrarenales aortales Pseudo-Aneurysma, welches zu einer zunehmenden Schmerz-Symptomatik führte (Abb. 7.1). Aufgrund des Angiogramms und der klinischen Untersuchungsbefunde mußte von einer drohenden Ruptur ausgegangen werden.

Der Patient wurde in den gefäßchirurgischen OP-Raum verbracht und nach Einleitung der Voll-Narkose, wurde die rechte A. femoralis freigelegt. Unter Durchleuchtungskontrolle gelang es jetzt, einen Führungsdraht in der Aorta zu plazieren. Die intraoperative Angiographie in DSA-Technik zeigte eine weit-offene A. mesenterica inferior. Um weitere Manipulationen in der dissezierten Aorta zu vermeiden, wurde auf eine Coil-Embolisation dieses Gefäßes zunächst verzichtet. Als erster Schritt erfolgte nun das Einführen einer endovaskulären Prothese mit einer Länge von 6 cm, die einen Nitinol-Stent aufwies, der von einer Dacron-Prothese ummantelt war. Der Stent-Graft hatte einen Durchmesser von 23 mm. Er wurde in ein Einführungsbesteck geladen und nach der Arteriotomie im Bereich der A. femoralis communis wurde das Einführungsbesteck mit der Stent-Prothese in der Aorta plaziert.

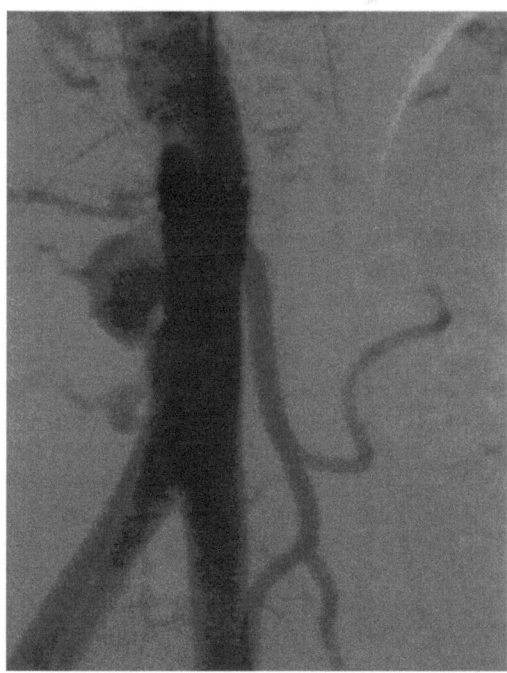

Abb. 7.1. Pseudoaneurysma der infrarenalen Aorta nach iatrogener Dissektion. Die A. mesenterica inferior ist noch weit offen

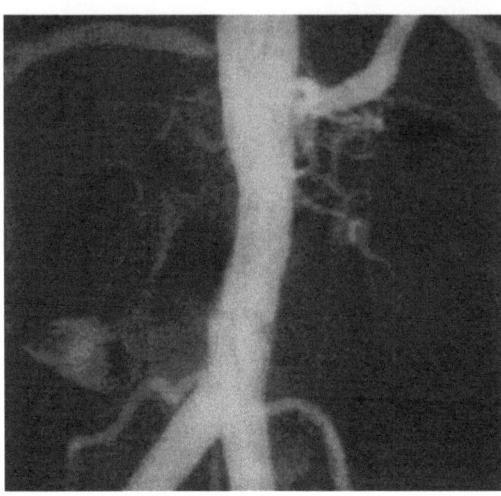

Abb. 7.2. Intraoperative Kontrollangiographie in DSA-Technik. Das Aneurysma ist durch den Stent-Graft vollständig ausgeschaltet

Unmittelbar unterhalb des Abgangs der Nieren-Arterien wurde die Endo-Prothese freigesetzt, wobei das untere Ende bis zur Aortenbifurkation reichte. Auf diese Weise konnte der aneurysmatragende Teil des infrarenalen Aortensegments vollständig ausgeschaltet werden. Die Kontroll-Angiographie in DSA-Technik zeigte, daß keine weitere Perfusion des Pseudo-Aneurysma mehr stattfand (Abb. 7.2).

Nach Entfernung des Einführungsbesteckes wurde der Patient auf die rechten Seite gelagert. Über 2 10-mm-Inzisionen wurde eine retroperitoneale Laparoskopie durchgeführt. Zunächst wurde nach Inzision der Fascia transversalis der Peritonealsack digital stumpf abgeschoben und ein Ballon-Trokar mit einem Fassungsvermögen von 1 l eingeführt. Nach Aufdehnen des Ballons war ein retroperitonealer Raum geschaffen, in den ein zweiter 10-mm-Trokar eingeführt wurde. Es konnte dann von der linken A. iliaca communis an beginnend, die infrarenale Aorta, einschließlich des Abgangs der A. mesenterica inferior, freigelegt werden. Diese wurde mit 2 Titan-Clips verschlossen. Das sodann erneut durchgeführte Kontroll-Angiogramm zeigte keine Füllung der A. mesenterica inferior mehr. Der Patient konnte am vierten postoperativen Tag nach komplikationslosem Verlauf entlassen werden. Alternativ wäre die Möglichkeit einer Coil-Embolisation der A. mesenterica inferior gegeben gewesen, dieses hätte jedoch eine langwierige Manipulation in der Aorta vorausgesetzt. Man hätte entweder vor Plazieren des Stent-Grafts von der dissezierten Aorta aus versuchen können, das Ostium des Gefäßes im Abgangsbereich der Mesenterica inferior zu sondieren, oder es hätte die Möglichkeit bestanden, postinterventionell über die A. mesenterica superior und ihre Verbindungen zum inferioren arteriellen System, die Coils zu plazieren. Beides sind Möglichkeiten, die auch für einen versierten Radiologen mit einer erheblichen Komplexität verbunden sind. Das retroperitoneal-laparoskopische Vorgehen bot sich daher als die einfachere Methode an.

Das vorliegende Beispiel zeigt, welche Möglichkeiten sich durch die Kombination von endovaskulären und laparoskopischen Techniken bieten, um das OP-Trauma für den Patienten so gering wie möglich zu halten. Weitere Anwendungsbeispiele sind die laparoskopische Ummantelung von Aorten-Endo-Grafs, bei denen ein Leck im Bereich des Aneurysmahalses diagnostiziert worden ist. Hier gibt es die Möglichkeit, laparoskopisch eine zusätzliche Ummantelung vorzunehmen, um auf diese Weise das Endoleck nachträglich zu verschließen. Ein weiteres Anwendungsgebiet ist die bereits genannte Vorgehensweise bei Patienten mit chronischem Aortenverschluß und hochgradiger Nieren-Arterien-Stenose, diese nach Anlage eines aortobifemoralen Bypass durch Dilatation und Stent-Plazierung zu behandeln.

7.2 Port-Access-Chirurgie zur Durchführung aortoiliakaler Rekonstruktionen

Eingriffe im Bereich der Aorta und Iliakalgefäße werden normalerweise standardmäßig über einen trans- oder extraperitonalen Zugang durchgeführt. Dieser hat eine Länge von wenigstens 25–30 cm je nach Ernährungszustand des Patienten und der Komplexität des Eingriffes. Protheseninterpositionen im Bereich der Aorta möglicherweise in Kombination mit einem Revaskularisationsverfahren der Nierenarterien erfordern selbstverständlich einen wesentlich größeren Zugang ein iliakofemoraler Bypass. Alternativ zu den standardisierten geschilderten Zugängen wurden in den letzten Jahren mehrfach Techniken beschrieben, die mit wesentlich kleineren Inzisionen als es sonst üblich ist, auskommen. Hierzu zählen die sog. Port-Access-Verfahren. Es handelt sich hierbei um eine relativ kleine Inzision, durch welche der aortale Eingriff mit herkömmlichem Gefäßinstrumentarium durchgeführt wird.

Erste Ansätze zu diesen weniger invasiven Techniken gab es bereits vor 10 Jahren im Bereich der Gallenblasenchirurgie. So wurde immer wieder die Frage gestellt, ob nicht im Gegensatz zu dem konventionellen Rippenbogen-Randschnitt mit Hilfe eines Operationstubus, der einen Durchmesser von 8–9 cm hat, eine Cholecystektomie sicher durchgeführt werden kann. Durch die Einführung der laparoskopischen Techniken und der Weiterentwicklung des video-endoskopischen Instrumentariums sind diese Verfahren weitestgehend in den Hintergrund gedrängt worden und spielen in der Viszeralchirurgie nur noch eine untergeordnete Rolle. Die sog. Port-Access-Verfahren bekommen jedoch, wie im weiteren Teil des Buches gezeigt wird, im Bereich der Herzchirurgie eine zunehmende Bedeutung. Gefäßchirurgisch sind erste Ansätze bereits vor mehr als 5 Jahren beschrieben worden. Es stehen heute prinzipiell 2 verschiedene Techniken zur Verfügung:

1. das von Weber inaugurierte Instrumentarium und
2. der von Stoney entwickelte Halteapparat.

Gemeinsames Merkmal beider Instrumente ist, daß entweder über einen trans- oder einen extraperitonealen Zugang eine relativ begrenzte Inzision von einer max. Länge von 11 cm erforderlich ist, um im Bereich des Retroperitoneums arbeiten zu können.

7.2.1 Das von Weber inaugurierte System

Das von Weber inaugurierte System besteht aus einem speziellen Retraktor (Jakoscope), 2 Retraktorblättern ähnlich einem Thoraxsperrer, die unabhängig voneinander bewegt werden können. Durch Veränderungen des Abstandes zwischen den Retraktorblättern kann ein adäquates Operationsfeld erzielt werden, so daß die Eingriffe mit max. einem Assistenten zu Ende geführt werden können. Zwei fieberoptische Lichtkabel mit entsprechender Hochvoltlichtquelle ausgestattet sorgen für eine ausgezeichnete Illumination des Operationssitus. Das Durchziehen der Prothesenschenkel retroperitoneal zur Leiste geschieht mit Hilfe eine sog. Videotunnelers. Hierbei handelt es sich um ein ähnlich wie ein endotrachialer Tubus geformtes Gerät, welches zusammen mit einem flexiblen Endoskop von der Leiste aus vorgeschoben wird. Durch schrittweise Aufdehnung eines Ballons, der sich an der Spitze des Tunnelierungsgerätes befindet, werden die Schichten des Retroperitoneums auseinandergedrängt. Der Chirurg gewinnt auf diese Weise einen langen retroperitonealen Tunnel, indem zusätzliche Eingriffe wie z. B. lumbale Sympathektomien durchgeführt werden können. Es wird mit modifizierten konventionellen Gefäßinstrumenten gearbeitet, die eine effiziente Bewegung in dem begrenzten Operationsfeld ermöglichen. Die Spitze der meisten Instrumente ist gebogen oder abgewinkelt.

In einer prospektiven Studie, die sich über einen Zeitraum von 4 Jahren erstreckte, wurden 109 Patienten in 2 Gruppen aufgeteilt und entweder konventionell transperitoneal oder mit Hilfe einer Mini-Laparotomie und des genannten Retraktorsystemes operiert. Hinsichtlich des intraoperativen Blutverlustes oder der Komplikationsrate fanden sich keine signifikanten Unterschiede zwischen den Gruppen. Während des postoperativen Verlaufes konnte die orale Nahrungaufnahme signifikant früher in der mit Hilfe des Videoskopes operierten Patientengruppe begonnen werden im Gegensatz zu den konventionell behandelten Fällen. Beide Patientengruppen hatten postoperativ eine signifikante verringerte Vitalkapazität, jedoch war diese Beeinträchtigung weniger signifikant in der video-assistiert operierten Gruppe ausgeprägt als bei konventionell operierten Patienten. Hinzu kommt, daß der postoperative Krankenhausaufenthalt sich durch Anwendung des speziellen Retraktorsystemes ebenfalls signifikant verringern ließ.

Weber folgert aus seinen Erfahrungen, daß eine Mini-Laparotomie mit einem max. Durchmesser von 8 cm für den Patienten erhebliche Vorteile hinsichtlich der physiologischen Beeinträchtigungen nach dem operativen Trauma mit sich bringt (2, 3). Hinzu kommt, daß ein aortoiliakaler Eingriff mit nur einem Assistenten durchgeführt werden kann. Es werden standardisierte konventionelle Gefäßrekonstruktionen wie z.B. die Anlage aortobifemoralen Bypass oder eine Desobliteration der Aortoiliakal-Gefäße durchgeführt. Der einzige Unterschied besteht in dem wesentlich verringerten Zugang, der die Operation jedoch bei adipösen Patienten erheblich erschweren kann. Die erforderliche Inzision ist noch deutlich größer als bei einem laparoskopisch assistierten Vorgehen (1, 4).

7.2.2 Der Aorto-Port von Stoney

Alternativ zu dem geschilderten Verfahren gibt es die Möglichkeit, im Rahmen einer Port-Access-Chirurgie den sog. Aorto-Port von Stoney einzusetzen. Es handelt sich hierbei um ein modifiziertes Retraktorsystem, den sog. Omnitrakt, der seit vielen Jahren bereits in der Gefäß- und Visceralchirurgie verwandt wird (Abb. 7.3). Der Aorto-Port besteht im wesentlichen aus einer verkleinerten Ausgabe des Omnitraktsystemes mit speziellen Retraktorblättern und verkleinerten Klemmschrauben. Hierdurch läßt sich analog zur Port-Access-Chirurgie im Bereich des Herzens über eine 10–11 cm lange retroperitoneale Inzision die Aorta darstellen. Auf video-endoskopische Techniken kann hierbei vollkommen verzichtet werden. Der Eingriff wird ebenfalls mit konventionellen gefäßchirurgischem Instrumentarium durchgeführt. Die Tunnellierung von der infrarenalen Aorta zur Leiste erfolgt in herkömmlicher Weise unter digitaler Kontrolle. Die Inzision, die für diesen Eingriff erforderlich ist, ist mit 11 cm wesentlich ausgedehnter als bei einem vergleichbaren laparoskopisch-assistierten Verfahren oder der oben geschilderten Technik von Weber.

Gemeinsames Merkmal der genannten Verfahren ist, daß über einen trans- oder retroperitonealen Zugang ein Aorteneingriff durchgeführt werden kann ohne die sonst erforderliche ausgedehnte Inzision, die bis zu 30 cm lang sein

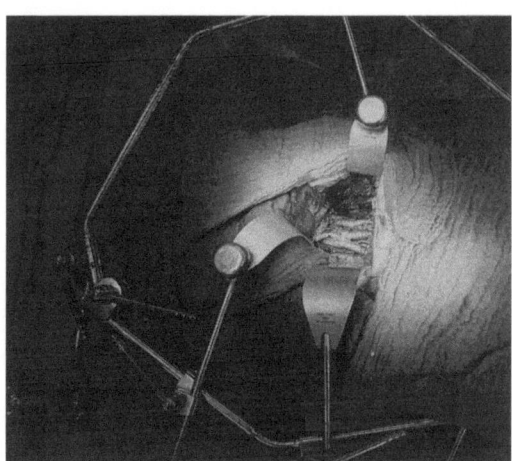

Abb. 7.3. Anordnung der Retraktoren (Omnitraktsystem) bei einem extraperitonealen Zugang zur Anlage eines aortofemoralen Bypass

kann. Die Lernkurve und der technische Aufwand sind weniger ausgeprägt als bei laparoskopischen Verfahren, so daß Port-Access-Techniken auch von Chirurgen mit wenig Erfahrungen in der video-endoskopischen Chirurgie durchgeführt werden können. Nachteilig bleibt der immer noch relativ große Zugang, der deutlich länger ist als eine Mini-Laparotomie, wie sie bei laparoskopisch-assistierten Techniken erforderlich ist.

Literatur zu Kapitel 7

1. Ahn SS, Clem MF, Braithwaite MA, Conception A (1995) Laparoscopic aortofemoral bypass initial experience in an animal model. Ann Surg 222:677–683
2. Weber G, Jako G (1995) Freilegung der Bauchaorta durch retroperitonealen Zugang für Aorto-Iliakale Rekonstruktion. Chirurg 66:146–150
3. Weber G, Jako G (1995) Initial experiences with a new type of videoendoscope for abdominal vascular surgery. Surg Endosc 9:584
4. Weber G, Jako G (1995) Retroperitoneal „Mini" approach for aortoiliac reconstructive surgery. Vascular Surgery 5:387–392

8 Angioskopisch-unterstützte Eingriffe

P. Stierli

8.1 Geschichte der Angioskopie

Unter Angioskopie oder vaskulärer Endoskopie versteht man die endoskopische Untersuchung der inneren Oberfläche von Blutgefäßen und Gefäßprothesen. Moderne Entwicklungen, Gefäßerkrankungen durch endoluminale Techniken wie Ballonangioplastie oder Aterektomie zu behandeln, sowie Bypassrekonstruktionen zu Unterschenkel- oder Fußarterien anzulegen, zeigen die Probleme der als Goldstandard bezeichneten Arteriographie immer deutlicher. Das Angiogramm gibt nur ein zweidimensionales Bild der inneren Gefäßoberfläche und verliert viel detaillierte Information.

Zwei Probleme ergeben sich zwangsläufig bei der Angioskopie: der kleine Durchmesser von Gefäßen, die beurteilt werden sollten und das Vorhandensein von Blut, einem nicht transparenten Medium.

Die moderne Angioskopie hat ihren Ursprung in Versuchen, kardiale Erkrankungen endoskopisch zu beurteilen. Rhea und Walker waren 1913 wahrscheinlich die ersten, die ein Kardioskop benutzten, bestehend aus einem rigiden Tubus mit einer Linse am distalen Ende, welche gegen die Innenfläche des Herzens gepreßt wurde. Sie publizierten ihre Daten nicht, jedoch Cutler, Levine und Beck (15) beschrieben und fotografierten dieses Kardioskop in einer Publikation über die Behandlung der Mitralstenose. Die Problematik dieses Kardioskopes bestand darin, daß die Sicht durch Blut zwischen der Linse und der Herzinnenfläche schlecht war. Auch Cutler, welcher dieses Kardioskop während einer Thorakotomie bei Hunden transventrikulär oder transaurikulär ins Herz einführte, konnte nichts sehen. Allen und Graham (2) modifizierten 1922 die distale Linse, so daß sie eine konvexe Form hatte, und waren damit fähig, mit einem elektrischen Licht in der Nähe der Spitze befriedigende Sichtverhältnisse zu erreichen. Harken und Glidden (24) benutzten einen aufblasbaren transparenten Ballon im Bereich der distalen Linse, welcher das Blut verdrängen konnte. Leider wurde dadurch der intrakardiale Blutfluß behindert.

Carlens und Silander (9) beschrieben 1961 eine neue Methode für die Inspektion des rechten Herzens ohne Thorakotomie. Sie verwendeten ein 90°-gewinkeltes, rigides Endoskop mit einem Durchmesser von 4 mm mit einem transparenten Ballon an der Spitze. Der Weg ins rechte Herz führte über die Vena jugularis interna und gab befriedigende Bilder von anatomischen Details des rechten Vorhofes. Weitere Studien (10) mit einem ähnlichen Instrument von 7 mm Durchmesser führten zu guten Ergebnissen bei 7 Patienten, hauptsächlich um einen Vorhofseptumdefekt zu diagnostizieren. Auch andere Strukturen wie Koronarsinus, Trabekel des Vorhofes, das Vorhofseptum und die Basis und Kommissur der Valvula tricuspidalis wurden gesehen. Die V. jugularis interna wurde nach der Kardioskopie ligiert. Die Expansion des Ballons im rechten Vorhof bewirkte keine wesentlichen hämodynamischen Probleme. Gamble und Ennis (18) waren die ersten, die 1967 ein Fiberskop benutzten, um damit durch eine periphere Arterie zum Herz zu gelangen und dieses zu skopieren. Das Licht wurde von einer Lichtquelle über kleine fiberoptische Bündel übertragen, das Bild über ein weiteres fiberoptisches Bündel wieder zurückgetragen. Wiederum wurde an der Spitze ein durchsichtiger Silikon-Latex-Ballon benutzt. Die Autoren berichteten über gute Bilder im linken Herz von Hunden und konnten die Aortenklappe, den linken Ventrikel und die Mitralklappe beurteilen.

Die Idee, das Blut durch Infusion einer klaren Flüssigkeit zu verdrängen, geht auf Pinet (52) zurück. Er beschrieb die Schwierigkeiten und die Traumatisierung durch diese Druckinjektion in die intakten Gefäße von Tieren. Die perkutane Koronarangioplastie, Thrombolyse und Laser-Therapie haben weitere Experimente wie z. B. die Koronarangioskopie gefördert (69, 70).

Die periphere Angioskopie begann mit Vollmar und Junghans (72) 1969. Damals wurde ein rigides Endoskop in die Arteria femoralis eingeführt, um die Gefäßinnenwand nach einer halbgeschlossenen Endarterektomie mit dem Ringstripper zu beurteilen. Eine Zusammenfassung dieser frühen Erfahrungen durch Vollmar und Storz erfolgte 1974 (74). Vollmar definierte die Bedingungen für eine erfolgreiche optische Kontrolle der Gefäßinnenfläche folgendermaßen:

1. Temporäre Behinderung des Blutflußes,
2. Ersatz des Blutes durch ein transparentes Medium,
3. Benutzung eines sterilen Endoskops mit entsprechendem Durchmesser, Länge und guter optischer Qualität.

Voraussetzung war eine Kaltlichtquelle von hoher Intensität. Greenstone (21) testete ein flexibles Choledochoskop mit einem Durchmesser von 7 mm. Towne und Bernhard (67) beschrieben 1977 die Angioskopie bei 35 Carotisendarterektomien. Der Endpunkt der blinden Carotis-externa-Desobliteration wurde mittels rigidem Endoskop beobachtet. Die Autoren fanden pathologische Befunde bei 25 von 35 Patienten (71%). Dabei stellten sie Intimastufen und embolisches Material fest. Bei 13 Patienten wurde nach Shuntentfernung auch der Endpunkt der Carotis-interna-Desobliteration untersucht, was in 2 Fällen zur nachträglichen Entfernung von Intimaresten führte.

In den 80er Jahren wurden die ultradünnen flexiblen Angioskope entwickelt, da die fiberoptische Technologie sprunghafte Fortschritte verzeichnete. Zusätzlich konnte das Bild mittels Videokamera vergrößert und gespeichert werden. Die Entwicklung immer dünnerer Instrumente ermöglicht heute sogar die perkutane Angioskopie (5, 6, 7, 11).

Vollmar und Loeprecht [19] beschrieben 1987 3 Typen von Instrumenten für die vaskuläre Endoskopie:

Typ A: rigides Endoskop, 6 mm Durchmesser,
Typ B: flexibles Fiberendoskop, Durchmesser 4-6 mm und
Typ C: miniflexible Endoskope, Durchmesser 1,7-2,7 mm.

In dieser Publikation wurden von den Autoren folgende Indikationen für die vaskuläre Endoskopie angegeben:
1. Arterielles System:
   1. Halboffene Thrombendarterectomie (aortoiliacal oder femoropoliteal),
   2. Embolektomie (aortoiliacal und peripher) und
   3. Lumenkontrolle von vaskulären Prothesen und Venen.
2. Venöses System:
   1. Venöse Thrombectomie (speziell im iliofemoralen Segment),
   2. Intraluminale Diagnose von Stenosen und Beurteilung der Klappenfunktion und
   3. Kontrolle von eingesetzten Prothesen im iliocavalen Stromgebiet.

Folgende Komplikationen wurden angegeben:
1. Mechanische Läsionen der Gefäßwand: Perforation oder Dissektion, Überdehnung durch unkontrollierten Druck, Venenklappenläsionen,
2. Infektion: Lokale bakterielle Kontamination oder Septikämie und
3. Überinfusions-Syndrom.

Mehigan und Olcott (43) stellten 1986 fest, daß die Angioskopie in vielen Fällen eine akzeptable Alternative zur intraoperativen Angiographie darstellte. Sie wiesen darauf hin, daß die Blutgefäßinnenwand unter kontinuierlichem Fluß von Flüssigkeit inspiziert werden konnte, so daß auch die dynamischen Aspekte zu beobachten waren. Grundfest (22), White (79) und Segalowitz (60) betonten die Bedeutung der Angioskopie im intraoperativen Management von peripheren Thromboembolektomien. In bis zu 80% der Fälle wurden residuelle Thrombenmassen im Gefäß durch die Angioskopie entdeckt. Grundfest (23) fand durch die Angioskopie in 47% von femorodistalen In-situ-Rekonstruktionen residuelle oder nicht adäquat inzidierte Venenklappen. Diese Zahlen stehen im Gegensatz zu der 5%igen Inzidenz residueller Klappensegel, die durch Arteriographie zu finden sind (36). Miller (45) fand mit dem Angioskop 15,9% residuelle Klappen nach sog. blinder Valvulotomie.

Fleisher (17) war der erste Autor, der die angioskopisch geführte Venenklappen-Ausschaltung (Valvulotomie) in der V. saphena im Journal of Vascular Surgery 1986 beschrieb. Er verwendete dazu ein flexibles Angioskop mit einem Durchmesser von 3,3 mm und einem separaten Spülkanal. Die Saphena magna wurde durch eine kontinuierliche Hautinzision freigelegt. Das Angioskop wurde nach Herstellen der proximalen Anastomose und Unterbrechung des Blutflusses durch einen proximalen Seitenast in die Vene eingeführt. Die Saphena magna wurde durch eine kontinuierliche Spülung mit heparinisierter Kochsalzlösung via Spülkanal des Angioskops gedehnt und gespült. Durch die

Spülung wurden die Klappen geschlossen und der Blutfluß aus den offenen Seitenästen verhindert. Ein Valvulotom (Klappenschneidegerät) wurde durch einen distalen Seitenast in die Vene eingeführt und ins Blickfeld des Angioskopes gebracht. Die Valvulotomie erfolgte erstmals unter direkter angioskopischer Sicht. Matsumoto (42) beschrieb die gleiche Technik mit einem 2,8 mm-Angioskop 1987. Zusammen mit Woelfle, Loeprecht und Weber (87) wurde neben der endoskopisch geführten Valvulotomie auch die endoluminale Identifikation der relevanten Seitenäste beschrieben. Dabei wurde das Licht der Angioskopiespitze benutzt, um den gesichteten Seitenast auf der Haut durch Diaphanie zu markieren. Durch eine kleine Zusatzinzision wurde der Seitenast geclipt oder ligiert. Damit wurde die Technik der halboffenen angioskopisch geführten In-situ-Bypasspräparation beschrieben (30, 64, 87, 88). 1991 (63) beschrieb der Autor erstmals eine Methode zur angioskopisch geführten Valvulotomie und Seitenastembolisation an der menschlichen V. saphena magna zur halbgeschlossenen Anlage eines femorodistalen In-situ-Bypasses.

8.2 Instrumente

Flexible Angioskope in verschiedenen Stärken werden von mehreren Herstellern angeboten. Im wesentlichen wird unterschieden zwischen resterilisierbaren Instrumenten und Instrumenten, welche im Sinne eines optischen Katheters einmal oder mehrmals benutzt werden. Heute werden nur noch Geräte verwendet, die das Bild über eine Kamera auf einen Video-Monitor übertragen. Es gibt Geräte auf dem Markt, die mit bereits bestehenden video-endoskopischen Ausrüstungen im Operationssaal kombiniert werden können. Xenon-Lichtquellen sind Standard. Praktisch sind Angioskope ohne Okular, die daher nicht im sterilen Operationsfeld mit der Kamera gekoppelt werden müssen. Bei diesen Geräten sind Optik und Kamera im Angioskopie-Turm außerhalb der sterilen Zone untergebracht.

Je nach Durchmesser besitzen flexible Angioskope einen Spülkanal, wodurch das Blut von einem transparenten Medium ersetzt werden kann. Der Druckverlust innerhalb dieses Spülkanales ist erheblich, so daß in der Regel eine Spülpumpe zu verwenden ist. Diese ermöglicht eine druckkontrollierte Applikation von Spülflüssigkeit. Der Druck, der in einem zylindrischen Rohr aufgebaut werden muß, um einen bestimmten Fluß zu erzielen, wird durch das Gesetz von Hagen-Poiseuille beschrieben. Dieser Druck ist direkt proportional zur Länge des Tubus, zur Flußmenge und Viskosität der Flüssigkeit sowie umgekehrt proportional zur vierten Potenz des Innenradius des Tubus. Dies bedeutet, daß in langen Kathetern mit kleinen Durchmessern nur ein hoher Pumpendruck entsprechende Flußmengen generieren kann. Der Druck am Ende eines Katheters ist deshalb nur ein Bruchteil vom Druck am Pumpenausgang. Angio-Pumpen messen die Flowmenge, so daß die in den Patienten infundierte Spülflüssigkeit meßbar ist. Die Angio-Pumpe wird zur Herstellung eines In-situ-Bypass unter Verwendung des Spül-Valvulotoms nicht benötigt (siehe Kapitel 8.3.4).

Der Durchmesser des Angioskopes sollte in Relation zum Durchmesser des untersuchten Gefäßes stehen. Ein dünnes Angioskop in einem weitlumigen Gefäß ergibt einen schlechten Überblick, da die Instrumentenspitze in der Regel nicht steuerbar ist. Nur für diese Fälle ist eine steuerbare Instrumentenspitze wünschenswert, bei allen anderen Anwendungen läßt sich durch Rotationsbewegungen des Endoskopes eine gute Übersicht erzielen. Je nach Anwendungszweck des Angioskopes muß sicherlich ein dünneres und ein kaliberstärkeres Instrument angeschafft werden. Der übliche Bereich im klinischen Alltag liegt zwischen 1,4 und 2,8 mm Durchmesser.

Flexible Angioskope sind heikle Instrumente und müssen sorgfältig behandelt werden. Ohne entsprechende Maßnahmen kommt es rasch zum Bruch von optischen Fasern und damit zur Abnahme der Bildhelligkeit und Qualität. Durch sachgemäße Anwendung und Pflege können Mehrfach-Angioskope über 100mal angewendet werden.

8.3 Eingriffe

8.3.1 Venöse Thrombektomie

Unbestritten gibt es Indikationen zur chirurgischen Behandlung der akuten iliofemoralen Venenthrombose. Die Resultate der Chirurgie sind abhängig vom Alter des Thrombus und von der Vollständigkeit der Entfernung von Thrombenmassen. Wack (75) berichtete 1995 über die große Erfahrung des Augsburger-Zentralklinikums in der Angioskopie bei der venösen Thrombektomie. Der Autor konnte in 57% aller Fälle residuelle Thrombenmassen mittels Angioskopie entdecken. Auch andere Pathologien, wie z.B. ein Venensporn, wurden sichtbar. Die intraoperative Phlebographie hat vor allem in der Beckenetage den Nachteil, daß die thrombectomierte Vene nur in einer Ebene beurteilt werden kann, was zur häufigen Fehlinterpretation bezüglich residueller Thrombenmassen führt. Residuelles Thrombenmaterial kann für postoperative Lungenembolien oder Rezidiv-Thrombosen verantwortlich sein (37).

Operationstechnik

In Intubationsnarkose erfolgt ein Zugang zur femoralen Venengabel auf der thrombosierten Seite. Die Gegenseite wird nicht freigelegt. Nach systemischer Heparinisierung wird die V. femoralis communis im Zuflußbereich der Vena profunda femoris eröffnet. Der Oberkörper des Patienten wird hochgelagert. Bei frischem Thrombus quellen nach Gefäßinzision Thrombenmassen spontan hervor. Die Thrombektomie nach proximal erfolgt vorerst mit einem Fogarty-Katheter. Nach diesem Manöver wird der gleiche Katheter dazu verwendet, das Ostium der V. iliaca communis zu blockieren, um den Rückfluß aus der V. cava zu verhindern. Wir verwenden ein flexibles Angioskop mit einem Durchmesser von 2,8 mm und einem Spülkanal. Dieses wird durch die Venotomie nach proximal eingeführt. Die Spülung erfolgt über eine Angiopumpe. Damit kann der Rückfluß aus der V. iliaca interna sowie Lumbalvenen verhindert werden. Die Vollständigkeit der Thrombektomie wird überprüft und ggf. werden weitere Fogarty-Manöver angeschlossen.

Bei adhaerenten Thromben empfiehlt es sich, spezielle Katheter zu verwenden. Auch vorsichtige Manöver mit einem konventionellen Ringstripper sind geeignet. Schließlich erfolgt eine nochmalige Inspektion des Venenlumens unter besonderer Beachtung einer eventuellen Stenosierung. Die distale, d.h. femoro-popliteo-crurale Thrombektomie erfolgt gewöhnlich durch Auswickeln der Extremität und Ausklopfen von Thrombenmassen. Auch die Profunda femoris muß thrombektomiert werden. Die retrograde Angioskopie nach distal ist möglich, ohne die delikaten Venenklappen zu zerstören. Die Spitze des Angioskopes wird während der Spülung bis zu einer Klappe vorgeschoben. Daraufhin wird die Spülung kurz unterbrochen, was die Klappe sofort öffnet. In diesem Moment kann das Angioskop durch die geöffnete Klappe weiter nach distal geführt werden. Auf diese Weise gelingt es, bis zum Kniegelenk oder noch weiter distal die Vollständigkeit der Thrombektomie im Bereiche des Hauptleiters zu kontrollieren.

Ein weiteres Verfahren zur vollständigen distalen Thrombektomie ist die lokale Thrombolyse mittels Ukidan über eine Fußvene. Bei der Angioskopie ist die mögliche Flüssigkeitsüberlastung des Patienten durch verabreichte Spüllösung zu beachten. Hier hilft die Kommunikation mit dem Anästhesisten und die Mengenangabe durch die Angio-Pumpe.

Nach Verschluß der Venotomie kann eine kleine AV-Fistel in der Leiste angelegt werden. Diese führt in der Beckenvene zu erhöhtem Fluß. Nach der Operation wird die Extremität wie bei der konservativen Behandlung komprimiert, und es erfolgt eine Antikoagulation.

8.3.2 Klappenplastik bei venöser Insuffizienz

In geeigneten Fällen, bei Klappeninsuffizienz im tiefen Venensystem, können der Ersatz oder die Reparatur von beschädigten Klappen die venöse Hämodynamik entscheidend verbessern. Gloviczki (20) berichtete 1991 über die angioskopisch geführte Venenklappenraffung im Bereiche der V. femoralis. Dabei wurde das Angioskop durch einen Seitenast der V. saphena magna in die V. femoralis superficialis eingeführt. Die Venenklappe im Bereiche der Einmündung der V. profunda femoris wurde mit dem Angioskop zentriert und eingestellt. Durch den Spülflüßigkeitsdruck über den Spülkanal konnte die Insuffizienz der Klappe sehr gut dokumentiert werden. Die Klappe wurde durch Stiche von außen mit einigen Prolene-7-0-Nähten gerafft, bis die Klappensegel sich wieder suffizient schließen konnten. Um eine weitere Dilatation der Vene mit erneuter Klappeninsuffizienz zu verhindern, wurde die Vene in diesem Bereich mit einem externen Cuff aus prothetischem Material umhüllt.

Auch Lermusiaux (35) berichtete kürzlich über eine ähnliche Methode, mit der 4 Patienten behandelt wurden. Daneben erfolgte ein Stripping von insuffizienten oberflächlichen Venen und die subfasciale Ligatur von insuffizienten Perforatoren. Bei allen Patienten konnte duplexsonographisch und in der deszendierenden Phlebographie postoperativ kein Reflux mehr nachgewiesen werden.

8.3.3 Thromboembolektomie und Endarterektomie

Eine intraoperative Qualitätskontrolle nach Thromboembolektomie von Arterien und Grafts ist nötig, einerseits um die Ursache des thrombotischen Geschehens zu finden, andererseits um größere residuelle Thrombenmassen zu erfassen. Bei halboffener Endarterektomie muß die Qualitätskontrolle Intimastufen und residuelle Lefzen erfassen.

Die Endarterektomie der Beckenetage bei arteriosklerotischen Veränderungen ist ein gängiges und erfolgreiches gefäßchirurgisches Verfahren. Zur Endarterectomie der A. iliaca externa, respektive A. femoralis communis, reicht in der Regel ein inguinaler Zugang. Nach Entwickeln einer geeigneten Endarterektomie-Schicht erfolgt mit dem Ringstripper die retrograde geschlossene Entfernung des endoluminalen Zylinders. Vor diesem Manöver wird durch den Ringstripper ein geeigneter Okklusions-Ballonkatheter in die Beckenetage eingeführt. Dieser blockiert den in-flow und ermöglicht die nachfolgende angioskopische Qualitätskontrolle. Der die Sicht behindernde Rückfluß aus der A. iliaca interna und anderen Seitenästen wird vom Spülstrahl der Spülpumpe durch das Angioskop verhindert. Angioskopisch können damit das proximale Dissektionsende und die gesamte endarterektomierte Strecke überprüft werden. Größere Intimalefzen und Kalkreste werden mittels Faßzange aus dem Arthroskopie-Instrumentarium entfernt.

Erfolgt die Endarterectomie proximal bis in die A. iliaca communis, empfiehlt sich, das Gefäß über einen retroperitonealen Zugang zu öffnen. Dabei kann auch der Dissektionsabbruch im Bereiche der A. iliaca interna beurteilt werden. Bei dieser Technik wird die geschlossene Strecke der Endarterektomie, wie vorher beschrieben, angioskopisch beurteilt. Infrainguinale Thromboembolektomien können ebenfalls angioskopisch untersucht werden. Dabei erfolgt eine antegrade Angioskopie nach konventionellem Thrombektomie-Verfahren mit dem Ballonkatheter. Der arterielle Rückfluß wird durch Spülflüssigkeit kompensiert. Damit kann durch den alleinigen inguinalen Zugang die Unterschenkel-Trifurkation beurteilt werden. Durch Sichtbarmachung der einzelnen Ostien kann der Ballonkatheter selektiv in einzelne Unterschenkelarterien eingeführt werden (Blockade eines Lumens mit dem Angioskop). Dabei kann die Vollständigkeit der Thrombektomie im angioskopisch eingesehenen Bereich gut beurteilt werden. Ein großer Nachteil ist die fehlende Möglichkeit zur Beurteilung der Ausflußverhältnisse, so daß in diesem Fall zusätzlich die intraoperative Angiographie notwendig ist. Verschiedene Arbeiten (60, 78) sprechen für die hohe Sensitivität der Angioskopie. Allerdings hat die Angioskopie in den letzten Jahren in diesem Einsatzbereich an Boden verloren, da die Angiographie damit nicht ersetzt werden kann(1).

Die Angioskopie wird auch zur Qualitätskontrolle nach Endarterektomie von Nieren- und Visceralarterien beschrieben (55). Dabei wird festgehalten, daß die Angioskopie eine sensitive Überwachungsmethode darstellt, die einfach zu interpretieren ist. Eine weitere, praktische Verwendung ergibt sich nach Eversions-Endarterektomie der A. carotis interna zur Beurteilung der cranialen Intimastufe. Im gleichen Arbeitsgang kann die craniale Stufe der endarterektomierten A. carotis externa eingesehen werden. Ob damit die Anforderungen an eine intraoperative Qualitätskontrolle nach Eingriffen an der A. carotis erfüllt werden, müssen weitere Studien klären.

Die angioskopische Kontrolle nach Thrombektomie von okkludierten suprainguinalen Grafts wurde mehrfach beschrieben. So fand White (79, 80) relevante Konsequenzen nach angioskopischer Qualitätskontrolle, welche die Rethrombektomie bewirkten. Gleiche Resultate wurden von LaMuraglia (29) berichtet. Bei 20 Graftschenkel-Thrombektomien wurden elfmal (55%) größere residuelle Thrombenmassen angioskopisch festgestellt. In diesen Fällen konnten diese Thrombenmassen durch erneute endovaskuläre Thrombektomiemanöver erfolgreich entfernt werden.

Operationstechnik

Ein okkludierter Graftschenkel wird inguinal freigelegt, damit die zugrunde liegende Stenose oder das Anastomosen-Aneurysma korrigiert werden kann. In einigen Fällen muß die Ausstrombahn korrigiert werden. Nach erfolgreichen Thrombektomie-Manövern nach proximal wird der Einstrom mittels Ballon-Okklusionskatheter blockiert. Es empfiehlt sich, beim Thrombektomie-Manöver einerseits spezielle Graft-Thrombektomie-Katheter zu verwenden, und andererseits während der Thrombektomie der Bifurkation eines Y-Graftes die kontralaterale Leistenarterie kurzfristig manuell kräftig zu komprimieren, um Thrombusembolien in die kontralaterale untere Extremität zu verhindern. Ist der in-flow wiederhergestellt, wird dieser mittels Ballon-Okklusions-Katheter gestoppt. Das Angioskop mit Spülkanal wird eingeführt und der Graft wird auf vollständige Thrombektomie oder Knickbildungen geprüft. Es empfiehlt sich, den Graft vollständig zu thrombektomieren, d.h. die Neointima wird mitentfernt. Je nach Befund sind weitere endovaskuläre Thrombektomie-Manöver notwendig. Beschrieben sind auch angioskopische Kontrollen von infrainguinalen autologen Rekonstruktionen nach Wiedereröffnung eines Verschlußes (27). Gemäß eigener Erfahrung eignen sich nur frische oder partielle Thrombosen von infrainguinalen Venenbrücken zur Thrombektomie oder kathetertechnischen Lyse. Durch das Öffnen der Rekonstruktion kann die dem Verschluß zugrunde liegende Läsion angioskopisch oder angiographisch demaskiert werden. Vor allem bei Frühverschlüßen lohnt sich die intraoperative Angioskopie zur Erfaßung von intraluminalen Problemen der Vene und zur Erfaßung von technischen Fehlern im Bereiche der Anastomosen. Ebenfalls kann die Vollständigkeit der Thrombektomie überprüft werden, wobei zu heftige Ballonkatheter-Manöver zu ausgedehnten Endothelschäden und damit zu späteren Problemen führen können. Die hohe Sensitivität der Angioskopie für residuelle Klappensegel oder intraluminale Venenveränderungen wird im Kapitel 8.3.4 dokumentiert.

8.3.4 Bypass- und Anastomosen-Kontrolle während infrainguinaler autologer Rekonstruktionen

Die Idee, ein Venentransplantat perioperativ mit dem Angioskop zu kontrollieren, geht auf Vollmar und Loeprecht (73, 74) zurück. Fleisher (17), Woelfle und Loeprecht (88, 87) beschrieben die angioskopisch kontrollierte Venenpräparation für den In-situ-Bypass. Dabei geht es hauptsächlich um die Kontrolle der vollständigen Klappen-Ausschaltung. Es sind 2 wesentlich unterschiedliche Vorgehensweisen zu differenzieren:

- Konventionelle Venenklappendurchtrennung mit einem Venenklappenstripper im sog. blinden Verfahren mit anschließender endoskopischer Kontrolle der Vollständigkeit der Klappeninzision (81, 87, 88) und
- Venenklappen-Durchtrennung unter direkter angioskopischer Sicht gleichzeitig mit endoluminaler Seitenastlokalisation (30, 42, 43, 46, 64).

Entwicklung verschiedener Valvulotome

Verschiedenste sog. Klappenschneider (Valvulotome) wurden entwickelt und beschrieben (8, 12, 32, 47). Nicht alle Valvulotome eignen sich in Kombination mit dem Angioskop. Die angioskopisch kontrollierte Klappeninzision ist nur sinnvoll, wenn diese direkt unter Sicht erfolgt. Die beschriebenen Valvulotome von Leather, Le Maitre und Hall sind nicht geeignet, die Klappeninzision endoskopisch direkt zu visualisieren. Die Vollständigkeit der Klappensegel-Inzision kann erst nach erfolgter Inzision kontrolliert werden. Der Grund liegt darin, daß diese Instrumente einen konischen Kopf aufweisen, welcher die Schneidefläche verdeckt. Diese Instrumente haben sich aber bestens bewährt bei der blinden, d.h. konventionellen Valvulotomie. Sehr geeignet scheint das von Enzler entwickelte rotationsstabile Klappenschneidegerät Insitutom RC (8). Der Nachteil all dieser Instrumente liegt am fixen Kaliber des Valvulotoms, während die Vene je nach Lokalisation unterschiedlichste Kaliber aufweist.

Mills (47) beschrieb 1976 ein sehr einfaches Klappenschneide-Instrument mit retrograd schneidendem Messer zur Valvulotomie der V. saphena magna für den aortokoronaren Bypass. Mills war überzeugt, daß intakte Venenklappen trotz gedreht eingesetzter Vene zu partiellen Thrombosen und somit Stenosen führen könnten. So wurden in seinen Händen sämtliche Venen auf einfachste Art und Weise blind valvulotomiert ohne nachteilige Wirkung in seinen ersten 40 publizierten Fällen.

Beim endoskopischen Verfahren hat sich das weiter entwickelte Mills-Valvulotom auch in einer prospektiven Vergleichsstudie bestens bewährt (49). In Aarau wurde 1988 das original Mills-Valvulotom modifiziert, indem es verlängert und ein Spülkanal integriert wurde (64). Für weitere endoluminale Manipulationen, insbesondere Seitenastokklusion, wurde der Spülkanal zum Arbeitskanal modifiziert (63). 1990 wurde das Spülvalvulotom modifiziert, der Schaft wurde flexibel (Hersteller: F. Mauch, Schweiz). Mehigan beschrieb ebenfalls ein langes, flexibles Mills-Valvulotom, allerdings ohne Spülkanal. Miller (46) verwendete seit 1991 ein flexibles Mills-Valvulotom, ähnlich wie Mehigan, jedoch mit abnehmbarem Kopf. Einerseits konnte ein konischer Kopf zum blinden Einführen des Instrumentes, andererseits das retrograd schneidende Messer zur Klappeninzision aufgeschraubt werden. Das eben beschriebene Spülvalvulotom ermöglicht eine klare angioskopische Sicht in durchbluteten Venenlumen während der Herstellung eines In-situ-Bypass und erlaubt damit die Benutzung sehr dünner und atraumatischer Angioskope, welche keinen separaten Spülkanal aufweisen. Mehrere Vergleichs-Studien (4, 19, 44, 48, 53, 62, 77, 86) zeigen die Überlegenheit der Angioskopie zur intraoperativen Kontrolle peripherer Rekonstruktionen mit autologer Vene.

Bei der angioskopisch geführten endoluminalen Venenpräparation können drei wesentliche Faktoren beurteilt werden:

- Klappenausschaltung,
- Seitenastlokalisation, evtl. endoluminale Embolisation und
- Endoluminale Venenqualität.

An unserer Klinik werden sämtliche autologe Venen angioskopisch kontrolliert und gleichzeitig valvulotomiert. Liegt eine qualitativ gute ipsilaterale V. saphena magna vor und verläuft die Empfängerarterie anatomisch benachbart zur natürlichen Lage der V. saphena magna, verwenden wir diese als In-Situ-Bypass. In allen anderen Fällen werden die konventionell oder endoskopisch entnommenen Venen ex situ angioskopisch valvulotomiert und kontrolliert. Die Venen werden gemäß Kaliberanpassung im Bereiche der Anastomosen orthograd (non reversed) oder konventionell, d.h. retrograd, eingesetzt. Der Lumenausgleich im Bereiche der Anastomosen führt zu einer günstigen Geometrie, technischer Einfachheit und turbulenzarmem Blutfluß (14). Auch Walsh (76) und Chin (13) zeigten, daß unter pulsatilen Flußbedingungen höhere Flußraten in valvulotomierten Venen erreicht wurden. In der Arbeit von Chin konnte dieses Phänomen nur in schmalkalibrigen Venen von 2,5 mm Durchmesser demonstriert werden. Lee (33) bestätigte höhere Flußraten in valvulotomierten Venen im Vergleich zu gedrehten Venen mit intakten Venenklappen. Die Valvulotomie ermöglicht auch die proximale Anastomose als erste zu fertigen, um die Vene unter arteriellem Druck bezüglich Rotation und Länge zu beurteilen.

Das retrograde Ausspülen der Vene mit heparinisierter Kochsalzlösung ist nach Valvulotomie möglich und verhindert perioperative thrombotische Ablagerungen in der Vene, die nicht selten für einen Frühverschluß verantwortlich sind. Durch die oben beschriebene Verwendung der Venen wird eine sehr hohe Venenverfügbarkeit erreicht, während qualitativ ungenügende Segmente eliminiert werden können. Eine perioperative Qualitätskontrolle ist die unabdingbare Voraussetzung für die erfolgreiche Herstellung eines infrainguinalen Venenbypass. Die angiographische Kontrolle nach endoluminaler instrumenteller Manipulation in der Vene ist ungenügend (53, 81, 86). Das Gleiche gilt für die intraoperative Duplex-Untersuchung. Miller (44) konnte in einer Studie von 293 infrainguinalen Saphena-Bypassrekonstruktionen einen deutlichen Trend zu Gunsten der Angioskopie gegenüber der Arteriographie demonstrieren. Die Angioskopie hat gegenüber der Angiographie aber eindeutig den Nachteil, daß die Ausstrombahn nicht beurteilt werden kann. Die distale Anastomose läßt sich endoskopisch sehr genau untersuchen, Läsionen weiter distal davon allerdings kaum. Bestehen Zweifel im Bereiche der Ausstrombahn (vor allem bei ungenügender initialer Arteriographie), muß die intraoperative Angiographie zusätzlich durchgeführt werden.

Erst in neuerer Zeit wurde die Rolle der Angioskopie zur Beurteilung der endoluminalen Venenqualität erkannt (25, 58, 68, 82, 84). Die initiale Venenqualität korreliert mit dem kurz- und mittelfristigen Erfolg der Rekonstruktion (16, 41). So lassen sich angioskopisch immer wieder intraluminale Veränderungen, wie Webs und Strands bei Status nach Rekanalisierung einer Thrombose, beobachten. Diese sind von außen in der Regel nicht sichtbar. Solche Segmente werden rücksichtslos exzidiert und ersetzt. Varicös erweiterte Venensegmente können bei guter endoluminaler Qualität problemlos verwendet werden, lediglich größere Ausstülpungen sind zu raffen. Venen mit einem Durchmesser von weniger als 3 mm eignen sich auch bei guter endoluminaler Qualität nicht als Arterienersatz. Sklerosierte Venensegmente können angioskopisch schlecht definiert werden und müssen von außen durch Palpation und Inspektion, vor allem nach Erstellen des arteriellen inflows, beurteilt werden. Sklerosierte Segmente, die die Pulswelle nicht übertragen, sind zu exzidieren, da sie einen Bypass-Frühverschluß provozieren können. Die routinemäßige angioskopische Beurteilung der endoluminalen Venenqualität führt zu einer signifikant besseren Offenrate (25, 58).

Angioskopisch geführte Bypasstechnik

Das Ziel der Methode ist es die endoluminale Venenpräparation in einem Arbeitsgang mit möglichst atraumatischen Instrumenten zu bewerkstelligen. Bei geeigneter Empfängerarterie streben wir die Herstellung eines In-Situ-Bypass an. Die V. saphena magna wird bei adipösen Patienten präoperativ duplexsonographisch auf der Haut markiert. Im Bereiche der geplanten distalen und proximalen arteriellen Anastomose wird die Vene durch eine Hautinzision dargestellt und angeschlungen. Gleichzeitig werden die Anschlußarterien präpariert. Erst nach systemischer Heparinisierung mit 2500–5000 Einheiten Liquemin intravenös (gewichtsadaptiert) wird die Vene distal und proximal durchtrennt. Erfolgt beim In-Situ-Bypass die proximale Anastomose in die Femoralisbifurkation, muß die Saphena magna mit einem Streifen aus der V. femoralis communis exzidiert werden, um genügend Länge zu erhalten. Leather (31) und wir (65) konnten daraus keine negativen Folgen sehen.

Von distal wird jetzt das modifizierte flexible Spülvalvulotom eingeführt (Fa. Mauch, Schweiz) (Abb. 8.1). Es ist erhältlich in 2 Größen: das größere Instrument hat eine Länge von 70 cm und einen Kopf-Durchmesser von 3 mm, mit einem Spülkanal-Durchmesser von 1,0 mm; das kleinere Instrument hat einen Kopf-Durchmesser von 2,2 mm, eine Länge von 40 cm und einen Spülkanal-Durchmesser von 0,8 mm. Das geeignete Instrument wird über einen Luer-Konnekter mit einem Infusionssystem verbunden. Als Infusion wird eine raumtemperierte Ringerlactat-Lösung mit 1000 Einheiten Heparin pro l verwendet. Die Ringerlösung wird mittels konventionellem Druckbeutel mit einem Druck von 150-250 mmHg appliziert. Eine Spülpumpe ist in diesem Anwendungsbereich nicht notwendig. Das Valvulotom wird sorgfältig unter Spüldruck nach proximal hochgeschoben (Abb. 8.2). Eine mechanische Dilatation mit dem Valvulotom-Kopf ist verboten und führt sicher zu einer Verletzung der Gefäßinnenwand. Die Messerspitze des Valvulotoms wird bei die-

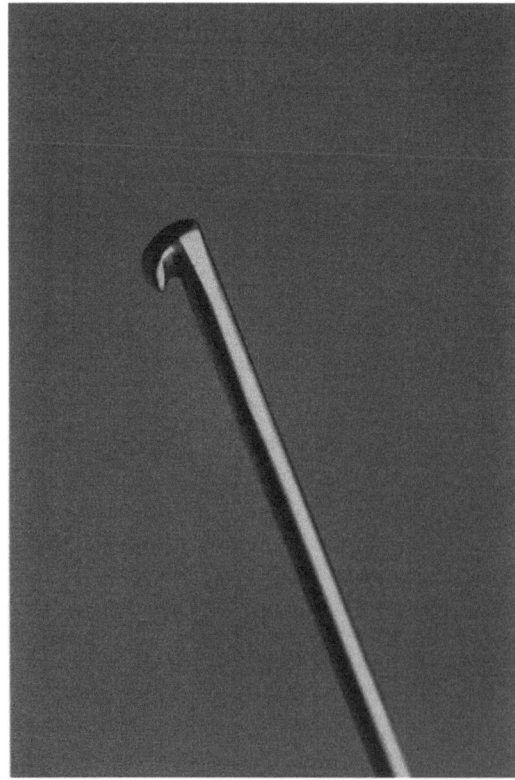

Abb. 8.1. Kopf des retrograd schneidenden Mills-Valvulotom mit Spülkanal

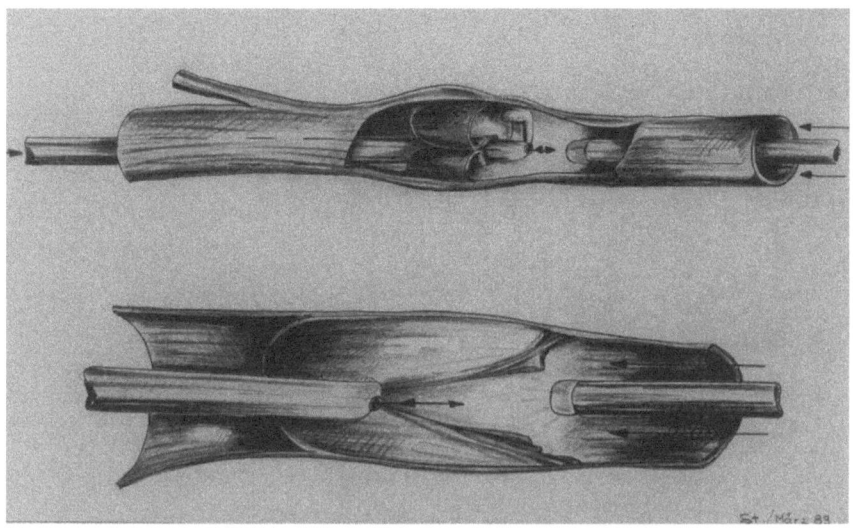

Abb. 8.2. Klappeninzision mit dem retrograd-schneidenden Spülvalvulotom unter angioskopischer Sicht

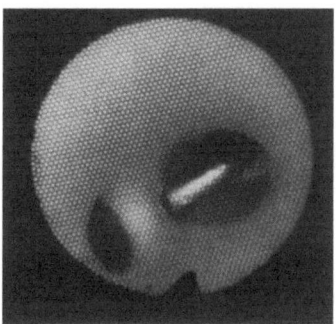

Abb. 8.3. Angioskopische Ansicht des Valvulotom-Kopfes in der V. saphena magna mit Seitenast

sem Manöver nach ventral (gegen die Decke des Operationssaales) gerichtet, um zu verhindern, daß sich das Messer in einem Seitenast verfängt. Schließlich erreicht die Valvulotomspitze das proximale Saphenaende. Das Angioskop wird proximal entweder durch die durchtrennte Saphena magna oder durch einen offenen Crossenast (falls die Saphena magna proximal noch nicht durchtrennt wurde) eingeführt (Abb. 8.3). Wir verzichten aus Gründen der Einfachheit auf ein spezielles Einführungsbesteck. Das Licht im Operationssaal wird reduziert und die Valvulotomspitze mit dem Angioskop optisch eingestellt. Die bei uns bewährte räumliche Lage von Operateur I, Operateur II und Ausrüstung wird in Abb. 8.4 gezeigt. Der Operateur (links in Abb. 8.4) führt das Angioskop, so daß der das Valvulotom führende Operateur (rechts in Abb. 8.4) optimale Sichtverhältnisse hat. Die nötige Koordination der beiden Instrumente ist nur möglich, wenn das Bild vom Angioskop auf einen

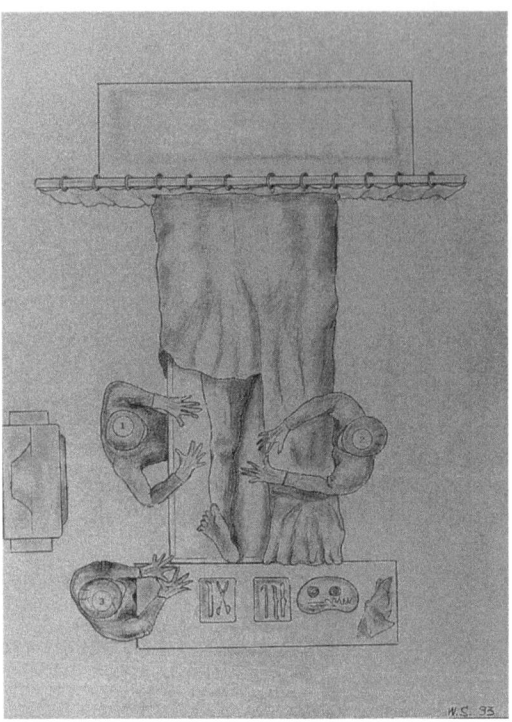

Abb. 8.4. Räumliche Anordnung von Operationsteam und Ausrüstung während der angioskopischen Venenpräparation.

Video-Monitor übertragen wird (Angioskopie-Turm). Das Steuern des Valvulotomes kann jedem laparoskopisch oder arthroskopisch erfahrenen Chirurgen anvertraut werden.

Das Angioskop folgt der Valvulotomspitze von proximal nach distal. Die Seitenäste werden entweder direkt in der Seitenwand der Vene sichtbar oder sie werden vermutet, können aber nicht sicher dargestellt werden. In diesen Fällen wird die Spülung durch das Valvulotom unterbrochen und der Seitenast damit indirekt durch in die Saphena magna einströmendes Blut lokalisiert. Das Angioskop wird dann möglichst nahe an diesen Seitenast plaziert und die Lage durch das durchscheinende Licht auf der Haut mit einem wasserfesten Markierungsstift eingezeichnet. Auf der Haut ist ein Lichtkegel sichtbar, der sich je nach Dicke der Subcutis über eine gewisse Fläche ausbreitet.

Gleichzeitig werden die Klappen deutlich sichtbar (Abb. 8.5). Solange sich Angioskop und Valvulotomspitze oberhalb eines Klappenpaares befinden, ist diese Klappe trotz des von distal nach proximal gerichteten Spülstrahles geschlossen. Oberhalb der Klappe ist der intraluminale Druck höher als unterhalb der Klappe, so daß die Klappe geschlossen bleibt. Unmittelbar proximal der Klappe mündet häufig ein Seitenast, welcher meist keine Mündungsklappe hat, da es sich um einen efferenten, respektive Perforansast handelt. Die meist bicuspide Venenklappe wird direkt unter Sicht mit dem Valvulotom in-

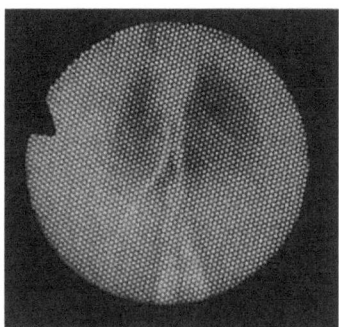

Abb. 8.5. Angioskopische Ansicht einer normalen, bicuspiden Venenklappe

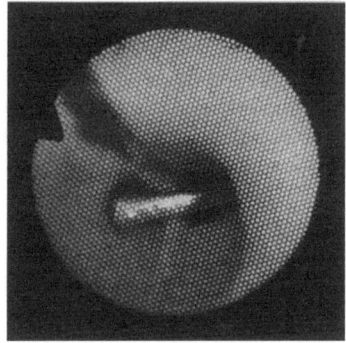

Abb. 8.6. Inzision eines Klappensegels mit dem Valvulotom unter angioskopischer Sicht

zidiert. Der Kopf des Valvulotoms mit dem retrograd-schneidenden Messer wird so eingestellt, daß jedes Klappensegel einzeln inzidiert werden kann. Im allgemeinen sind dazu 2 Schnitte notwendig (Abb. 8.6). Das Einstellen der Valvulotomspitze und das Zentrieren auf das Klappensegel kann einige Probleme bereiten. Durch einfache manuelle Kompression von außen kann dieses Problem gelöst werden. Sobald die Valvulotomspitze konzentrisch über dem Klappensegel eingestellt ist, erfolgt dessen Inzision durch Zug am Valvulotom. Die Klappe wird bis zur Randleiste inzidiert. Zu beachten ist, daß diese Randleiste nicht inzidiert werden soll, da damit bereits ein Schaden am Endothel erfolgt. Anschließend wird die Valvulotomspitze um 180° gedreht und das zweite Klappensegel auf die gleiche Weise inzidiert. Die flottierenden Klappenreste beeindrucken im angioskopischen Bild. Deren Bedeutung ist aber bis heute klinisch und experimentell unklar.

Erstaunlicherweise sind die Klappenreste nach wenigen Wochen verschwunden. Trotzdem gibt es Versuche, die Klappen nicht nur zu inzidieren, sondern zu exzidieren (50, 56, 81). Wird während der endoluminalen Präparation von proximal nach distal die Sicht durch aus Seitenästen eintretendes Blut schlechter, kann der Spüldruck bis auf max. 250 mmHg erhöht werden. Damit gelingt es, gute Sichtverhältnisse zu erzielen, sofern der Abstand zwischen der Angioskopspitze und dem Kopf des Valvulotomes nicht zu groß ist. Ebenfalls hilfreich ist die Kopftieflage, um den venösen Druck in den unteren Extremitäten zu reduzieren. Ist die Präparation bis zum distalen Anschlußteil abgeschlossen, wird das Angioskop, immer noch unter Spülung, zurückgezogen und die Vene nochmals inspiziert. Zuerst erfolgt die proximale Anastomose, in der Regel End-zu-Seit, an der geplanten Stelle zwischen der Arterie und der Vene in fortlaufender Nahttechnik mit monofilem 6-0-Nahtmaterial.

Um möglichst atraumatisch und präzise zu arbeiten, verwenden wir eine Lupenbrille mit ca. 2,5- bis 4-facher Vergrößerung und fertigen die Anastomose initial nach der Fallschirmtechnik, welche in Abb. 8.7 dargestellt ist. Wird proximal die ganze V. saphena magna mit einem Cuff aus der V. femoralis benötigt, wird die Mündungsklappe mit der Mikroschere exzidiert. Klappen im Bereiche von Anastomosen werden immer exzidiert. Die Längsinzision in der Arterie wird etwas medial angelegt, um eine Knickbildung der nach medial abgehenden In-Situ-Vene zu vermeiden.

Daraufhin werden die auf der Haut markierten Seitenäste durch kurze quere oder längsgestellte Hautinzisionen freigelegt und mit einem Clip ohne Durchtrennung verschlossen. Zu beachten ist, daß der Clip nicht zu nahe an den Körper des Venenbypass gelegt werden darf, da es sonst zu Stenosierungen kommt. Schließlich wird der Durchfluß durch den Bypass qualitativ geprüft. Die distale Anastomose erfolgt konventionell End-zu-Seit oder End-zu-End mit Faden der Stärke 6-0 oder 7-0. End-zu-End-Anastomosen erfolgen in diesem Bereich in Einzelknopftechnik. Der Fluß im Bypass und im Empfängersegment wird mit einer sterilen 8–10 Megaherz-Dopplersonde geprüft.

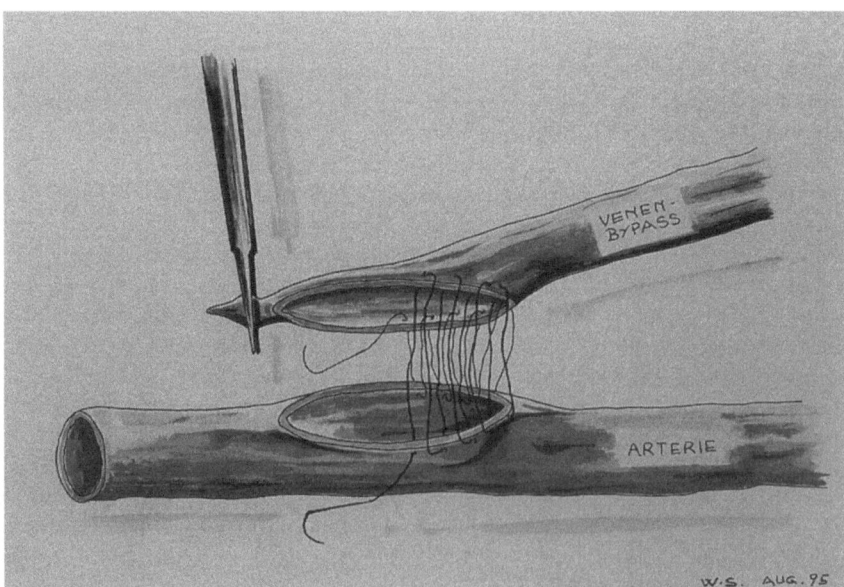

Abb. 8.7. Atraumatische Technik der sog. Fallschirmmethode zur fortlaufenden Anastomosierung von Gefäßen

Noch nicht sehr versierte Operateure sollten die distale Anastomose vor Freigabe der Zirkulation angioskopisch auf Fehler untersuchen. Dabei wird das Angioskop durch einen größeren, noch offen gelassenen Seitenast distal oder durch einen erst provisorisch verschlossenen Crossenast proximal eingeführt. Aussagen über den Ausflußtrakt lassen sich mit dieser Methode nicht machen. Die Indikation zur intraoperativen Arteriographie stellen wir bei unsicheren oder unklaren Abstromverhältnissen und bei ungenügender präoperativer Arteriographie. Um Klemmenstenosen an arteriosklerotisch veränderten Unterschenkelarterien zu vermeiden, führen wir die distale Anastomose häufig in Blutleere mittels pneumatischer Manschette durch. Diese Methode erübrigt eine Abklemmung der Gefäße. Sie erlaubt eine minimale Freilegung und reduziert die nicht selten störende, pralle Venenfüllung bei tiefen Anastomosen zur A. fibularis.

Angioskopisch geführte Seitenastokklusion

Die angioskopisch geführte Valvulotomie für den In-Situ-Bypass führt zwangsläufig zur Idee, im gleichen Arbeitsgang die Seitenäste der V. saphena magna von innen zu verschließen. Wundkomplikationen nach sog. offenen In-Situ-Bypassoperationen sind häufig. Die Wundkomplikationsrate liegt zwischen 30 und 44% (54, 59). Bereits die halboffene, endoskopisch geführte Technik, wie im vorherigen Kapitel beschrieben, reduziert die Wundkomplikationsrate erheblich (38). Der ökonomische Nutzen der halboffenen angioskopisch geführten Technik ist erwiesen (39). Die ideale Technik wäre eine vollständig geschlossene Venenpräparation, welche Hautinzisionen nur noch im Bereich der proximalen und distalen Anastomose erfordert.

Die erste Literaturangabe zur endoluminalen Seitenastembolisation erfolgte 1989 durch Pigott et al. (51), die in einem Hundemodell die Möglichkeit der Seitenastembolisierung mit Prolaminen untersuchten. Pigott et al. führten das Angioskop von proximal in die bereits valvulotomierte V. saphena magna. Parallel zum Angioskop, d.h. von proximal, wurde ein Ballon-Okklusionskatheter in den Seitenast vorgeschoben und der Ballon aufgeblasen. Durch diesen Katheter wurde Prolamine (Ethibloc®) in den Seitenast appliziert und somit war es möglich, größere Seitenäste vollständig und sicher zu verschließen. Problematisch war allerdings die hohe Spülflüssigkeitsapplikation sowie die schwierige Technik der Seitenastintubation. Wir haben in Leichenversuchen das von uns entwickelte starre Spülvalvulotom so abgeändert, daß der Spülkanal als Arbeitskanal verwendet werden konnte (Okkluder-Valvulotom) (Abb. 8.8). Mit diesem Instrument sollte es möglich sein, in einem Arbeitsgang Klappen zu inzidieren und Seitenäste zu okkludieren. Die meisten Seitenäste der V. saphena magna münden in einem spitzen Winkel schräg von unten in die Hauptvene. Dieser Winkel beträgt zwischen 60 und 80°. Für die Intubation eines Seitenastes durch ein von distal in die V. saphena magna eingeführtes Rohr mußte der Spülkanal an der Spitze des Valvulotoms um etwas mehr als 90° abgebogen werden. Um den Instrumentenkopf

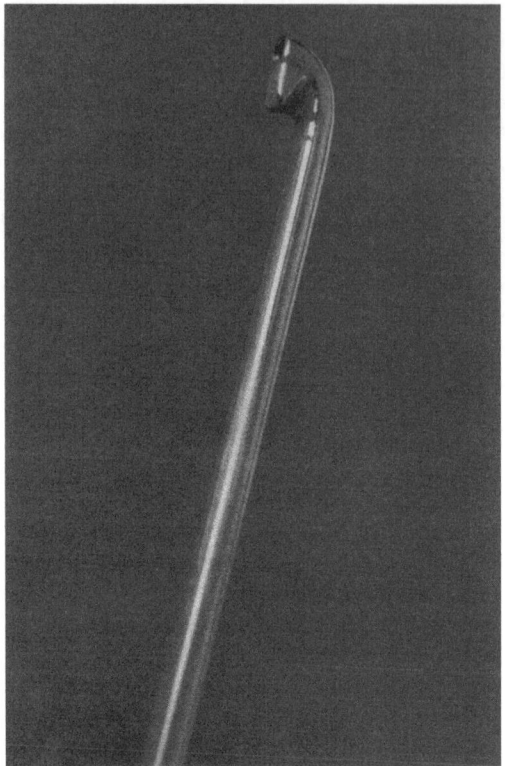

Abb. 8.8. Ansicht des Kopfes des Okkluder-Valvulotoms mit gebogenem Arbeitskanal und retrograd-schneidendem Klappenmesser

klein zu halten, hatte diese Biegung auf kleinstem Radius zu erfolgen (Okkluder-Valvulotom: Fa. Mauch, Schweiz). Mit dem beschriebenen Okkluder-Valvulotom gelang es im Leichenversuch, Seitenäste mit einem dünnen Teflon-Katheter, der durch dieses Valvulotom geschoben wurde, zu intubieren (Abb. 8.9). Als geeignetes Material zum Verschluß dieser Seitenäste (Embolisat) standen kommerziell erhältliche Drahtcoils zur Verfügung (Fa. Cook, Schweiz). Diese Coils ließen sich im extendierten Zustand durch den Teflon-Schlauch mittels eines Führungs-Mandrins in den Seitenast vorschieben (Abb. 8.10).

Die beschriebene Technik wurde am Menschen in wenigen Fällen erfolgreich durchgeführt (60). Wie beim In-situ-Bypass beschrieben, wird die Saphena magna proximal und distal mobilisiert. Anstelle des flexiblen Spülvalvulotoms wird das nur in starrer Ausführung erhältliche Okkluder-Valvulotom von distal in die Vene eingeführt. Das Angioskop wird nach Hochschieben des Valvulotoms von proximal in die Saphena eingeschoben. Die Spülung erfolgt entweder durch das Valvulotom oder durch einen parallel zum Angioskop oder Valvulotom eingeführten Venenkatheter mittels Druckinfusion. Die Venenklappen werden wie üblich einzeln inzidiert. Nach Lokali-

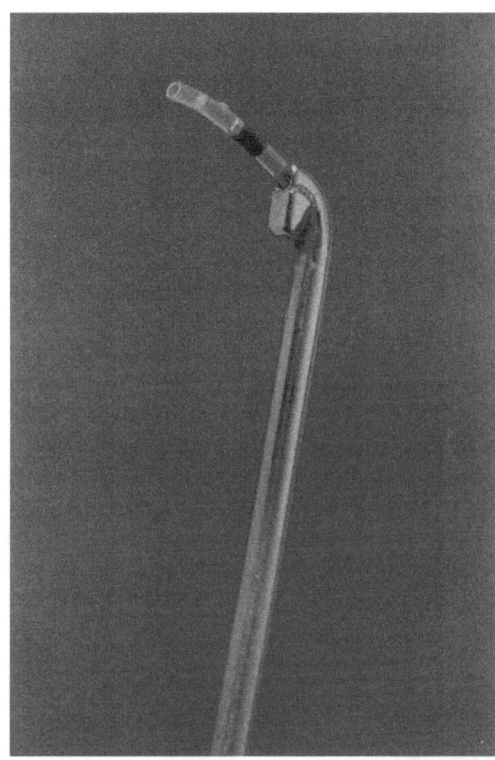

Abb. 8.9. Kopf des Okkluder-Valvulotoms mit austretendem Teflon-Schlauch zur Intubation von Seitenästen der V. saphena magna

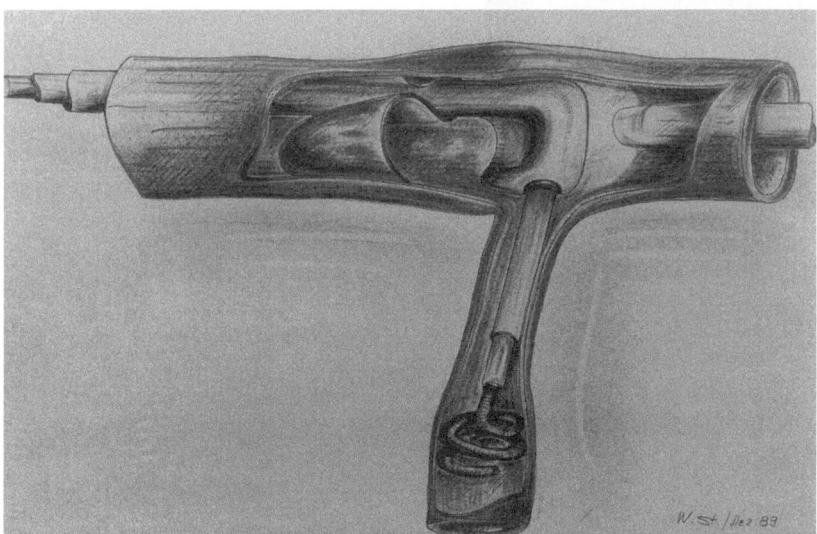

Abb. 8.10. Künstlerische Ansicht der angioskopisch geführten Seitenastembolisation und gleichzeitiger Valvulotomie

sation eines Seitenastes wird die seitliche Öffnung des Okkluder-Valvulotoms auf die innere Seitenastöffnung zentriert. Durch den Arbeitskanal des Okkluder-Valvulotoms wird ein transparenter Teflon-Schlauch mit einem inneren Durchmesser von 0,75 mm und einer Länge von 50 cm hochgeschoben und der Seitenast intubiert (Abb. 8.11). Eine schwarze Markierung, ca. 3–5 mm vor dem Ende des Teflon-Schlauchs, gibt einen Hinweis, wie tief sich der Teflon-Schlauch im Seitenast befindet (Abb. 8.9). Durch diesen Teflon-Schlauch wird ein Drahtcoil mit einer Länge von 15–25 mm und einem Draht-Durchmesser von 0,64 mm sowie einem Durchmesser des entfalteten Coils von 2–3 mm mittels eines Stahlführungsdrahtes mit einer flexiblen Spitze (0,6 mm Durchmesser, 55 cm Länge) durch den Teflon-Schlauch nach proximal hochgeschoben (Abb. 8.12). Der Coil wird unter Sicht in den Seitenast appliziert. Die vollständige Auslösung des Coils aus dem Teflon-Schlauch ist durch einen Widerstandsverlust am Mandrin deutlich zu spüren. Nach diesem Vorgang wird der Teflon-Schlauch wieder aus dem embolisierten Seitenast entfernt. Die weitere Präparation erfolgt, wie bereits beschrieben, von proximal nach distal. Wir testeten diese Methode an 5 Patienten, wobei jeweils 2 Seitenäste am Oberschenkel embolisiert wurden. Alle Patienten erhielten intraoperativ 5000 Einheiten Heparin und wurden am zweiten postoperativen Tag oral antikoaguliert. Technische Probleme wurden nicht verzeichnet. Sämtliche

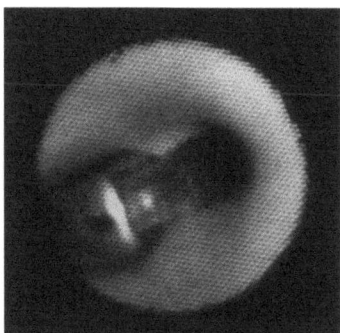

Abb. 8.11. Intubation eines Seitenastes mit dem Teflon-Schlauch unter angioskopischer Sicht. Die schwarze Markierung auf dem Teflon-Schlauch dient zur Abschätzung der Tiefe der Seitenastintubation

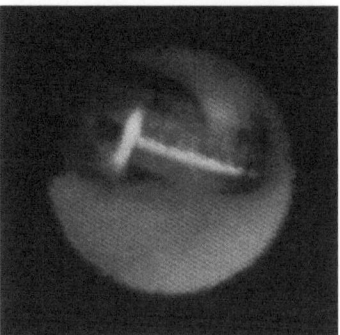

Abb. 8.12. Mit einem Führungs-Mandrin wird der Coil durch den Teflon-Schlauch in den Seitenast gestoßen (angioskopische Sicht)

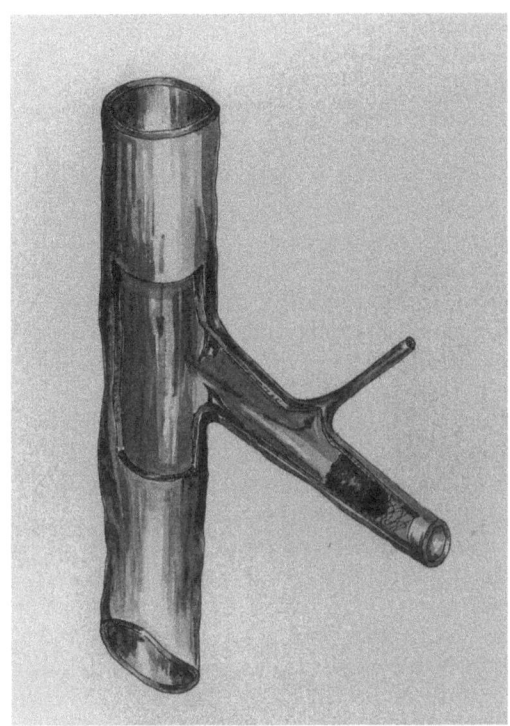

Abb. 8.13. Der Coil ist zu tief im Seitenast plaziert, so daß eine Rest-AV-Fistel bestehen bleibt

Seitenäste verschlossen sich initial nach Applikation des Coils innerhalb von 1–10 Minuten. An einem Seitenast entwickelte sich trotz der Embolisation eine AV-Fistel, bedingt durch einen Seitenast zweiter Ordnung, der proximal des Embolisates mündete (Abb. 8.13).

Offene Fragen

Die Technik zeigt, daß die endoluminale Seitenastembolisation unter angioskopischer Führung mit relativ wenig technischem Aufwand möglich ist.
Es stellen sich folgende Fragen:
- Bietet diese Methode gegenüber der beschriebenen angioskopisch geführten halboffenen Technik Vorteile?
- Ist der Drahtcoil das geeignete Embolisat?
- Wird der Eingriff durch die Manipulationen verzögert oder beschleunigt?
- Erhöht sich die Traumatisierung des Endothels durch die Manipulationen?

Rosenthal (57) beschrieb 1992 eine Methode der endoluminalen Seitenastembolisation am Menschen. Nach konventioneller Valvulotomie wurden die Seitenäste der V. saphena magna mit einem flexiblen 6,5 French-Metallkatheter intubiert. Die Katheterspitze war elektronisch steuerbar. Die Plazierung des Katheters erfolgte nicht angioskopisch, sondern arteriographisch. Ebenfalls unter arteriographischer Kontrolle wurden Platin-Okklusion-Coils plaziert. Alle 69 auf diese Weise behandelten Seitenäste konnten erfolgreich verschlossen werden. In 2 Fällen kam es zu einer Perforation der V. saphena magna und 8 Coils mußten aus der V. saphena magna entfernt werden. Wittens beschrieb 1994 eine ähnliche Techik, wobei er nach blinder Valvulotomie die Seitenäste der Vene mittels koaxialem Embolisationskatheter mit Coils embolisierte (85). Wie bei Rosenthal handelt es sich hier allerdings nicht um eine endoskopisch, sondern arteriographisch geführte Technik. Witten et al. zeigten in einer Vergleichsstudie mit 35 „geschlossenen" und 38 „offenen" In-Situ-Rekonstruktionen einen Kostenvorteil zu Gunsten der „geschlossenen" Technik (71).

Wir haben die Technik der Seitenastembolisierung unter angioskopischer Sicht wegen erheblichem technischen und zeitlichen Aufwand vorerst „beiseite gelegt". Vorteile würden sich dann ergeben, wenn besser geeignete Embolisate zur Verfügung stehen würden. Miniaturballone wie in der Neuroradiologie sind teuer und kompliziert. Prinzipiell hätten sie den Vorteil, den Seitenast sofort vollständig zu verschließen, unabhängig vom Seitenast-Durchmesser. Ein neues Embolisat aus expandierbarem Kollagen ist in Erprobung. Die Zukunft wird zeigen, ob sich die „geschlossene" In-Situ-Methode durchsetzen kann. Das Angioskop ist geeignet, entsprechende endoluminale instrumentelle Manipulationen zu überwachen, ohne das Personal mit Strahlen zu belasten.

Alternative Venenquellen

Patienten, deren kritische Ischämie der unteren Extremitäten mittels in situ-Bypass behandelt werden kann, müssen als selektioniertes Krankengut angesehen werden. Ist ein In-Situ-Bypass möglich, so bedeutet dies, daß eine qualitativ schöne, durchgängige V. saphena magna auf der ipsilateralen Seite zur Verfügung steht. In allen anderen Fällen müssen alternative Venenquellen gesucht werden. Als Alternativen bieten sich die kontralaterale V. saphena magna, Armvenen (V. basilica und cephalica) sowie die V. saphena parva an. Bereits mit dem präoperativen Venenmapping kann häufig entschieden werden, ob ein In-Situ-Bypass möglich ist. Spätestens intraoperativ oder während der Angioskopie wird die Entscheidung klar. Als beste Alternative empfiehlt sich der Ersatz eines ungeeigneten Saphena magna-Stückes mit einem anderen Teil der gleichseitigen V. saphena magna. Die kontralaterale Saphena magna findet nur Verwendung, wenn an dieser Extremität keine Zeichen einer relevanten Ischämie vorliegen. In allen anderen Fällen bevorzugen wir Armvenen.

Die alternativen Venenquellen werden konventionell oder endoskopisch entnommen. Sämtliche Venen werden ex situ unter angioskopischer Führung valvulotomiert und bezüglich endoluminaler Qualität untersucht. Bei der Verwendung von Armvenen ist die Angioskopie extrem wichtig, da häufig, vor allem im Bereiche der Ellenbeuge, von außen nicht sichtbare endoluminale Veränderungen vorliegen. Marcaccio (40) erwähnt den Einsatz der Angioskopie zur Qualitätskontrolle von Armvenen. Er beschrieb eine In-Situ-Angioskopie der Armvenen von distal nach proximal, um sich über die Qualität des Transplantates vor dessen Exzision zu informieren. So fand er in 71 von 113 angioskopierten Armvenen größere oder kleinere intraluminale Veränderungen wie Thrombosen, Webs, Sklerosen und Stenosen. Die wenigsten Veränderungen zeigte die V. basilica (10%). Holzenbein (28) beschrieb 1996 den Gebrauch von Armvenen als erste alternative Venenquelle nach der ipsilateralen V. saphena magna. Er berichtete über ausgezeichnete Offenraten und zeigte, daß die Angioskopie dieser Venen in 51,6% relevante intraluminale Veränderungen vorwiesen, die chirurgisch korrigiert werden mußten. Die Valvulotomie von Armvenen ist notwendig, da zwischen der distalen Vorderarmvene und der proximalen Oberarmvene erhebliche Kaliberunterschiede zu verzeichnen sind. Es lohnt sich, diese Venen orthograd oder non reversed zu verwenden. Die Valvulotomie ist erschwert wegen den Kaliberunterschieden und der Wandschwäche, vor allem der V. basilica. Hier bietet die angioskopisch geführte Valvulotomie ex situ mit dem starren Spülvalvulotom große Vorteile. Der Autor konnte in einer Vergleichsstudie von 31 orthograd eingesetzten und angioskopisch präparierten Armvenen gegeüber 72 orthograd eingesetzten Beinenvenen (V. saphena magna) nach einer Beobachtungszeit von 3 Jahren keine signifikanten Unterschiede sowohl in der primären, primär assistierten Offenrate sowie in der kumulativen Beinerhaltungsrate feststellen (66).

Endoskopie alternativer Venen

Die Techik der angioskopisch geführten ex situ Venenpräparation unterscheidet sich nicht wesentlich von derjenigen des In-Situ-Bypass. Nach vollständiger Exzision der Vene wird das starre Spülvalvulotom von distal in die Vene eingeschoben. Die Dilatation der Vene darf keinesfalls mechanisch, sondern nur über die kontrollierte Druckinfusion mit raumtemperierter Ringerlösung erfolgen. Gelegentlich braucht es Geduld, bis sich die Vene genügend dilatiert, um den Kopf des Valvulotoms passieren zu lassen. Von proximal wird ein Angioskop mit einem Durchmesser von 1,4- ca. 2 mm eingeführt und der Kopf des Valvulotoms zentriert. Wichtig ist, daß in dieser Phase die Vene gestreckt ist. Jedes Klappensegel wird einzeln inzidiert. Die Vene wird auf endoluminale Qualität geprüft, und entsprechend minderwertige Segmente werden entfernt. Die Kontinuität der Vene wird durch eine Einzelknopfnaht-Anastomose End-zu-End wiederhergestellt.

Ob die valvulotomierte Vene orthograd (non reversed) oder konventionell (retrograd, reversed) verwendet wird, ist vom Venenkaliber abhängig. Zuerst wird die proximale Anastomose gefertigt, um eine qualitative Durchflußprüfung zu ermöglichen. Gleichzeitig kann die korrekte Länge des Transplantates sowie die Torsionsfreiheit geprüft werden.

Mit der beschriebenen Technik lassen sich gute Langzeitergebnisse erzielen (3), welche sich nicht von denjenigen der In-Situ-Technik unterscheiden (65).

8.4 Schäden durch das Angioskop

Die Angst vor endoluminalen Manipulationen bezüglich Schaden der Gefäßinnenwand ist berechtigt. Hashizume (26) führte 1987 eine Untersuchung an 22 Hunden durch. Dabei wurden endoskopähnliche Röhren aus Polyäthylene durch Venen gestoßen. Um den Endothelschaden zu dokumentieren, wurde das endogene Prostacyclin gemessen. Zusätzlich erfolgte eine Elektronenmikroskopie der Venenwand. Bei einmaliger Passage der Röhre durch die Vene konnte ein minimaler Endothelschaden und eine leicht verminderte Prostacyclin-Produktion gefunden werden. Wurde die Röhre 10mal durch die Vene gestoßen, kam es zu einem signifikanten Verlust von Endothelzellen und einem Abfall der Prostacyclin-Synthese. Alle Schäden erholten sich innerhalb von 2–4 Wochen. Die Schlußfolgerung der Autoren war, daß die simulierte Angioskop-Passage durch die Vene der Hunde die frühe Offenrate der Rekonstruktionen nicht negativ beeinflußte. Die Autoren einer ähnlichen Studie (histologische Beurteilung der Gefäßinnenwand an Schweinekoronarien und peripheren Arterien von Affen und Hunden) kamen zum Schluß, daß möglichst wenige Passagen eines dünnen Angioskopes am wenigsten Endothelschäden verursachten (34). Zusätzlich forderten sie eine steuerbare Spitze, um bei Gefäßkurven die Wand mit rigiden Skopen nicht zu verletzen und Dissektionen zu verhindern. Wilson prüfte bei der angioskopischen Venenpräparation den Grad des Endothelzellenverlustes sowie den Grad der Intimahyperplasie in der Venenkultur vor und nach Angioskop-Passage (83). Dabei stellte er fest, daß die angioskopische Venenpräparation einen Endothelzellenverlust bewirkte, damit aber keine zusätzliche Intimahyperplasie der V. saphena magna in vitro provoziert wurde. Wahrscheinlich wurde durch die Angioskop-Passage die Tunica media nicht verletzt, was die fehlende Zunahme der Intimahyperplasie gegenüber dem Vergleichs-Kollektiv erklären könnte.

Unseres Erachtens ist es wichtig, daß endoluminale instrumentelle Manipulationen sorgfältig und mit geeigneten, dünnen Instrumenten durchgeführt werden. Angioskope mit einem Durchmesser von mehr als 1,8 mm führen bei relativ dünnkalibrigen Venen zu großem Widerstand und damit zu Schäden. Nach Erfahrung des Autors liegt der ideale Durchmesser eines Angioskopes zur Präparation der V. saphena magna bei ca. 1,4 mm. Der Verzicht auf einen Spülkanal im Angioskop durch die Integration dieses Kanales in das Valvulotom hat den entscheidenden Vorteil, daß Angioskope ohne Spülkanal in diesem Bereiche eingesetzt werden können. In kaliberstärkeren Gefäßen wie suprainguinalen Grafts oder Venen muß ein dickeres Angioskop mit Spülkanal Verwendung finden. Wir haben gute Resultate erzielt mit Instrumenten mit einem Außendurchmesser zwischen 2,5 und 3 mm. Es ist kaum möglich, alle beschriebenen angioskopisch unterstützten Eingriffe mit einem einzigen Instrumentenkaliber durchzuführen.

8.5 Kosten-Nutzen-Analyse

Revaskularisations-Techniken werden durch die zunehmende Überalterung der Bevölkerung immer bedeutender. Die Erhaltung einer Extremität ermöglicht dem Patienten Mobilität und Eigenständigkeit. Alle neuen Techniken sind mit dem Goldstandard (Angiographie) sorgfältig zu vergleichen, was nur durch Qualitätskontrollen möglich ist. Sorgfältig geführte Studien müssen zeigen, ob neue Technologien einerseits vergleichbare Resultate mit dem Goldstandard und andererseits Vorteile in Bezug auf Invasivität und Kosten bringen. Durch die technisch mögliche Miniaturisierung von Applikations-Kathetern, Lichtfasern und durch kreative Innovationen beginnt die Gefäßchirurgie sich zu verändern. Allerdings ist weniger Invasivität (Stichwort kleinerer Hautschnitt) noch lange nicht gleichbedeutend mit Verbesserung der Methode. Das Angioskop ist vorwiegend ein perioperatives Qualitätskontroll-Instrument. Als Goldstandard ist die intraoperative Arteriographie zweifellos anerkannt. Tabelle 8.1 zeigt, daß sowohl das Angioskop wie auch der endoluminale Ultraschall nie die intraoperative Arteriographie verdrängen werden. Es handelt sich um komplementäre Untersuchungsmethoden, die sinnvoll und zeitgerecht einzusetzen sind. Die aktuelle Literatur ergibt Anhaltspunkte, für welche Indikationen sich die Angioskopie lohnt:

1. Qualitätskontrolle der iliofemoralen, venösen Thrombektomie,

Tabelle 8.1. Vor- und Nachteile verschiedener Techniken

Technik	Vorteile	Nachteile
Angioskopie	Dreidimensional Echte Farben Real time-Bild des Lumens mit hoher Auflösung erlaubt direkte visuelle Kontrolle von endovaskulären Eingriffen wie Valvulotomie oder Thrombektomie	Teuer, technische Lernkurve, distaler Ausflußtrakt nicht beurteilbar
Angiographie	Relativ günstig Rasch verfügbar Technisch leicht Gute Information über die Outflowverhältnisse	Zweidimensionales Negativbild Kontrastallergie, Kontrasttoxizität (Nieren)
Endoluminaler Ultraschall	Transmurale Details sichtbar technisch einfach	Limitierte Aussage über intraluminale Details Teuer Schwierige Bildinterpretation

2. Qualitätskontrolle bei der Beckenthrombendarterektomie (evtl. Endarterektomie von Nierenarterien und visceralen Ästen, Carotisgabel) und
3. Qualitätskontrolle bei der peripheren Bypasschirurgie mit autologem Venenmaterial.

Eine echte Kosten-Nutzen-Analyse verschiedener Qualitätskontroll-Instrumente ist letztlich nicht durchführbar, da sich die Untersuchungstechniken teilweise ergänzen. Nebenwirkungen der Techniken müssen mitberücksichtigt werden. Die Angiographie als Goldstandard hat gewisse Nebenwirkungen, bedingt durch die Kontrastmitteltoxizität und die Strahlenbelastung. Um gute Dokumente zu erhalten, ist heute der Einsatz der digitalen Substraktionsangiographie im Operationssaal zu fordern. Ein wesentlicher Nachteil der Arteriographie ist die Darstellung in einer Ebene, so daß für mehrere Ebenen mehrere Bilder notwendig sind, was die Kosten erhöht. Die Kosten der Angioskopie können im Moment nur geschätzt werden. Je nach Ausrüstung kostet die Verwendung eines Angioskopes pro Eingriff ca. 140-200 DM.

Als Nebenwirkungen der Angioskopie ist die mögliche Endothelschädigung, sowie die Wirkung der die Blutsäule verdrängenden Spülung zu berücksichtigen. Das Angioskop hat eine wesentliche Bedeutung in der Ausbildung zukünftiger Gefäßchirurgen. Intraluminale Manipulationen unter Sicht kontrollieren zu können, sowie die gefertigten Anastomosen zu inspizieren, hat zweifellos große Bedeutung. Das Angioskop ist in der peripheren Gefäßchirurgie bei gewissen Fragestellungen äußerst sensitiv und hilfreich. Das Angioskop kann die perioperative Qualitätskontrolle bei vielen gefäßchirurgischen Eingriffen verbessern, ohne negative Folgen zu bewirken. Die Anwendungen in den beschriebenen Indikationen empfehlen sich jedem Gefäßchirurgen.

Literatur zu Kapitel 8

1. Ahn SS, Curtis BV, Marcus DR et al. (1996) Intraoperative vascular endoscopy: early and late results. Ann Vasc Surg 10:443-451
2. Allen DS, Graham EA (1922) Intracardiac surgery - a new method. JAMA 79:1028-1030
3. Banz M, Stierli P, Aeberhard P (1995) Infrainguinal arterial reconstruction with non-reversed autologous vein after angioscopy guided valvulotomy ex situ. Eur J Vasc Endovasc Surg 10:211-214
4. Baxter BT, Rizzo RJ, Flinn WR et al. (1990) A comparative study of intraoperative angioscopy and completion arteriography following femorodistal bypass. Arch Surg 125:997-1002
5. Beck A (1987) Perkutane Angioskopie. Erste Erfahrungsberichte der PTA und der lokalen Lyse unter angioskopischen Bedingungen. Radiologe 27:555-559
6. Beck A, Blum U (1989) Die Angioskopie der perkutanen transluminalen Angioplastie (PTA) von Subclaviastenosen. Cor Vas 3:87-91
7. Beck A, Reinbold WD, Blum U et al. (1988) Clinical application of percutaneous transluminal angioscopy. Herz 13:392-399
8. Berger Th, Bischof P, Enzler M (1989) „Insitutom RC": ein neues Instrument für die Klappeninzision beim in-situ-Venenbypass. Helv Chir Acta 56:285-288

9. Carlens E, Silander T (1961) Method for direct inspection of the right atrium: Experimental observation in the dog. Surg 49:622-624
10. Carlens E, Silander T (1963) Cardioscopy. J Cardiovasc Surg 4:512-515
11. Cécile JP, Foucart H, Carlier CH et al. (1988) L'angioscopie percutanée des artères iliaques et fémorales. J Maladies Vasc 13:210-214
12. Chin AH, Fogarty TJ (1988) Spezialized techniques of angioscopic valvulotomy for in-situ vein bypass. Year Book Medical Publishers
13. Chin AK, Mayer DN, Goldman RK, Lerman JA et al. (1988) The effect of valvulotomy on the flow rate through the saphenous vein grafts: clinical implications. J Vasc Surg 8:316-320
14. Connolly JE (1987) In situ saphenous vein bypass: 1962 to 1987. Am J Surg 154:2-10
15. Cutler EC, Levine SA, Beck CS (1924) The surgical treatment of mitral stenosis: Experimental and clinical studies. Arch Surch 9:689-821
16. Davies AH, Magee TR, Horrocks M (1994) Vein graft factors in the outcome of femorodistal bypass. Eur J Vasc Surg 8:249-256
17. Fleisher HL, Thompson BW, McCowan TC et al. (1986) Angioscopically monitored saphenous vein valulotomy. J Vasc Surg 4:360-364
18. Gamble WJ, Ennis RE (1967) Experimental intracardiac visualization. N Engl J Med 276:1397-1403
19. Gilbertson JJ, Walsh DB, Zwolak RM et al. (1992) A blinded comparison of angiography, angioscopy, and duplex scanning in the intraoperative evaluation of in situ saphenous vein bypass grafts. J Vasc Surg 15:121-129
20. Gloviczki P, Merrell SW, Bower TC (1991) Femoral vein valve repair under direct vision without venotomy: a modified technique with use of angioscopy. J Vasc Surg 5:645-648
21. Greenstone SM, Shore JM, Heringman EC et al. (1966) Arterial endoscopy (arterioscopy). Arch Surg 93:811-812
22. Grundfest WS, Litvack F, Glick D et al. (1988) Intraoperative decisions based on angioscopy in peripheral vascular surgery. Circulation Supplement 78:13-17
23. Grundfest WS, Litvack F, Sherman T et al. (1985) Delineation of peripheral and coronary detail by intraoperative angioscopy. Ann Surg 202:394-400
24. Harken DE, Glidden EM (1942) Experiments in intracardiac surgery. J Thorac Surg 12:566-572
25. Harward TR, Govostis DM, Rosenthal GJ et al. (1994) Impact of angioscopy on infrainguinal graft patency. Am J Surg 168:107-110
26. Hashizume M, Yang Y, Galt S et al. (1987) Intimal response of saphenous vein to intraluminal trauma by simulated angioscopic insertion. J Vasc Surg 5:862-868
27. Holzenbein TJ, Miller A, Tannenbaum GA et al. (1994) Role of angioscopy in reoperation for the failing or failed infrainguinal vein bypass graft. Ann Vasc Surg 8:74-91
28. Holzenbein TJ, Pomposelli FB Jr, Miller A et al. (1996) Results of a policy with arm veins used as the first alternative to an unavailable ipsilateral greater saphenous vein for infrainguinal bypass. J Vasc Surg 23:130-140
29. LaMuraglia GM, Brewster DC, Moncure AC et al. (1993) Angioscopic evaluation of unilateral aortic graft limb thrombectomy: is it helpful? J Vasc Surg 17:1069-1076
30. LaMuraglia GM, Cambria RP, Brewster DC, Abbott WM (1990) Angioscopy guided semiclosed technique for in situ bypass. J Vasc Surg 12:601-604
31. Leather R, Shah DM (1988) Experiences with in situ lower extremity saphenous vein bypass procedures. Ann Surg 20:257-271
32. Leather RP, Shah DM, Corson JD, Karmody AM (1984) Instrumental evolution of the valve incision method of in situ saphenous vein bypass. J Vasc Surg 1:113-123
33. Lee BY, Kamody AM, Thoden WR et al. (1983) Hemodynamic study of in situ and reversed vein bypass. Contemp Surg 28:71-76
34. Lee G, Beerline D, Lee MH et al. (1988) Hazards of angioscopic examination: documentation of damage to the arterial intima. Am Heart J 116:1531-1537
35. Lermusiaux P, De Forges MR (1996) Angioscopy-assisted valvuloplasty for primary deep venous valvular insufficiency. Ann Vasc Surg 10:233-238

36. Liebman PR, Menzoian JO, Mannick JA et al. (1981) Intraoperative arteriography in femoropopliteal and femorotibial bypass grafts. Arch Surg 116:1019-1021
37. Loeprecht H (1988) Angioscopie veineuse. Phlébologie 41:165-170
38. Maini BS, Andrews L, Salimi T et al. (1993) A modified, angioscopically assisted technique for in situ saphenous vein bypass: Impact on patency, complications, and length of stay. J Vasc Surg 17:1041-1049
39. Maini BS, Orr RK, O'Mara P (1996) Outcomes and resource utilization in a managed care setting for lower extremity vein bypass grafts. Am J Surg 172:113-116
40. Marcaccio EJ, Miller A, Tannenbaum GA et al. (1993) Angioscopically directed interventions improve arm vein bypass grafts. J Vasc Surg 17:994-1002
41. Marin ML, Veith FJ, Panetta TF et al. (1993) Saphenous vein biopsy: A predictor of vein graft failure. J Vasc Surg 18:407-415
42. Matsumoto T, Hashizume M, Yang Y et al. (1987) Direct vision valvulotomy in situ venous bypass. Surg Gynecol Obstet 165:363-365
43. Mehigan JT, Olcott C (1986) Video angioscopy as an alternative to intraoperative arteriography. Am J Surg 152:139-145
44. Miller A, Marcaccio EJ, Tannenbaum GA et al. (1993) Comparison of angioscopy and angiography for monitoring infrainguinal bypass vein grafts: Results of a prospective randomized trial. J Vasc Surg 17:382-398
45. Miller A, Stonebridge PA, Jepsen SJ et al. (1991) Continued experience with intraoperative angioscopy for monitoring infrainguinal bypass grafting. Surg 109:286-293
46. Miller A, Stonebridge PA, Tsoukas AI et al. (1991) Angioscopically directed valvulotomy: A new valvulotome and technique. J Vasc Surg 13:813-821
47. Mills NL, Ochsner J (1976) Valvulotomy of valves in the saphenous vein graft before coronary artery bypass. J Thoracic Cardiovasc Surg 71:878-879
48. Neville RF, Yasuhara H, Watanabe B et al. (1991) Endovascular management of arterial intimal defects: an experimental comparison by arteriography, angioscopy, and intravascular ultrasonography. J Vasc Surg 13:496-502
49. Parent FN 3rd, Gandhi RH, Wheeler JR et al. (1994) Angioscopic evaluation of valvular disruption during in situ saphenous vein bypass. Ann Vasc Surg 8:24-30
50. Pflugbeil G, Stühler R, Sommoggy S et al. (1993) Venenklappenablatio mit Nd-Yag Laser – eine Alternative zur konventionellen Valvulotomie? VASA 22:53-56
51. Pigott JP, Donovan DL, Fink JA et al. (1989) Angioscope-assisted occlusion of venous tributaries with prolamine in in situ femoropopliteal bypass: preliminary results of canine experiments. J Vasc Surg 9:704-709
52. Pinet F, Crchimbaud J, Fredenucci R et al (1966) Problèmes posés par l'endoscopie cardiovasculaire. Presse Méd 74:2351-2352
53. Piquet P (1994) Peroperative monitoring of femoral-popliteal vein bypasses by angioscopy. J Mal Vasc 19:158-161
54. Reifsnyder T, Bandyk D, Seabrook G et al. (1992) Wound complications of the in situ saphenous vein bypass technique. J Vasc Surg 15:843-850
55. Reiher I, Torsello G, Sandmann W (1996) Intraoperative quality control after vascular surgery reconstruction of kidney and visceral arteries: personal experiences with intraoperative angioscopy. Vasa 25:349-351
56. Rendl KH (1991) Kritische Wertung des femoropopliteokruralen in-situ Venenbypass – Experimente zur Klappenausschaltung und Hämodynamik. VASA 31:4-48
57. Rosenthal D, Herring MB, O'Donovan T et al. (1992) Endoluminal in situ femoropopliteal bypass: a multicenter preliminary report. J Vasc Surg 1:251-252
58. Sales CM, Goldsmith J, Veith FJ (1995) Prospective study of the value of prebypass saphenous vein angioscopy. Am J Surg 170:106-108
59. Schwartz ME, Harrington EB, Schanzer H (1988) Wound complications after in situ bypass. J Vasc Surg 7:802-807
60. Segalowitz J, Grund WS, Treiman RL et al. (1990) Angioscopy for intraoperative management of thromboembolectomy. Arch Surg 125:1357-1361
61. Silander T (1984) Cardioscopy without thoracotomy. Acta Chir Scand 127:67-84

62. Stiegmann GV, Pearce WH, Bartle EJ, Rutherford RB (1987) Flexible angioscopy seems faster and more specific than arteriography. Arch Surg 122:279-282
63. Stierli P, Aeberhard P (1991) In situ femorodistal bypass: novel technique for angioscope-assisted intraluminal side-branch occlusion and valvulotomy. A preliminary report. Br J Surg 78:1376-1378
64. Stierli P, Aeberhard P (1992) Angioscopy-guided semiclosed technique for in situ bypass with a novel flushing valvulotome: early results. J Vasc Surg 15:564-568
65. Stierli P, Banz M, Wigger P (1995) Angioscopy guided in situ bypass versus angioscopy guided non reversed bypass for infrainguinal arterial reconstructions. A comparison of outcome. J Cardiovasc Surg 36:211-217
66. Stierli P, Banz M, Wigger P et al. (1997) Angioskopisch geführte infrainguinale Rekonstruktionen. Sind die Resultate mit Armvenen schlechter als mit V. saphena magna? Gefäßchirurgie 2:22-26
67. Towne JB, Bernhard VM (1977) Vascular endoscopy - an adjunct to carotid surgery. Stroke 8:569-571
68. Trubel W, Magometschnigg H, Al-Hachich Y et al. (1994) Intraoperative control following femorodistal revascularization: angioscopy is superior to angiography. Thorac Cardiovasc Surg 42:199-207
69. Uchida Y (1989) Percutaneous coronary angioscopy by means of a fiberscope with a steerable guide wire. Am Heart J 117:1153-1155
70. Uchida Y, Hasegawa K, Kawamura K, Shibuya I (1989) Angioscopic observation of the coronary luminal changes induced by percutaneous transluminal coronary angioplasty. Am Heart J 117:769-776
71. Van Dijk LC, Seerden R, Van Urk H et al. (1997) Comparison of cost affecting parameters and costs of the „closed" and „open" in situ bypass technique. Eur J Vasc Surg 13:460-463
72. Vollmar JF, Junghanns K (1969) Die Arterioskopie. Langenbecks Arch Klin Chir 325:1201
73. Vollmar JF, Loeprecht H, Hutschenreiter S (1987) Advances in vascular endoscopy. Thoracic Cardiovasc Surg 35:334-341
74. Vollmar JF, Storz LW (1974) Vascular endoscopy: possibilities and limits of its clinical application. Surg Clin North Am 54:111-122
75. Wack C, Woelfle KD, Weber H et al. (1995) The diagnostic value of angioscopy in venous thrombectomy. Vasa 24:135-140
76. Walsh DB, Downing ST, Ahmed SW, Wallace RB (1987) Valvular obstruction of blood flow through saphenous vein. J Surg Res 42:39 42
77. White Gh, White RA, Kopchok GE et al. (1987) Intraoperative video angioscopy compared with arteriography during peripheral vascular operations. J Vasc Surg 6:488-495
78. White GH, White RA, Kopchok GE et al. (1990) Endoscopic intravascular surgery removes intraluminal flaps, dissections, and thrombus. J Vasc Surg 11:280-288
79. White GH, White RA, Kopchok GE, Wilson SE (1988) Angioscopic thromboembolectomy: preliminary observations with a recent technique. J Vasc Surg 7:318-325
80. White JV, Haas KS, Comerota AJ (1993) An alternative method of salvaging occluded suprainguinal bypass grafts with operative angioscopy and endovascular intervention. J Vasc Surg 18:922-931
81. White RA (1987) Technical frontiers for the vascular surgeon: laser anastomotic welding and angioscopy-assisted intraluminal instrumentation. J Vasc Surg 5:673-680
82. Wilson YG, Davies AH, Currie IC et al. (1996) Angioscopy for quality control of saphenous vein during bypass grafting. Eur J Vasc Endosvasc Surg 11:12-18
83. Wilson YG, Davies AH, Southgate K et al. (1996) Influence of angioscopic vein graft preparation on development of neointimal hyperplasia in an organ culture model of human saphenous vein. J Endo Vasc Surg 3:436-444
84. Wilson YG, Follett D, Currie IC et al. (1995) Quantitative endoluminal measurements during angioscopy: an innovative technique. Eur J Vasc Endovasc Surg 9:319-326
85. Wittens C, Van Dijk LC, Du Bois Najj et al. (1994) A new „closed" in situ vein bypass technique. Eur J Vasc Surg 8:166-170

86. Woelfle KD, Kugelmann U, Brijnen H et al. (1994) Intraoperative imaging techniques in infrainguinal arterial bypass grafting: completion angiography versus vascular endoscopy. Eur J Vasc Surg 8:556–561
87. Woelfle KD, Loeprecht H, Weber H (1987) Vereinfachung der femoro-cruralen „in situ"-Bypasstechnik durch Einsatz der Gefäßendoskopie. Angio 3:3–8
88. Woelfle KD, Loeprecht H, Weber H, Zinkl K (1988) Intraoperative assessment of in situ saphenous vein bypass grafts by vascular endoscopy. Eur J Vasc Surg 2:257–262

9 Minimalinvasive Herzchirurgie

A. Diegeler, F. W. Mohr

9.1 Einleitung

Denkt man an einen chirurgischen Eingriff am Herzen, so verbindet man dies mit einer großen, lebensbedrohlichen Operation. Der von Billroth formulierte Mythos, das Herz sei für den Chirurgen unantastbar (85), mag im Unterbewußtsein noch nicht ganz ausgelöscht sein, obwohl eine Vielzahl von Schrift- und Bildbeiträgen wie auch Live-Übertragungen im Fernsehen die Operationsabläufe herzchirurgischer Eingriffe gut zugänglich und verständlich gemacht haben. Ganz aktuell werden Operationsmethoden entwickelt, die einen herzchirurgische Eingriff durch eine minimale Öffnung des Brustkorbes und mit Hilfe endoskopischer Techniken ermöglichen sollen. Folgende Fragen drängen sich auf und müssen beantwortet werden:

- Sind minimalinvasive Techniken in der Herzchirurgie *sinnvoll*?
- Sind minimalinvasive Techniken in der Herzchirurgie *möglich*?
- Sind minimalinvasive Techniken in der Herzchirurgie *gefährlich*?

9.1.1 Ist minimalinvasive Herzchirurgie sinnvoll?

Kardiovaskuläre Erkrankungen sind mit jährlich 425.884 Todesfällen die führenden Todesursachen für Frauen und Männer in Deutschland. Bei 85206 Todesfällen wurde ein akuter Myokardinfarkt als Ursache angegeben[1].

Im Jahre 1992 sind in Deutschland 2.134.378 stationäre Behandlungen mit einer Behandlungszeit von 15,6 Tagen bei Erkrankungen des Herz-Kreislaufsystems erfolgt. Dies waren 15% aller stationären Behandlungen. Von diesen waren 14% (298.882) chirurgische Behandlungen[2]. Die geschätzten Kosten für die stationäre Behandlung kardiovaskulärer Erkrankungen liegen bei ca. 1,16 Mrd. DM jährlich. Die chirurgischen Behandlungmethoden haben in den letzten 10 Jahren deutlich zugenommen. So wurden 1985 in Deutschland etwa 16000 koronare Bypass-Operationen durchgeführt. 1995 waren es 58420

---

[1] Quelle: Statistisches Bundesamt der Bundesrepublik Deutschland für 1996
[2] Quelle: Deutsche Krankenhausgesellschaft

koronare Bypass-Operationen bei 78184 Operationen mit Einsatz der Herz-Lungenmaschine[3].

Die chirurgische Therapie der Herzerkrankungen hat in den letzten 10 Jahren ein erheblich geändertes Risikoprofil erhalten (41):

- Die zur Operation vorgesehenen Patienten stehen in einem fortgeschrittenen Lebensalter (3).
- Die Schwere der koronaren Erkrankung ist vielfach ausgeprägter. Die Kombination mit zusätzlichen Erkrankungen der Herzklappen wird häufiger angetroffen.
- Die mit dem Lebensalter verbundenen Vorerkrankungen belasten das Risikoprofil des koronarchirurgischen Eingriffs (42, 47).

Was erwartet man von minimalinvasiven Operationstechniken in der Herzchirurgie?

Die Entwicklung neuer, weniger invasiver Operationstechniken sollen folgende Ziele erreichen:

- die Reduktion des chirurgischen Traumas,
- die Senkung von Morbidität und Letalität bei Patienten mit erhöhtem Alter und/oder höherem Operationsrisiko,
- die beschleunigte Rekonvaleszenz und Rehabilitation nach der Operation,
- die Reduktion von Liegezeiten im Krankenhaus und
- die Senkung der Kosten durch stationäre und ambulante Behandlung.

Patienten mit einem erhöhten operativen Risiko soll eine Operationstechnik mit reduziertem Risikoprofil, geringerer Morbidität und schneller Erholung angeboten werden. Somit läßt sich eindeutig formulieren, daß die Entwicklung minimalinvasiver Techniken einen bedeutenden Stellenwert für die „Herzchirurgie der Zukunft" hat.

9.1.2 Sind minimalinvasive Techniken in der Herzchirurgie möglich?

Um die oben formulierten Ziele zu erreichen, werden zur Zeit 2 Schwerpunkte verfolgt:

1. die Verringerung des chirurgischen Traumas durch eine Verkleinerung des operativen Zugangs und die Ausdehnung der chirurgischen Präparation sowie
2. der Verzicht auf die Herz-Lungenmaschine und den kardioplegischen Herzstillstand bei der koronaren Bypass-Operation.

---

[3] Quelle: Deutsche Gesellschaft für Thorax-, Herz und Gefäßchirurgie. In: Thorac cardiovasc Surgeon 44 (1996)

ad 1: Die Limitierung des chirurgischen Zugangsweg zum Herzen ist für die verschiedenen Operationen am Herzen durchaus möglich. Die Aortenklappe, die Mitral- oder Trikuspidalklappe, das Vorhofseptum und einzelne Koronararterien sind mit einer limitierten Sternotomie, einer Minithorakotomie oder einer begrenzten subxiphoidalen Eröffnung des Thorax oft sehr gut direkt zugängig. Schwierigkeiten bereitet der Anschluß der Herz-Lungenmaschine, wofür ggf. spezielle Techniken oder Instrumente eingesetzt werden müssen. Alternativ kann eine femorale Kanülierung mit einer retrograden Perfusion gewählt werden. Auch endoskopisch sind viele wesentliche Strukturen am oder im Herzen zu erreichen. Die verschiedenen neuen Zugangswege werden für die einzelnen Operationen weiter unten beschrieben.

ad 2: Der Einsatz der Herz-Lungenmaschine bedeutet für alle Operationen ein erhebliches Trauma. Für alle herzchirurgischen Eingriffe, bei denen das Herz nicht eröffnet werden muß, ist ein Verzicht auf die Herz-Lungenmaschine generell möglich. So können heute viele koronarchirurgische Eingriffe ohne Herz-Lungenmaschine durchgeführt werden.

9.1.3 Ist die minimalinvasive Herzchirurgie gefährlich?

Der Einsatz minimalinvasiver Operationstechniken bei herzchirurgischen Eingriffen führt zu einer Umstellung der Operationsabläufe. Der Chirurg ist gezwungen, neue manuelle Fertigkeiten zu entwickeln. Wenn die endoskopische Führung der Operation notwendig ist, wird eine völlig andersartige visuelle Steuerung der manuellen Tätigkeit erforderlich. Der Gebrauch neuer Instrumente bedarf einiger Übung. All dies wird zunächst am Phantom und am Tiermodell geübt, bevor die Operation am Patienten erfolgt.

Es gibt beim Einsatz minimalinvasiver oder endoskopischer Techniken weitere Besonderheiten am Herzen zu beachten. Während der Operation am Herzen ist die Beobachtung der Organfunktion von größter Bedeutung. Die direkte Beurteilbarkeit der Herzfunktion ist bei einer minimalinvasiven Operation stark eingeschränkt. Chirurg und Anästhesist müssen lernen, andere Informationsquellen als die direkte Sicht zu nutzen, um die Operationsstrategie intraoperativ zu steuern, das Ergebnis der Operation zu überprüfen und technische Fehler schnell zu erkennen. Der transösophagealen Echokardiographie kommt hierbei eine herausragende Bedeutung zu. Sie sollte bei einer Operation am Herzen mit limitiertem Zugang nicht fehlen (34). Überaus wichtig ist in diesem Zusammenhang die enge Zusammenarbeit zwischen Anästhesist und Chirurg.

9.2 Die Verringerung des chirurgischen Traumas durch Verkleinerung des operativen Zugangs

Der für herzchirurgischen Eingriffe am häufigsten gewählte Zugangsweg zum Herzen ist die volle mediane Sternotomie. Hiermit lassen sich alle wichtigen Strukturen des Herzens und der mediastinalen Gefäße gut erreichen. Die komplette Eröffnung und das Spreizen des Sternums hat jedoch einige Nachteile. Das Aufspreizen des Sternums führt zu einer erheblichen Überdehnung der Gelenkverbindungen zwischen Rippen und Wirbelkörpern. Muskuläre Verspannungen und intercostale Neuralgien (39) sind postoperativ über einen längeren Zeitraum zu beobachten. Dies führt zu einer Beeinträchtigung der Atmung und der allgemeinen Mobilisation der Patienten. Die Adaptation der Sternumhälften durch Drahtcerclagen bis zur knöchernen Durchbauung gelingt zwar in den allermeisten Fällen, es kann aber auch zu einem Bruch der Drähte oder des Knochens kommen, was eine Dehiszenz des Sternums nach sich zieht. Diese Komplikation erfordert einen erneuten chirurgischen Eingriff, wenn es nicht zu einer Pseudarthrose der Sternumhälften kommen soll. Die Infektion des Sternums ist eine Komplikation besonders für Patienten mit reduziertem präoperativen Allgemeinzustand oder durch einen Diabetes mellitus belastet sind. Die Infektionsrate wird in der Literatur mit 0,4–6,0% angegeben (64). Selbst einfache Entzündungen haben einen erheblichen Krankheitswert. Die schwere Mediastinitis ist eine akut lebensbedrohliche Erkrankung. Eine amerikanische Studie schätzt die zusätzlichen Behandlungskosten bei einer Sternuminfektion auf durchschnittlich 41.000 Dollar[4].

Neben diesen klinischen Komplikationsmöglichkeiten spielen die kosmetischen Nachteile der Sternotomie eine untergeordnete Rolle. Dennoch muß auch dieser Aspekt individuell gewichtet werden und läßt sich nicht gänzlich vernachlässigen.

Seit den Anfangszeiten der Herzchirurgie ist die laterale Thorakotomie für Eingriffe an der Mitralklappe, der Trikuspidalklappe oder zum Verschluß des Vorhofseptumdefektes bekannt und wurde von vielen Chirurgen routinemäßig durchgeführt (31). Die laterale Thorakotomie ist mit 2 Ausnahmen bezüglich des entstehenden Traumas keine wirkliche Alternative zur Sternotomie:

1. Für den Verschluß eines Vorhofseptumdefektes mag er bei jungen Menschen aus kosmetischen Gründen bevorzugt werden.
2. Bei einer Reoperationen an der Mitral- oder Trikuspidalklappe kann durch die laterale Thorakotomie die Gefahr einer Verletzung der anterioren Herzwand umgangen werden.

Das Durchtrennen des Muskulus serratus anterior und des Muskulus latissimus dorsi, wie auch die weite Eröffnung der Pleura und das Spreizen des Thorax, führt zu einem erheblichen Trauma und im Besonderen zu starken Schmerzen in der frühen postoperativen Phase. Außerdem kommt es durch

---
[4] Quelle: Cardiac Surgery Renaissance. The Advisory Board Company, 1997

eine ausgedehnte Thorakotomie nicht selten zu Rippenfrakturen, abgekapselten Pleuraergüssen und Verwachsungen der Lunge.

In der jüngeren Vergangenheit sind verschiedene neue Zugangswege zum Herzen entwickelt worden, die in ihrer Ausdehnung auf die für die Operation notwendigen anatomischen Strukturen limitiert bleiben. Diese neuen Zugangswege werden nachfolgend beschrieben.

9.2.1 Limitierter Zugang für Operationen an der Aortenklappe

Für die alleinige Operation sowohl an der Aortenklappe als auch an der Aorta ascendens oder dem Aortenbogen benötigt man keinen ausgedehnten Zugang zu allen Strukturen des Herzens (2, 23, 48). Die Operation selbst findet außerhalb des Herzens statt. Eine Darstellung des rechten Vorhofs zum Einbringen der venösen HLM-Kanüle ist aber sinnvoll, da die femorale Kanülierung der HLM Nachteile hat. Für den Anschluß der HLM und die Operation an der Aortenklappe ist eine partielle Sternotomie oder eine Minithorakotomie ausreichend.

Es werden zur Zeit verschiedene Formen der partiellen Sternotomie für Operationen an der Aortenklappe und der Aorta ascendens angewandt:

- j-förmige partielle Sternotomie,
- transversale Sternotomie,
- s-förmige Sternotomie und
- parasternale Thorakotomie.

J-förmige partielle Sternotomie

Bei der j-förmigen partiellen Sternotomie wird das Sternum im Bereich des Jugulum median durchtrennt. Nach kaudal hin erfolgt die Durchtrennung bis zum vierten oder fünften ICR, um hier nach rechts lateral in diesen abzubiegen. Die rechte Arteria thoracica interna muß dabei oft, aber nicht immer durchtrennt werden. Durch die rechts-dominante Eröffnung des Sternums er-

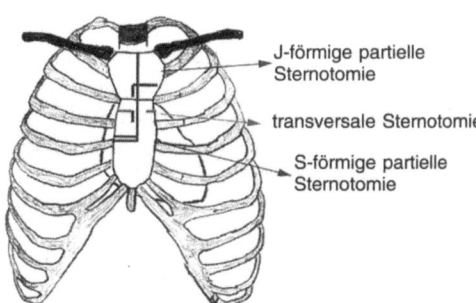

Abb. 9.1. Verschiedene Zugangswege zur Aortenklappe (Zeichnung: Prof. Autschbach, Leipzig)

hält man einen ausreichenden Zugang zum rechten Vorhof, um diesen für den venösen HLM-Zufluß zu kanülieren. Der Verschluß der partiellen Sternotomie erfolgt mit Drahtcerclagen, starkem PDS-Faden oder mit einem Metallband.

Transversale Sternotomie

Die transversale Sternotomie wird im dritten ICR durchgeführt. Hierbei müssen gewöhnlich die rechte und linke Arteria thoracica interna (ITA) durchtrennt werden. Dies ist ein wesentlicher Nachteil, da die erwähnten Arterien für eine mögliche spätere Bypass-Operation benötigt werden könnten. Die Erfahrungen des Autors zeigten, daß sich die transversale Thorakotomie durch Drahtcerclagen schlecht stabilisieren läßt. Die bei einigen Patienten beobachtete Instabilität führt zwar kaum zu einer Beeinträchtigung der Atemarbeit, kann aber für den Patienten zu einer erhebliche Mißempfindung führen.

S-förmige partielle Sternotomie

Die s-förmige partielle Sternotomie ist eine Alternative zum l-förmigen Zugangsweg. Mit diesem Zugang können beide ITA-Gefäße geschont werden. Der Zugang zur Aorta ist nicht rechts-dominant, sondern öffnet sich auch nach links. Dies schafft etwas mehr Raum und ermöglicht einen besseren Zugang zur Arteria pulmonalis. Außerdem wird das Manubrium des Sternums nicht komplett durchtrennt mit dem Vorteil, daß der Schultergürtel intakt bleibt. Die Stabilisierung der Sternotomie durch Drahtcerclagen ist jedoch schwieriger als bei der j-förmigen Sternotomie. Im eigenen Patientengut sind auch hier einzelne Fälle einer postoperative Instabilität beobachtet worden. Dennoch wird dieser Zugang im Herzzentrum der Universität Leipzig als individuelle Alternative zur j-förmigen partiellen Sternotomie angewandt.

Parasternale rechtsseitige Thorakotomie

Die rechtsseitige parasternale Inzision mit Durchtrennung der dritten bis fünften Rippe an der Ansatzstelle zum Sternum wurde von Cosgrove (23) beschrieben. Hierbei bleibt das Sternum intakt. Die Refixierung der abgetrennten Rippen mit dem Sternum ist jedoch oft nicht erfolgreich, so daß eine Instabilität der rechtsseitigen Thoraxwand entstehen kann. Dieser Zugang wurde im Herzzentrum der Universität Leipzig nicht angewendet und auch von Cosgrove später wieder verlassen.

9.2.2 Limitierter Zugang für Operationen an der Mitral- oder Trikuspidalklappe

Die Mitralklappe ist über eine rechtsseitige Thorakotomie gut zu erreichen. So ist die antero-laterale Thorakotomie durch den vierten ICR ein seit der Einführung der Herzchirurgie gebräuchlicher Zugangsweg.

In der eigenen Klinik ist es durch den Einsatz neuer Operationstechniken möglich geworden, die Länge der Thorakotomie auf 4–6 cm zu reduzieren (Abb. 9.2). Bei diesem Zugang ist ein Anschluß der Herz-Lungenmaschine über die femoralen Gefäße erforderlich. Die Okklusion der Aorta ascendens erfolgt mit einem inneren Ballon (Beschreibung weiter unten). Außerdem ist eine endoskopische Führung der verschiedenen Operationsschritte an der Mitralklappe erforderlich. Die Instrumente, wie Scheren, Pinzetten und Nadelhalter, müssen für eine endoskopische Operation ausgerichtet sein.

Das Operationsfeld muß über ein Kopflicht oder eine in den Thorax eingebrachte Lichtquelle beleuchtet werden.

Eine ähnliche limitierte rechts-anteriore Thorakotomie ist von Chitwood (22) und von Carpentier (20) beschrieben worden. Dieser Zugang ist aber etwas größer, und es in einigen Fällen eine Rippe durchtrennt. In der von Chitwood beschriebenen Technik erfolgt die Abklemmung der Aorta direkt transversal mit einer speziell entwickelten Gefäßklemme, welche über einen Port in den Thorax gebracht und dann endoskopisch plaziert wird.

9.2.3 Limitierter Zugang für Operationen am Vorhofseptum

Auch der rechte Vorhof und das Vorhofseptum sind von rechts-lateral aus gut zu erreichen. Für den Verschluß eines Vorhofseptumdefektes hat die laterale Thorakotomie eindeutig kosmetische Vorteile, zumal es sich oft um junge Patienten handelt. Der Zugang wird daher von einigen Chirurgen bei dieser Operation grundsätzlich der medianen Sternotomie vorgezogen (52). Eine ausgedehnte antero-laterale Thorakotomie ist aber, wie schon erwähnt, traumatisch und kann vor allem bei Kindern im Wachstumsalter zu einer Fehlentwicklung der Thoraxform führen. Neue Instrumente und Kanülen machen

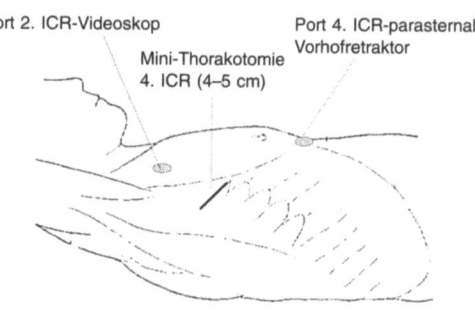

Abb. 9.2. Zugang zur Mitralklappe (Zeichnung: V. Falk, Leipzig)

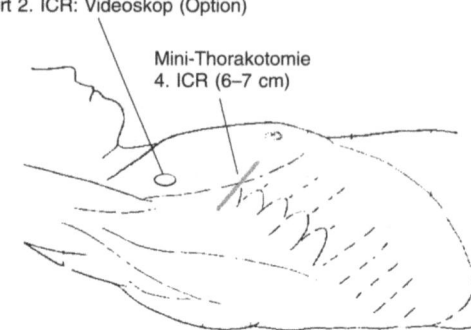

Abb. 9.3. Zugang zum ASD (Zeichnung: V. Falk, Leipzig)

es möglich, diesen Zugang deutlich zu reduzieren, so daß die Länge der Inzision auf ca. 8 cm begrenzt werden kann. Der Muskulus latissimus dorsi wird zudem geschont (Abb. 9.3).

9.2.4 Limitierter Zugang für koronare Bypass-Operationen

Für eine Operation an den Koronararterien ist eine komplette Sternotomie nicht grundsätzlich erforderlich (Abb. 9.4). Im Gegenteil, der Ramus interventrikularis anterior ist von einer linksseitigen antero-lateralen Thorakotomie durch den vierten ICR oftmals besser zu erreichen (9, 12, 19, 30, 74). In Kombination mit einer Operation ohne Herz-Lungenmaschine kann die Thorakotomie auf 7–9 cm limitiert bleiben. Die rechte Koronararterie ist von einer rechtsseitigen antero-lateralen Thorakotomie aus ebenfalls gut zu erreichen. Mit dem weitaus am häufigsten verwendeten linksseitigem Zugang erreicht man die Aorta ascendens nicht mit ausreichender Sicherheit. Ohne eine spezielle endoaortale Okklusionstechnik eignet sich der Zugang nur für die Operation an den Koronararterien der Vorderwand ohne den Einsatz der Herz-Lungenmaschine. Außerdem sollte keine aortokoronare Anastomose vorgesehen sein.

Bei einer im Herzzentrum Dresden entwickelten Technik wird die Thorakotomie durch den dritten ICR links durchgeführt, wobei jedoch zumindest eine Rippe durchtrennt wird. Die Aorta ascendens wie auch der rechte Vorhof werden somit zugänglich, so daß eine Operation mit Herz-Lungenma-

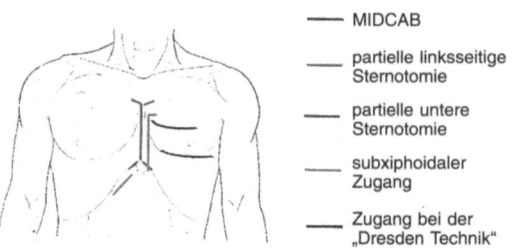

Abb. 9.4. Verschiedene Zugänge für die koronare Bypass-Operation (Zeichnung: A. Diegeler, Leipzig)

schine und auch die proximale Anastomosierung von Bypassen an der Aorta ascendens möglich wird (40).

Auch die partielle untere mediane Sternotomie bis in den zweiten ICR kann Vorteile haben, da das Manubrium des Sternums nicht vollständig durchtrennt wird und der Schultergürtel intakt bleibt. Von diesem Zugang aus lassen sich alle Koronararterien erreichen. Außerdem ist es möglich, beide internen thorakalen Arterien (ITA) zu präparieren (85).

Der subxiphoidale Zugang zum Herzen wird insbesondere für eine Bypass-Anastomose zwischen der Arteria gastroepiploica und der rechten Koronararterie angewandt.

Endoskopische Techniken werden in den letzten 2 Jahren zunehmend entwickelt, um die Arteria thoracica interna oder die Vena saphena magna weniger traumatisch zu präparieren. Hierdurch kann im Bereich des Thorax die Operationswunde zusätzlich verkleinert werden (56, 57, 61) (Abb. 9.5).

Die endoskopische Präparation der Vena saphena magna, die als Bypassgefäß Verwendung findet, soll das Trauma und die Inzidenz von Wundheilungsstörungen in der stark belasteten Region der unteren Extremität erheblich reduzieren.

9.3 Verringerung des operativen Traumas durch den Verzicht auf die Herz-Lungenmaschine

Ein erhebliches Operationstrauma entsteht bei herzchirurgischen Eingriffen durch den Einsatz der Herz-Lungenmaschine (59, 67, 82). Obwohl die Herz-Lungenmaschine dazu beigetragen hat, daß sich die koronare Bypass-Operation mit einem sehr hohen Qualitätsstandard etablieren konnte, ist ihr Einsatz nicht ohne Risiko für den Patienten (4). Dieses Risiko erhöht sich mit dem Zusammentreffen von verschiedenen Vorerkrankungen.

Die Verbindung des körpereigenen Kreislaufs mit der Herz-Lungenmaschine erfordert eine Kanülierung der Aorta ascendens oder einer anderen großlumigen zentralen Arterie mit der Möglichkeit ihrer Verletzung. Auch der temporäre Verschluß der Aorta ascendens mit einer Gefäßklemme zur Induktion des Herzstillstandes kann zu einer Verletzung der Aortenwand führen. Innere Kalk- oder Plaquepartikel, die bei einer generalisierten Gefäßerkrankung häufig vorkommen, können durch die Manipulationen an der Aorta abgelöst werden. Hiervon kann eine cerebrovaskulären Embolie als gefürchtete Komplikation ausgehen. In der Literatur wird die Gefahr einer neurologischen Komplikation bei Vorliegen einer kalzifizierten Aorta ascendens mit einer Rate von bis zu 10% angegeben (25, 38). Der Einsatz der Herz-Lungenmaschine kann Ausgangspunkt von weiteren Komplikationen sein. Aufgrund der ausgedehnten Fremdoberfläche, über die das Blut geführt wird, werden eine Vielzahl von Mechanismen im Immunsystems stimuliert, die kaskadenartig zu einer komplexen Abwehrreaktion im Körper führen (21, 27, 49, 63, 69, 79). Das aktive Abkühlen und Anwärmen des Blutes, der laminare Blut-

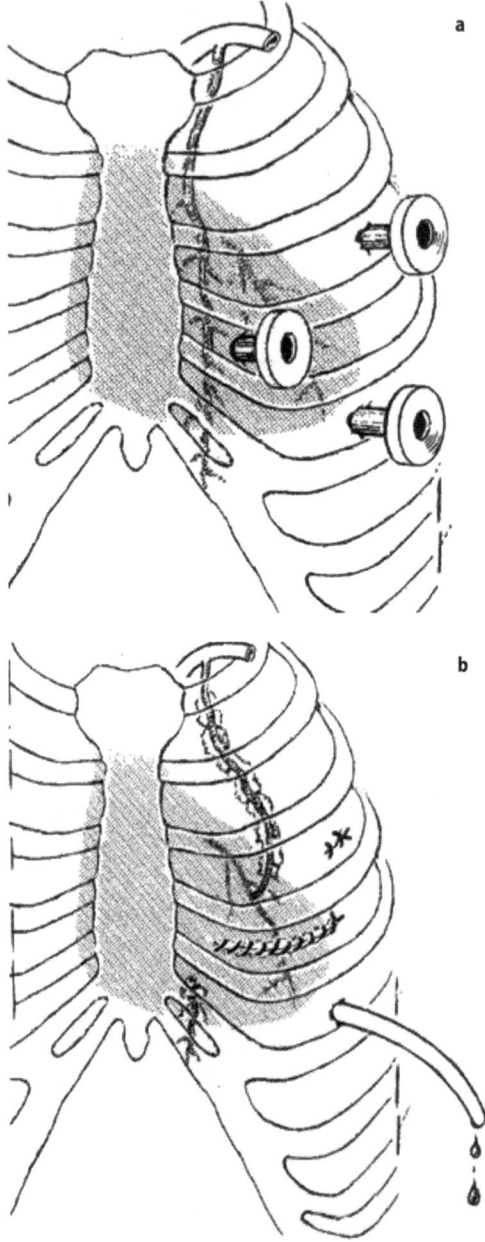

Abb. 9.5a+b. Endoskopischer Zugang für die koronare Bypass-Chirurgie (Zeichnung: L. Knorn, Bonn)

fluß und der mechanische Streß auf die Blutbestandteile durch Filter und Rollerpumpen erzeugt Veränderungen an den zellulären Blutbestandteilen und ihrer vorgesehenen Funktion (11).

Im Gegensatz zu Operationen, die die inneren Strukturen des Herzens betreffen, muß das Herz bei der koronaren Bypass-Operation nicht eröffnet werden. Grundsätzlich kann diese Operation ohne Herz-Lungenmaschine am schlagenden Herzen erfolgen (10, 15, 51, 65). Hierzu sind folgende Voraussetzungen notwendig:

- die Darstellung und Stabilisierung des Herzens im Bereich der Koronararterie, an der die Bypass-Anastomose erfolgen soll, muß ausreichend gut sein,
- der Koronarfluß in der betreffenden Koronararterie muß temporär unterbrochen werden, um ein blutfreies Nähen der Anastomose zu ermöglichen. Während dieser Zeit darf es zu keiner irreversiblen ischämischen Schädigung des nachgeschalteten Myokards kommen und
- das Herz muß während der gesamten Zeit den Kreislauf des Patienten ohne lebensbedrohliche Leistungsminderung aufrechterhalten.

Mit Hilfe neuer Instrumente, die zu einer lokalen Immobilisation der Herzwand führen, ist eine Bypass-Operation am schlagenden Herzen ohne den Einsatz der Herz-Lungenmaschine möglich und wird zunehmend häufig durchgeführt.

Zusammenfassend läßt sich feststellen, daß durch minimalinvasive Techniken eine Reduktion des Operationstraumas bei herzchirurgischen Eingriffen möglich ist.

9.4 Aktuelle minimalinvasive Operationstechniken in der Herzchirurgie

9.4.1 Die Operation an der Aortenklappe in minimalinvasiver Technik

Beschreibung der operativen Techniken

Die verschiedenen minimalinvasiven Zugangswege sind bereits beschrieben worden.

Im Herzzentrum der Universität Leipzig wurde die transversale Thorakotomie verlassen, da sich bei einigen Patienten eine postoperative Instabilität der refixierten Sternalhälften ergab. Darüber hinaus hat der Zugang den Nachteil der beidseitigen Durchtrennung der Arteria thoracica interna, so daß diese Arterien für eine später unter Umständen erforderliche Bypass-Operation nicht mehr zur Verfügung stehen.

2 Zugänge werden zur Zeit favorisiert:

1. Die partielle obere j-förmige Sternotomie
   Die Sternotomie wird median im Jugulum begonnen, bis zum vierten ICR geführt und dann nach transversal rechts komplettiert (51). Der untere Teil des Sternums wird somit nicht durchtrennt. Bei diesem Zugang muß die rechtsseitige Arteria thoracica interna in den meisten Fällen durch-

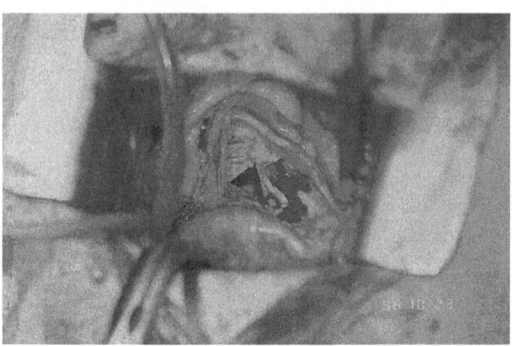

Abb. 9.6. Limitierter Zugang zur Aortenklappe

trennt werden. Die Ergebnisse in der eigenen Klinik zeigen, daß diese Form der partiellen Sternotomie die beste Exposition von Aorta ascendens und rechtem Vorhof gewährleistet. Die Kanülierung des rechten Vorhofs und der Aorta ascendens konnte immer erfolgen. Zur Entlastung des linken Ventrikels wird zusätzlich ein Vent in die Arteria pulmonalis eingebracht. Die Exposition der Aortenklappe ist von diesem Zugang aus bei normaler Konstitution des Patienten ebenfalls gut (Abb. 9.6 und 9.7). Schwierigkeiten bereitet, wie bei den anderen minimalinvasiven Zugängen, die Entlüftung des linken Ventrikels nach Verschluß der Aorta, da das Herz nicht luxiert werden kann. Die Entlüftung kann somit nur über die Aorta ascendens erfolgen.

2. Die partielle mittlere s-förmige Sternotomie
Dieser Zugang wurde im Herzzentrum der Universität Leipzig entwickelt (7). Dabei wird eine mediane Sternotomie zwischen dem zweiten und fünften ICR durchgeführt, die proximal und transversal in den zweiten ICR und distal in den fünften ICR geführt wird. Beide internen thorakalen Arterien können geschont werden. Der s-förmige Zugang hat den Nachteil, daß er weniger Raum bietet als die j-förmige Sternotomie, obwohl sich die Sternalhälften zu beiden Seiten hin öffnen. Nach kaudal steht weniger Raum zur Verfügung. Die Ergebnisse zeigten, daß ein venöser HLM-Anschluß über die femorale Vene häufiger notwendig war als bei der j-förmigen Sternotomie. Der Zugang hat aber den Vorteil, daß der obere Schultergürtel intakt bleibt, was die postoperative Atemarbeit erleichtert. Unabhängig von den beiden beschriebenen Zugangswegen erfolgt die arterielle Kanülierung immer direkt über die Aorta ascendens, jedoch mit einer etwas kleineren und sehr flexiblen Kanüle (Medtronic^{TM}, USA).

Mit beiden begrenzten Zugangswegen sind alle Operationen an der Aortenklappe unter direkter Sicht durchführbar, inklusive der Implantation gerüstfreier biologischer Klappen, rekonstruktive Operationen der Aorta ascendens wie auch die „Ross-Operation", die die Implantation der eigenen Pulmonalklappe in Aortenposition und den Ersatz der Pulmonalklappe mit einem Homograft vorsieht (51).

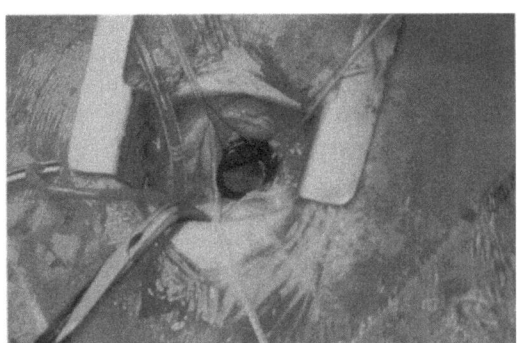

Abb. 9.7. Darstellung der implantierten Herzklappe bei limitiertem Zugang zur Aortenklappe

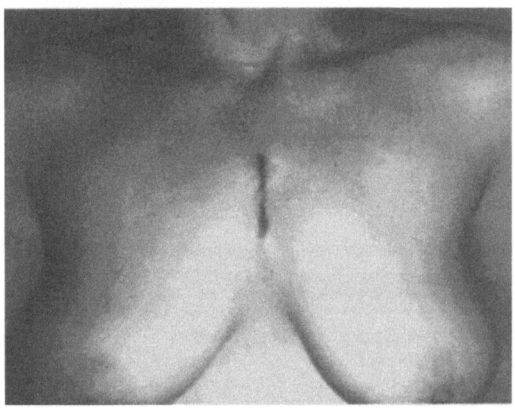

Abb. 9.8. Postoperative Wunde bei limitiertem Zugang zur Aortenklappe

Die Eröffnung der Aorta ascendens erfolgt in der üblichen hockeyförmigen Technik. Durch Haltenähte am Oberrand der Kommissur wird die Aortenklappe günstig in das Operationsfeld gebracht und liegt dann oft erstaunlich oberflächlich und gut zugänglich. Die weiteren Operationsschritte sind mit der herkömmlichen Technik identisch und sollen – mit einer Ausnahme an dieser Stelle nicht beschrieben werden. Diese Ausnahme betrifft die Entlüftung des linken Ventrikels. Dies hat, obschon schwierig, sorgsam zu erfolgen. Die Verwendung von CO_2-Insufflation im OP-Feld wird ausdrücklich empfohlen. Gleichsam ein Belassen des Vents bis die HLM ausgeleitet ist.

Limitationen der minimalinvasiven Aortenklappenchirurgie

Die Limitationen der minimalinvasiven Aortenklappenoperation werden vornehmlich durch die Konstitution des Patienten, die individuellen anatomischen Bedingungen und letztlich durch die erreichbare Exposition der Aortenklappe bestimmt (7). Bei guter Exposition gibt es keine Limitationen für alle Standardoperationen. Bei unvorhergesehenen intraoperativen Befunden, wie eine ausgedehnte Endokarditis mit Abszesshöhle im Anulus, kann die Erweiterung des Zugangs im Sinne einer kompletten Sternotomie erwogen werden. Dies gilt auch für Komplikationen, wie Blutungen an der Aortenbasis, die bei limitiertem Zugang nur sehr schwer zu beherrschen sind und durch eine ungeeignete Nadelführung die Gefahr besteht, die Situation zu verschlechtern.

Klinische Ergebnisse der minimalinvasiven Aortenklappenchirurgie am Herzzentrum der Universität Leipzig

Nachfolgend sollen die Ergebnisse des Autors kurz dargestellt werden. Im Herzzentrum der Universität Leipzig wurde inzwischen bei 80 Patienten eine Aortenklappen-Operation in minimalinvasiver Technik durchgeführt. Die Ergebnisse sind in den Tabellen 9.1 und 9.2 dargestellt.

Tabelle 9.1. Unterschiedliche Zugangswege zur Aortenklappe und ihre Bewertung

Darstellung der Aortenklappe	Gut	Ausreichend	Schlecht
Transversaler Zugang	100%	17%	5%
S-förmiger Zugang	78%	16%	5%
J-förmiger Zugang	79%	–	–

Tabelle 9.2. Operationszugang und perioperative Ergebnisse bei minimalinvasiver Aortenklappenchirurgie

	S-förmige Sternotomie n=26	J-förmige Sternotomie n=47	Konventionell n=25
Operation			
AKE: mechanisch	19	32	17
biologisch	4	8	3
Stentless	3	5	5
Homograft		2	
OP-Zeit (min)	148,3 ± 17,6	140,5 ± 13,4	126,3 ± 12,1
Ischämiezeit (min)	65,7 ± 7,4	66,7 ± 8,1	55,8 ± 4,2
HLM-Zeit (min)	91,9 ± 18,3	93,4 ± 12,1	78,2 ± 19,2
Intensivstation (Stunden)	11,5 ± 2,3	13,8 ± 1,9	16,1 ± 2,5
Komplikationen			
vermehrte Nachblutung	1	2	1
Pneumonie		1	1
Paravalvuläres Leck	1	1	0
Hospitalisation (Tage)	9 ± 2,1	9 ± 1,9	10 ± 2,3

Beurteilung und Perspektiven

Die minimalinvasive Technik des Aortenklappenersatzes verdient eigentlich nicht die Bezeichnung „minimalinvasiv". Die Technik der Operation hat sich nur im Hinblick auf eine Begrenzung des operativen Zugangs geändert. Es bleibt die Operation unter direkter Sicht mit einer Eröffnung des Sternums und der Gebrauch der Herz-Lungenmaschine. Aus diesem Grunde wäre der Begriff „weniger invasive" Technik wohl eher gerechtfertigt. Trotz dieser terminologischen Schwäche bedeutet diese neue Technik ein erster Schritt in die Richtung, das operative Trauma auch für die Operationen an der Aortenklappe zu reduzieren. Gerade diese Operationen werden oft bei Patienten in fortgeschrittenem Alter durchgeführt, die von einer Reduktion des operativen Traumas erheblich profitieren würden. Die ersten Ergebnisse zeigten, daß dies mit einer niedrigen Komplikationsrate gelingt. Die frühe Mobilisierung der Patienten scheint einen Vorteil dieser Operationstechnik zu bestätigen. Diese erste Beobachtung muß jedoch in randomisierten Studien überprüft werden. Technische Weiterentwicklungen sind für diese Art Operation an den Aortenklappen zu erwarten, so daß eine wirkliche minimalinvasive bzw. endoskopische Operationsmethode für die Zukunft nicht ausgeschlossen ist.

9.4.2 Die Operation an der Mitralklappe in minimalinvasiver Technik

Operative Techniken der minimalinvasiven Mitralklappen-Operation

Die rechts-laterale Thorakotomie wird als alternativer Zugang zur Mitralklappe seit den Anfängen der modernen Herzchirurgie durchgeführt, bevorzugt bei einer Reoperation. Über die konventionelle laterale Thorakotomie ist die Mitralklappe zwar im Lot zu ihrer direkten Achse zu erreichen, sie liegt aber oft recht tief im Thorax. Auch die Kanülierung der Aorta ascendens, die tief im Thorax liegt, ist schwieriger.

Seit kurzer Zeit wird versucht mit verschiedenen neuen Operationstechniken die Thorakotomie zu verkleinern. Bei den von Carpentier (20), Navia (62), Chitwood (22) und Arom (5) beschriebenen Techniken wird die Größe

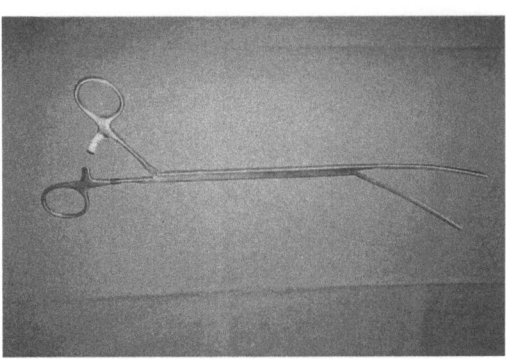

Abb. 9.9. Spezialklemme zum endoskopischen Aortenverschluß

der Thorakotomie deutlich verkleinert. Wenn der Zugangsweg zum Herzen kleiner wird, sind alternative Kanülierungstechniken für den Anschluß an die Herz-Lungenmaschine notwendig. Die Kanülierung der rechten Femoralgefäße wird notwendig, wenn der operative Zugang so klein ist, daß der rechte Vorhof und die Aorta ascendens nicht erreichbar sind. Auch das Ausklemmen der Aorta ist von der rechtsseitigen Minithorakotomie aus schwierig. Hierzu sind neue Instrumente entwickelt worden, die mit Hilfe einer endoskopischen Führung eingesetzt werden können (Abb. 9.9).

Die Port-Access-Technik. Die Port-Access-Technik wurde an der Universität von Stanford entwickelt (66, 75). Ziel war es, ein Kanülierungs- und Kathetersystem zu entwickeln, mit dem der direkte Zugang zur Aorta ascendens nicht notwendig ist und eine Operation am Herzen in endoskopischer Technik möglich wird. Das von der Firma Heartport^{TM} (Heartport^{TM} Inc., Redwood City, CA, USA) hergestellte System (Abb. 9.10) enthält einen Ballonkatheter, der über die femoralen HLM-Kanüle eingeführt und in der Aorta ascendens kurz vor der Aortenklappe plaziert wird. Die femorale HLM-Kanüle ist y-förmig, so daß über einen Arm der Kanüle die Einführung des Ballon-

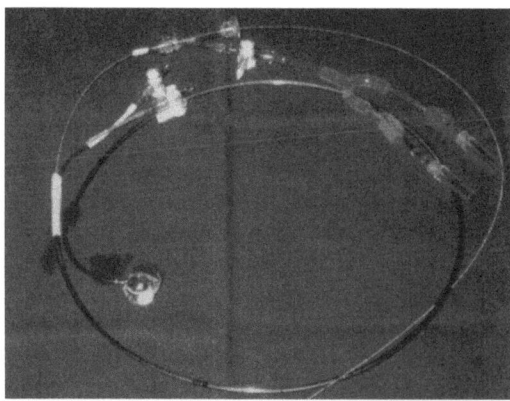

Abb. 9.10. Endoaortaler Okklusionskatheter (Heartport^{TM})

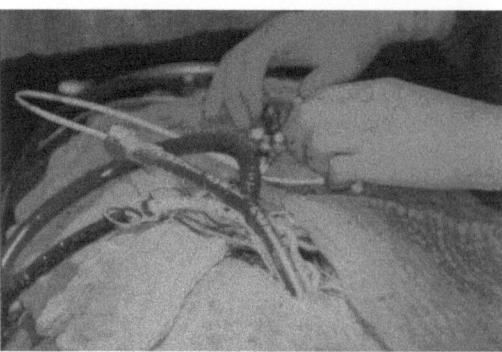

Abb. 9.11. Spezial-HLM-Kanüle, Einführung des Ballon-Okklusionskatheter

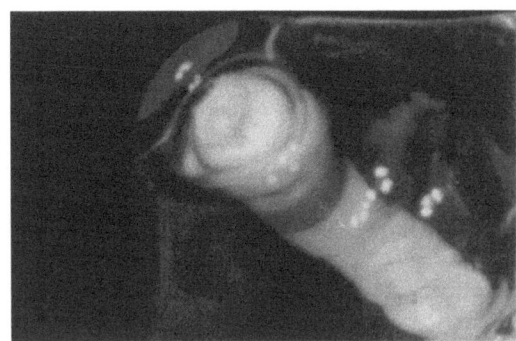

Abb. 9.12. Spitze des Okklusionskatheters mit Ballon

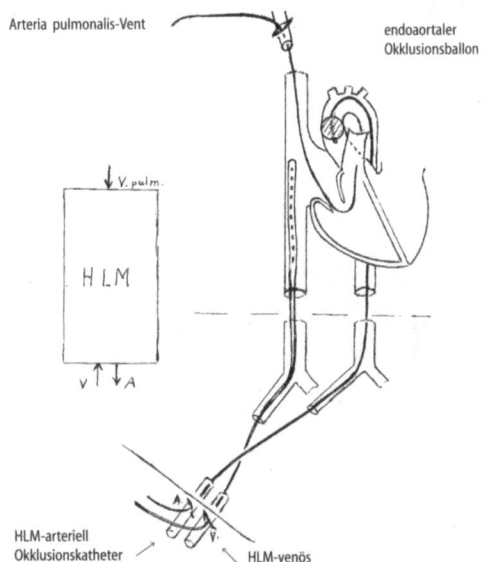

Abb. 9.13. Port-Access-Technik: Plazierung von Kanülen und Katheter (Zeichnung: L. Knorn, Bonn)

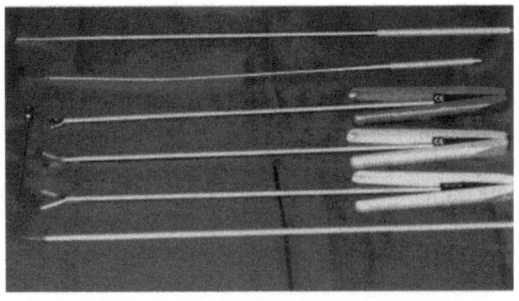

Abb. 9.14. Endoskopische Instrumente von Heartport[TM]

katheters möglich ist (Abb. 9.11). Zum temporären Verschluß der Aorta wird der Ballon (Abb. 9.12) mit Flüssigkeit gefüllt und verschließt so die Aorta von innen her. Diese Technik wird als endoaortale Ballonokklusion bezeichnet. Über das gleiche Kathetersystem wird dann Kardioplegie in die Aortenwurzel infundiert und ein kardioplegischer Herzstillstand ermöglicht (71). Abbildung 9.13 zeigt schematisch die Plazierung von Kanüle und Katheter.

Durch diese Technik kann die Thorakotomie für die Mitralklappen-Operation weiter verkleinert werden. In der Technik der eigenen Klinik ist sie nur noch von 1–5 cm groß und dient der Einführung von Instrumenten und Implantaten zum Ersatz oder zur Rekonstruktion der Mitralklappe (60). Die Operation an der Klappe wird letztlich komplett endoskopisch mit speziellen Instrumenten durchgeführt (Abb. 9.14). Das Endoskop (im Herzzentrum der Universität Leipzig ein 3-D-Endoskop von Zeiss-Ikon, Oberkochem) wird über einen Port durch den zweiten ICR eingeführt. Das Endoskop wird inzwischen von einem sprachgesteuerten Roboterarm (Computer Motion, USA) geführt (36).

Im Herzzentrum der Universität Leipzig wird die Mehrzahl der Operationen an der Mitralklappe inzwischen weitgehend endoskopisch und mit der Port-Access-Technik durchgeführt.

Folgende technischen Voraussetzungen sind für die endoskopische Mitralklappenchirurgie notwendig:

- Aufbau der Herz-Lungenmaschine mit Vakuumsystem für den venösen Rückfluß oder Verwendung einer Kreiselpumpe im venösen System,
- erweitertes Monitoring für Ballon-, Kardioplegie- und Aortenwurzeldruck,• Monitoring zur Kontrolle des cerebralen Blutflußes (transkranieller Doppler ist sicher, A. radialis rechts alleine ist unsicher),
- transoesophageale Echokardiographie (TEE) und
- intraoperative Durchleuchtung mittels C-Bogen (optional).

Folgende Operationsschritte sind besonders zu beachten:

- Die Einführung der Kanülen und Katheter hat mit äußerster Sorgfalt zu erfolgen.
- Das Vorschieben des Ballonkatheters muß über den Führungsdraht erfolgen. Bei geringstem Widerstand ist das Manöver abzubrechen und der Führungsdraht oder der Katheter zurückzuziehen.
- Eine intraoperative Transösophageale Echokardiographie (TEE) ist unabläßlich und sollte von einem erfahrenen Untersucher durchgeführt werden.
- Die Plazierung des Ballons 3 cm oberhalb der Aortenklappe ist zu überprüfen, auf eine Migration des Ballons ist zu achten.
- Die Druckwerte in der rechten A. radialis oder das Ableiten eines transkraniellen Dopplersignals soll eine Verlegung des Truncus brachiocephalicus rechtzeitig anzeigen.
- Während der Infusion von Kardioplegie ist die Kompetenz der Aortenklappe zu überprüfen.

9.4 Aktuelle minimalinvasive Operationstechniken in der Herzchirurgie

- Echokardiographische Zeichen auf eine Dissektion der Aorta ascendens müssen sofort überprüft werden, gegebenenfalls ist eine Konversion zur Sternotomie notwendig.
- Die Druckwerte im Ballon sind während der Aortenokklusion zu überprüfen.
- Auf eine ausreichende Entlüftung der linken Herzkammern ist zu achten.
- Die Myokardfunktion ist vor Ausleiten der Herz-Lungenmaschine zu beurteilen. Die Aortenklappe ist nach Entfernen des Ballons auf Kompetenz hin zu überprüfen.

Ausschlußkriterien für die Port-Access-Technik:
Einige Ausschlußkriterien für die Port-Access-Technik in der Mitralklappenchirurgie sind zu beachten:

- periphere arterielle Verschlußkrankheit,
- arteriosklerotische oder aneurysmatische Veränderungen in der Aorta,
- Aortenklappeninsuffizienz und
- verkalkter Mitralklappenanulus.

Operatives Vorgehen:
Zunächst werden die rechte Arteria und Vena femoralis freigelegt. In der eigenen Klinik wird ein kleiner obliquer Schnitt unterhalb, aber entlang des Leistenbandes bevorzugt. An der Vorderwand beider Gefäße werden Tabaksbeutelnähte mit 5/0 monofilem Faden vorgelegt. Beide Gefäße werden mit Seldinger-Technik punktiert und kanüliert. Das venöse Gefäß wird nicht ausgeklemmt. Über einen Arm des Y-Schenkels der arteriellen Kanüle wird ein Führungsdraht bis in die Aorta ascendens vorgebracht und hierüber der endoaortale Okklusionskatheter bis 3 cm oberhalb der Klappe plaziert (TEE-Kontrolle oder Röntgen-Durchleuchtung). Dann wird die HLM gestartet und die Beatmung diskonnektiert.

Die Bluttemperatur wird auf 26–28 °C abgesenkt, um ein Aufwärmen des Herzens durch das umliegende Gewebe insbesonders über die Leber zu vermeiden. Ein 10-mm-Port wird durch den zweiten ICR in der anterioren Axillarlinie eingebracht und hierüber das Endoskop eingeführt. Nach 4–5 cm langer Hautinzision wird die Thorakotomie durch den vierten ICR in der medioaxillären Linie durchgeführt. Nach Einsetzen eines speziell angefertigten Rippenretraktors wird der Interkostalraum eröffnet und das Perikard dargestellt. Es ist darauf zu achten, daß die nachfolgende horizontale Eröffnung des Perikards oberhalb und in ausreichendem Abstand vom Nervus phrenicus erfolgt, um diesen nicht zu beschädigen. Die Haltefäden zur Fixierung des Perikards werden über eine Kanüle durch die Thoraxwand nach außen geführt und am Abdecktuch befestigt.

Die sich anschließende Okklusion der Aorta ascendens wird unter Röntgendurchleuchtung oder jetzt ausschließlich unter TEE-Kontrolle durchgeführt (Abb. 9.15 und 9.16). Der Ballon des endoaortalen Okklusionskatheters wird mit NaCl aufgedehnt (ca. 25 ml). Der Ballondruck soll auf 300–400 mmHg eingestellt werden. Während der Aufdehnung des Ballons ist es wich-

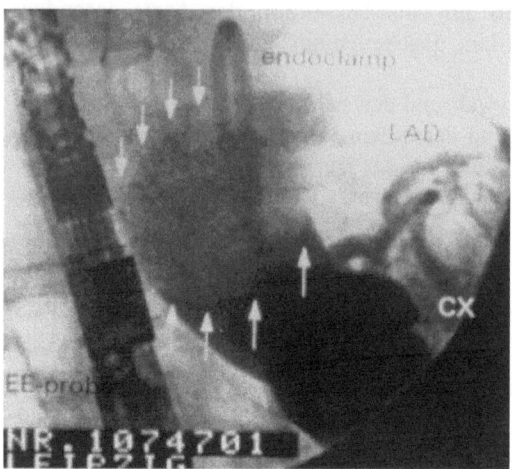

Abb. 9.15. Positionierung des Okklusionskatheters, Röntgendurchleuchtung

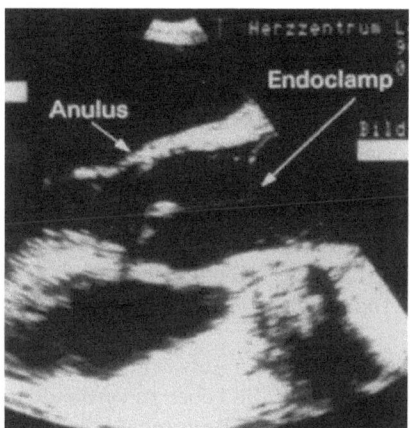

Abb. 9.16. Positionierung des Okklusionskatheters im TEE

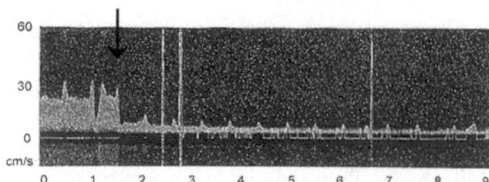

Abb. 9.17. Transkranielle Dopplerableitung mit Flußverzögerung nach Verlegung des Truncus brachiocephalicus (Pfeil)

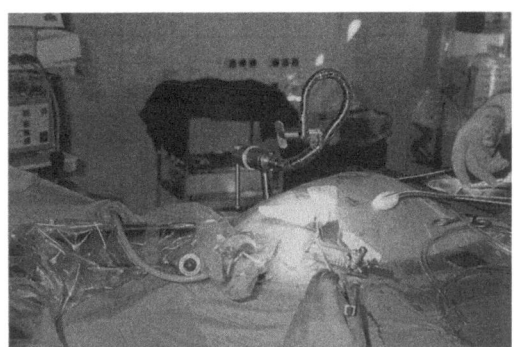

Abb. 9.18. Intraoperative Darstellung von Zugang, Endoskop und Vorhofretraktor

tig, das im Herzen befindliche Volumen zu reduzieren oder das Herz elektrisch zu entkoppeln, da der Ballon durch den vom Herzen kommenden Blutfluß in Richtung Aortenbogen gedrückt wird und hier den Truncus brachiocephalicus verlegen kann (Abb. 9.17). Auf das trankraniell abgeleitete Flußsignal der Arteria cerebri media ist in dieser Situation besonders zu achten (70). Nach vollständigem Verschluß der Aorta wird die kardioplegische Lösung antegrad infundiert und das Herz hiermit stillgestellt. Nun kann der linke Vorhof eröffnet werden. Um die Vorderwand und das Vorhofseptum anzuheben wird ein weiterer Port durch den vierten ICR medial und unter Beachtung der Arteria thoracica interna eingebracht. Hierüber wird ein spezieller Vorhofhaken (Fa. Heartport^{TM}) eingeführt. Bei guter Exposition der Mitralklappe über das Endoskop kann die Operation an der Mitralklappe beginnen. Grundsätzlich erfolgt dies in der gleichen Technik wie bei der konventionellen Operation und soll hier nicht näher beschrieben werden. Abbildung 9.18 zeigt das operative Set-up im Überblick. In den Abb. 9.19–9.23 sind verschiedene Operationsschritte endoskopisch aufgenommen und dargestellt.

Risikoprofil der Port-Access-Technik:
- Gefäßverletzung im Bereich der femoralen Gefäße mit Gefahr der Stenose der Arteria femoralis und der Thrombose der Vena femoralis
- Dissektion der femoralen Gefäße und der Aorta descendens
- Dissektion bis in die Aorta ascendens durch die retrograde Perfusion
- Verletzung der Aorta ascendens durch den Ballon
- Überdehnung des Aortensinus mit nachfolgender Aorenklappen-Insuffizienz
- Inkompletter kardioplegischer Herzstillstand durch Verlegung der Koronarostien
- Migration des Ballons am Beginn der Entfaltung und Verlegung des Truncus brachiocephalicus (cave: cerebrale Ischämie)
- Migration des Ballons bei stillstehendem Herzen und retrograder Perfusion in Richtung Aortenklappe (cave: Verletzung der Aortenklappe)
- Aufwärmen des Myokards durch das umliegende Gewebe (mangelnde Myokardprotektion)

9 Minimalinvasive Herzchirurgie

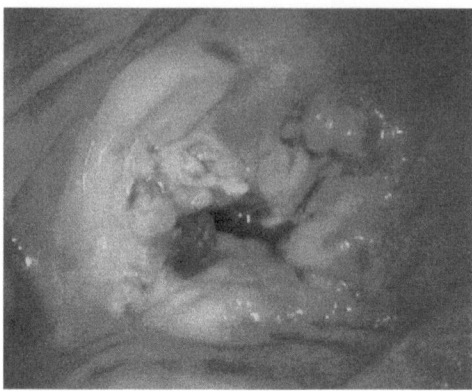

Abb. 9.19. Endoskopische Darstellung der Mitralklappe

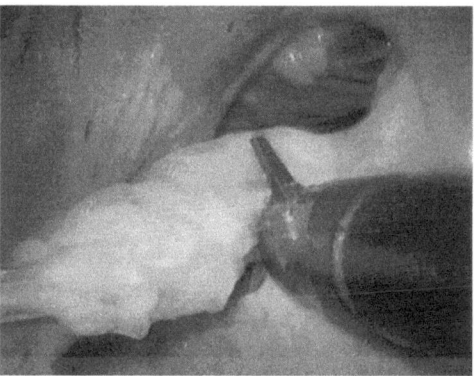

Abb. 9.20. Endoskopische Resektion der Mitralklappe

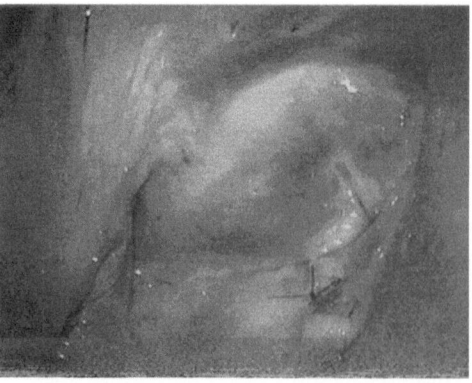

Abb. 9.21. Endoskopische Dichtigkeitsprüfung der Mitralklappe nach Rekonstruktion

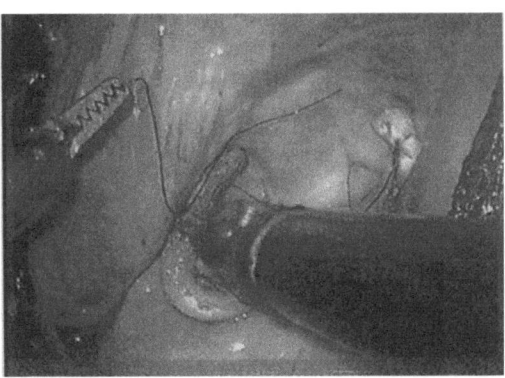

Abb. 9.22. Endoskopische Ringimplantation zur Rekonstruktion der Mitralklappe

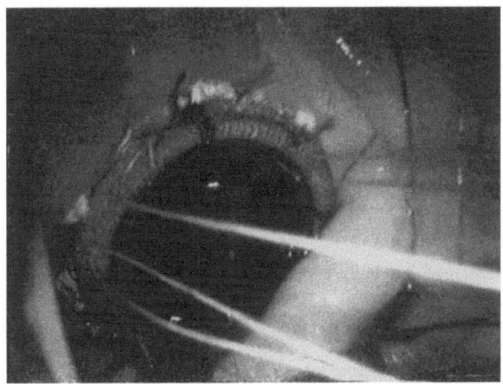

Abb. 9.23. Endoskopischer Mitralklappenersatz

- Inkomplette Entlüftung nach Eröffnung der Herzinnenräume (cerebrale Luftembolie mit neurologischen Folgen).

An der Vielzahl der möglichen Komplikationen wird ersichtlich, daß die Port Access Technik mit einer entsprechenden Sorgfalt und Kontrolle der einzelnen operativen Schritte durchgeführt werden muß.

Vorteile der Port-Access-Technik:

- Mit der Port-Access-Technik läßt sich die Mitralklappen-Operation über eine Minithorakotomie durchführen.
- Diese kann auf 4–5 cm begrenzt werden. Durch die endoaortale Ballonokklusion der Aorta ascendens kann auf eine Resektion der vierten Rippe verzichtet werden. Dies führt zu einer Reduktion der postoperativen Schmerzen, einer besseren Atemarbeit und einer schnelleren postoperativen Erholung der Patienten.
- Die endoskopische Darstellung ermöglicht eine genaue Beurteilung der Klappe, insbesondere des subvalvulären Apparates mit den Cordae und

den Papillarmuskeln. Eine vergleichbare Übersicht über diese anatomischen Strukturen im Herzinneren ist unter direkter Sicht nicht zu erreichen.
- Die operativen Maßnahmen im Herzen können durch die endoskopische Darstellung exakt geführt und das Ergebnis beurteilt werden.

Trotz der möglichen Risiken ist das Heartport^{TM}-Port-Access-System weltweit an mehr als tausend Patienten erfolgreich eingesetzt worden. Es ist zum jetzigen Zeitpunkt das einzige kommerziell verfügbare System, was eine komplette endoskopische Chirurgie am Herzen ermöglicht und wird bei der Entwicklung solcher Operationstechniken eine bedeutende Rolle spielen.

Ergebnisse der endoskopischen Mitralklappenchirurgie am Herzzentrum der Universität Leipzig

Mit dieser Technik sind in dem Herzzentrum der Universität Leipzig mehr als 100 Patienten operiert worden. Die nachfolgende Tabellen zeigen die präoperativen Charakteristika der Patienten (Tabelle 9.3), die durchgeführten Operationen (Tabelle 9.4) und die postoperativen Komplikationen (Tabelle 9.5). Sie demonstrieren, daß hiermit alle Operationen an der Mitralklappe durchführbar sind.

Tabelle 9.3. Präoperative Diagnostik bei minimalinvasiven Mitralklappen-Operationen

Patientencharakteristika	n = 104
Durchschnittsalter	59,88 ± 12,2
Männlich/weiblich	n = 40/64
Lungenfunktionsstörungen	n = 12 (11,5%)
Hypertonus	n = 33 (31,7%)
Diabetes	n = 18 (17,3%)
Präoperative NYHA Klassifikation*	I 4
	II 34
	III 61
	IV 4
Pathologie der Mitralklappe	
Mitralklappen-Insuffizienz >II°	n = 79
Mitralklappen-Stenose >II°	n = 22
Mitralklappen-Öffnungsfläche	2,69 ± 1,6 cm^2
Druckgradient Δp max	8,04 ± 6,8 mmHg
Druckgradient Δp mittel	3,53 ± 3,8 mmHg
Durchmesser linker Ventrikel (TEE)	52,21 ± 11,26 mm
Durchmesser linker Vorhof (TEE)	53,36 ± 10,18 mm
Enddiastolischer Druck (linker Ventrikel)	13,59 ± 6,33 mmHg
Ejektions-Fraktion	58,89 ± 14,10%
Verkürzungsfraktion des linken Ventrikels	30,40 ± 12,22%
Präoperativer Herzrhythmus	
Sinus	36
Vorhofflimmern	66
PM	2
Tricuspidalklappen-Insuffizienz (gering bis mittelgradig)	n = 69

9.4 Aktuelle minimalinvasive Operationstechniken in der Herzchirurgie

Tabelle 9.4. Operative Eingriffe bei minimalinvasiven Mitralklappen-Operationen

Durchgeführte Operation	n
Quadranguläre Resektion mit Ring-Implantation	29
Isolierte Ring-Implantation	17
Isolierte Kommissurotomie	2
Plikationsplastik und Chorda-Ersatz	3
Kommissurotomie und Ring-Implantation	4
Kommissurotomie und Chorda-Ersatz	1
Sliding-Plastik	2
Mitralklappen-Ersatz	45

Tabelle 9.5. Komplikationen bei minimalinvasiven Mitralklappen-Operationen

Komplikationen	Ursachen	n
kardial		
prolongierte Katecholamingabe (>3 d)		7
Herzrhythmusstörung	Supraventriculäre Tachykardie	12
	intermittierender AV-Block	7
Blutung		
Reoperation bei Nachblutung	Quelle: interkostale Arterie	4
	Portstelle	1
	Lungenverletzung bei Adhäsion	2
	Aortenwand	1
pulmonal		
Reintubation bei respiratorischer Insuffizienz	Verletzung des rechten N. phrenicus	2
	Atelektase, Pneumonie	5
verlängerte Beatmung >48 h	Atelektase, Pneumonie	6
Pneumothorax, Hautemphysem		4
Pleuraerguß		10
Neurologie		
postoperative Verwirrtheit	Mikro-/Makroembolie (?)	11
Hemiplegie (passager)	Aortendissektion, Ballon-Displacement (?), Embolie (?)	7
Gefäßkomplikation/Leiste		
Lymphfistel		2
verzögerte Wundheilung		1
Verschiedenes		
Aortendissektion	Verletzung durch Ballonkatheter	3
Nierenversagen	Cardiac-Low-Output	4
Pankreatitis	unbekannt	1
Gastrointestinale Blutung	Stressulcus	1
toxische Hautnekrose	unbekannt	1

Zusammenfassende Beurteilung und Perspektiven

Die klinische Erfahrung mit der oben aufgeführten Methode der endoskopischen Mitralklappenchirurgie umfaßt nun eine zweijährige Erfahrung mit inzwischen 120 Patienten.

Die Technik wurde mit dem Ziel eingeführt, das operative Trauma zu verringern, die operative und postoperative Morbidität zu senken und eine schnelle Erholung der Patienten zu ermöglichen, bei geringer Schmerzsymptomatik und kosmetisch excellentem Ergebnis.

Bis dieses Ziel erreicht wird, ist eine ausgedehnte Lernperiode zu durchschreiten. Die Ergebnisse, die in Tabelle 9.5 aufgeführt sind verdeutlichen die Risiken von kleineren bis wesentlichen Komplikationen, die mit dieser hoch differenzierten Technik gerade in der Lernphase auftreten können. Zwar stellten sich die Komplikationen einzeln nur in einer geringen Anzahl ein, dennoch wird das gesamte Patientengut mit der Addition der Komplikationen belastet. Neben der wachsenden Erfahrung hat auch die technische Weiterentwicklung der Systeme die Komplikationsrate inzwischen deutlich gesenkt. Die letzten 35 Patienten, die mit der Port-Access-Technik operiert wurden, zeigten keine höhere Morbidität im Vergleich zu den konventionell operierten Patienten. Im Gegenteil, die postoperative Erholung der Patienten zeigte erstmals bessere Ergebnisse bei den minimalinvasiv operierten Patienten mit einer kürzeren Nachbeatmungszeit, geringerer Schmerzsymptomatik und verbesserter postoperativen Belastbarkeit. Die Zahlen sind aber noch zu niedrig, und es gibt keinen randomisierten Vergleich, um zum jetzigen Zeitpunkt eine wissenschaftlich korrekte Aussage zu treffen.

Zusammenfassend kann festgestellt werden, daß jetzt eine endoskopische Mitralklappen-Operation mit vergleichbaren Ergebnissen gegenüber der konventionellen Operationstechnik durchführbar ist. Das Risikoprofil muß in der Operationstechnik bereits bei der Patientenselektion sorgsam beachtet werden. Eine Lernphase ist nicht zu vermeiden, und es ist dringend geboten, die Technik zunächst am Tiermodell zu erlernen und in Zusammenarbeit mit erfahrenen Kliniken in die klinische Routine einzuführen. Wird all dies beachtet, kann die endoskopische Mitralklappen-Operation mit der Port-Access-Technik zu einer individuellen Alternative gegenüber der konventionellen Chirurgie angeboten werden mit den Vorteilen einer verbesserten postoperativen Rekonvaleszenz und einem exzellenten kosmetischen Ergebnis.

9.4.3 Minimalinvasive Chirurgie kongenitaler Herzfehler

Verschluß des Duchtus arteriosus botalli in minimalinvasiver Technik

In der Literatur ist der endoskopische Verschluß des Ductus arteriosus botalli von Laborde et al. (53), Valdes et al. (83) und Burke et al. (17) beschrieben worden. Im Herzzentrum der Universität Leipzig wird dieses Verfahren nicht durchgeführt. Der endoskopische Verschluß des Ductus arteriosus botalli steht in der Konkurrenz zum interventionellen Verschluß mittels Kathetertechnik. Diese Technik hat sich in den letzten Jahren so weit entwickelt, daß sie im eigenen Zentrum durch die Partnerklinik für Kinderkardiologie bei gegebener Indikation bevorzugt durchgeführt wird.

Dennoch ist der Verschluß des Ductus arteriosus mit einer endoskopischen Technik eine Alternative zum kathetergestützten Verschluß und steht zwischen dieser und der konventionellen Technik. Da für die endoskopische Operation bei Säuglingen ein speziell angefertigtes Instrumentarium eingesetzt werden muß, ist die Technik des endoskopischen Verschlußes des Ductus arteriosus botalli auf wenige darauf eingerichtete Zentren beschränkt.

Minimalinvasiver Verschluß des Vorhofseptumdefektes

Der minimalinvasive Verschluß des Vorhofseptumdefektes bietet eine gute Alternative zu der konventionellen chirurgischen und zur interventionellen kathetergestützten Technik und ist in der Literatur bereits beschrieben (44, 45, 85).

Das Vorhofseptum ist über einen lateralen thorakalen Zugang gut erreichbar. Der Defekt selbst, in den meisten Fällen vom Secundum Typ, ist oft meist mit einer einzelnen fortlaufenden Naht sicher zu verschließen. Schwieriger wird der Verschluß bei einer komplexeren Fehlanlage des Septums, dem Sinus-venosus-Defekt oder dem partiellen AV-Kanal. Diese Anomalien sind jedoch wesentlich seltener und der präoperativen Diagnostik zugänglich. Die benötigte Zeit für den intrakardialen Eingriff überschreitet selten 10 Minuten. Da die Operation oft an jungen Menschen durchgeführt wird, sind kosmetische Aspekte nicht gänzlich nebensächlich, zumal die Erkrankung in jungen Jahren nur in seltenen Fällen einen akuten Leidensdruck vermittelt. Aus diesen Gründen wird oftmals eine laterale Thorakotomie durchgeführt. Sie ist aber in der ausgedehnten Form recht traumatisch. Bei Kindern hat die große Vernarbung im Bereich der lateralen Thoraxwand einen Einfluß auf das weitere Wachstum, so daß es zu Deformitäten der Brustwand kommen kann.

Minimalinvasive Techniken haben für einen operativen Verschluß des Vorhofseptumdefektes eine berechtigte Indikation. Folgende Gesichtspunkte müssen aber berücksichtigt werden:

- Die Operation kann zur Zeit nicht ohne den Einsatz der Herz-Lungenmaschine durchgeführt werden.
- Für den Anschluß der Herz-Lungenmaschine ist eine Kanülierung der Aorta ascendens oder der femoralen Arterie und die getrennte Kanülierung der Vena cava inferior und superior notwendig.
- Für den HLM Anschluß über die Femoralgefäße besteht ein eigenes Risikoprofil sowie ein unteres Alters- bzw. Größenlimit der Patienten.

- Die Operation des Vorhofseptumdefektes hat aktuell ein niedriges Morbiditätsrisiko und ein Letalitätsrisiko von 0-1%. Jede Erhöhung dieses Risikos durch eine neue Technik kann nicht akzeptiert werden.
- Die Anatomie eines Vorhofseptumdefektes kann sehr variabel sein und ist auch mit der konventionellen Echokardiographie nicht absolut sicher vorhersehbar. Das Ausmaß des Defektes kann eine komplexe Rekonstruktion-Operation erfordern, die endoskopisch schwieriger durchzuführen ist.

Technik des minimalinvasiven Vorhofseptumverschlußes
Am Herzzentrum der Universität Leipzig wird die Herz-Lungenmaschine über eine Kanülierung der femoralen Gefäße angeschlossen. Für diese Technik wird zur Zeit ein unteres Alterslimit von 7-9 Jahren eingehalten.

Der Zugang zum Herzen erfolgt über eine 6-9 cm lange rechtsseitige antero-laterale Thorakotomie durch den vierten ICR. Eine technische Schwierigkeit besteht darin, die untere und obere Hohlvene mit einem Drosselband anzuschlingen. Kanülen, die einen vorhofseitigen Ballon tragen, um den Rückfluß in denselbigen zu verhindern, werden zur Zeit entwickelt und sind in der klinischen Erprobung. Die Vena cava superior kann von thorakal her mit Seldinger-Technik punktiert und kanüliert werden, es ist aber inzwischen auch eine perkutane Kanülierung über die Vena jugularis interna möglich (Abb. 9.24). Mit einer solchen Kanülierungstechnik erhält man einen freien Zugang zum rechten Vorhof im Bereich der begrenzten Thorakotomie (Die Zugänge sind in Abb. 9.25 dargestellt).

Nach Übernahme des Kreislaufs durch die HLM kann ein kompletter Bypass des Herzens durch Abdichten der beiden Hohlvenen zum rechten Vorhof hin (Drosseln der Bändchen oder Entfaltung der Ballons) eingerichtet werden.

Der Herzrhythmus wird elektromechanisch entkoppelt und ein Flimmerrhythmus eingestellt. Danach kann der rechte Vorhof eröffnet werden, ohne daß Luft in den großen Kreislauf gelangt, da die Aortenklappe bei der retrograder Perfusion verschlossen bleibt.

Die Anatomie des Vorhofseptums kann nun genau inspiziert und beurteilt werden. Der Verschluß des Defektes erfolgt in den meisten Fällen mit einer

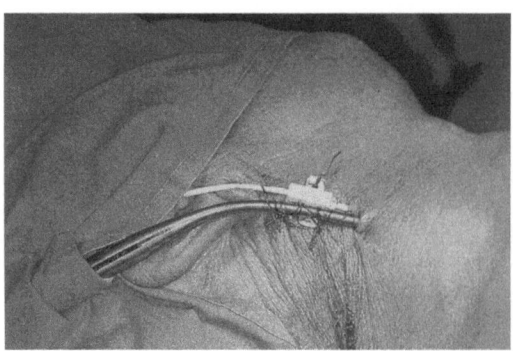

Abb. 9.24. Venöse HLM-Kanülierung über die Vena jugularis

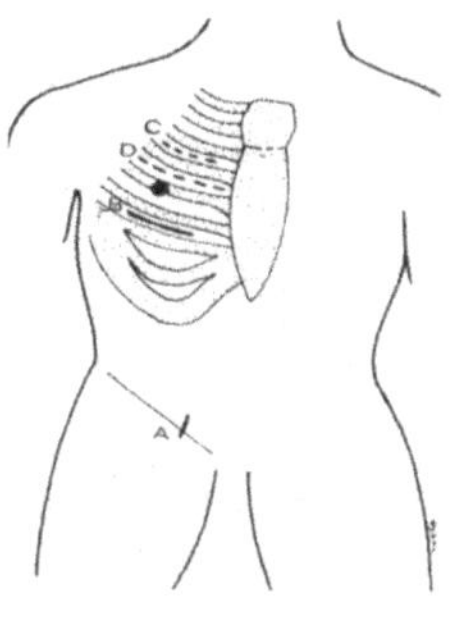

A = femoraler Anschluß der HLM

B = Hautinzision in der submammären Falte

C = Thorakotomie durch den 4. ICR

D = Kanülierung der V. cava superior (optional)

Abb. 9.25. Limitierter Zugang zum Vorhofseptum (Zeichnung J. A. M. v. Son, Leipzig)

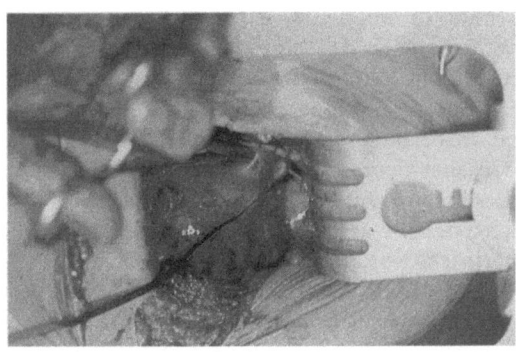

Abb. 9.26. Limitierter Zugang zum Vorhofseptum

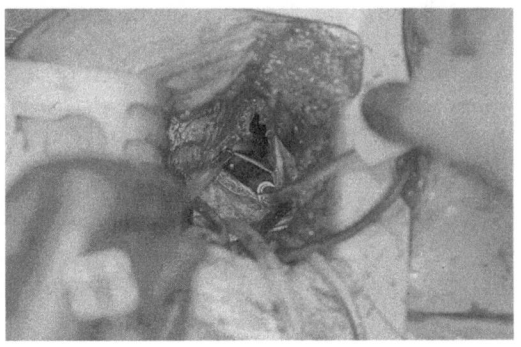

Abb. 9.27. Intraoperative Darstellung des Vorhofseptums

singulären Naht. Nur in seltenen Fällen ist der Verschluß mit einem Dacron®-, GoreTech®- oder Perikard-Patch notwendig. Es sollte darauf geachtet werden, daß der linke Vorhof während der gesamten Operation mit Blut gefüllt bleibt. Vor der abschließenden Knotung der Naht wird eine Entlüftung des linken Vorhofs durch eine Blähung der Lunge erreicht. Dieses Manöver ist wichtig, denn es ist das einzige Entlüftungsmanöver. Abschließend wird der rechte Vorhof mit einer fortlaufenden Naht verschlossen und die Drosselung der Hohlvenen aufgegeben. Über extern aufgeklebte Patches wird der Flimmerrhythmus durch Defibrillation aufgehoben. Nach einer kurzen Reperfusion kann die HLM dann ausgeleitet werden.

Bei der Dekanülierung der Leistengefäße ist eine sorgfältige Rekonstruktion der Gefäße anzustreben, um Narbenstenosen oder Thrombosen zu vermeiden. Die Abbildungen 9.26 und 9.27 zeigen den intraoperativen Situs.

Ergebnisse der Operation des Vorhofseptumdefekts vom Secundum Typ (ASD II) in „minimalinvasiver Technik" am Herzzentrum der Universität Leipzig

Im der eigenen Klinik wurde bisher bei 28 Patienten ein Vorhofseptumverschluß in minimalinvasiver Technik vorgenommen. Auch diese Operation verdient nach den eigenen klinischen Erfahrungen nicht den Begriff „minimalinvasiv". Aufgrund der kleinen antero-lateralen Minithorakotomie hat die Operation aber eine deutliche Verringerung des operativen Traumas zur Folge. Insbesondere ist das kosmetische Ergebnis der meist in noch jungem Lebensalter operierten Patienten exzellent (Abb. 9.28). Dieser Aspekt sollte für diese Operation nicht außer acht gelassen werden. Die nachfolgenden Tabellen (siehe S. 169 u. 186 ff.) geben Auskunft über die Operationen und die peri- und postoperativen Ergebnisse.

Ein wichtiger Aspekt der Patientenselektion ist der periphere Gefäßstatus der Patienten. Die femoralen Gefäße sind ausdrücklich sehr vorsichtig zu behandeln, um postoperative Gefäßkomplikationen zu vermeiden. Nicht für eine HLM-Kanülierung geeignete femorale Gefäße sollten als Kriterium zu einem Ausschluß der Patienten für diese Technik gelten.

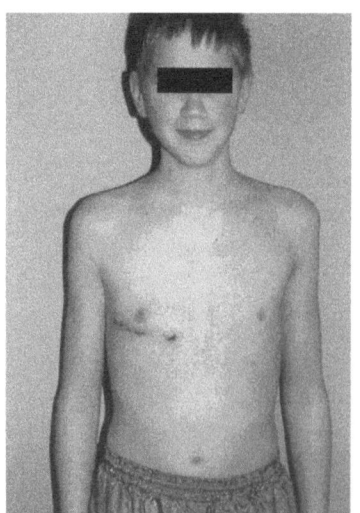

Abb. 9.28. Postoperatives kosmetisches Ergebnis nach ASD-Operation mit limitiertem Zugang

Tabelle 9.6. Ergebnisse bei minimalinvasiven Vorhofseptum-Operationen (ASDII)

Patientencharakteristika	n = 28
Alter	8–54 (32 ± 8,9) Jahre
<10 Jahre	10
Männlich/weiblich	13/15
Shuntvolumen	32–64%
OP-Technik	
HLM-Kanülierung:	
Vena cava inf. femoral	22
Vena cava sup. und inf. über re. Vorhof	4
Vena cava sup. über Vena jugularis re.	2
Operative Ergebnisse	
Flimmerzeit (min)	12,4 ± 3,2 (8–16)
OP-Zeit (min)	143 ± 12,8 (102–164)
Komplikationen	
Verwirrtheitssyndrom	1
Letalität	0

Aktueller Stand und Perspektiven der minimalinvasiven Operationstechniken bei kongenitalen Herzfehlern. Die ersten Ergebnisse der minimalinvasiven Operationstechnik zum Verschluß des Vorhofseptumdefektes sind durchaus ermutigend. Die Technik kann als dritte Alternative zwischen dem heute ebenfalls zunehmend eingesetzten kathetergestützten Verfahren mit verschiedenen Okkludern und der konventionellen Technik mit voller Sternotomie oder ausgedehnter lateraler Thorakotomie angeboten werden. Das hierfür ideale Patientengut sind Kinder über 8 Jahre und junge Erwachsene, bei denen der ASD-Verschluß mit Kathetertechnik nicht möglich ist oder nicht gelingt.

Die Erfahrungen an der eigenen Klinik machen deutlich, daß die minimalinvasive Operationstechnik ein hohes Entwicklungspotential besitzt. Als Beispiel sei die venöse Drainage der beiden Hohlvenen mit neuen Kanülen, die einen vorhofseitigen Verschluß der beiden Hohlvenen ermöglichen, aufgeführt. Die Drainage der oberen Hohlvene über die Vena jugularis ist eine interessante Technik, jedoch erst bei 2 Patienten eingesetzt und damit noch nicht abschließend beurteilbar ist. Auch sind die Möglichkeiten einer endoskopischen Unterstützung für eine minimalinvasive Operation des ASD-Verschlusses noch nicht ausgeschöpft.

Die kosmetischen Vorteile der minimalinvasiven Technik des Vorhofseptumverschluß rechtfertigen deren weitere Entwicklung.

Für komplexe kongenitale Herzfehler kann die Endoskopie unterstützend intraoperativ eingesetzt werden (17). Mit ihr lassen sich die anatomischen Strukturen und Beziehungen im Herzen darstellen, die ansonsten dem weiter entfernten Auge nicht zugängig sind. So läßt sich die Distanz zwischen dem aortalen Rand eines ventrikulären Septumdefektes und dem Aortenklappenanulus genau bestimmen und eine Verletzung der Aortenklappe durch die

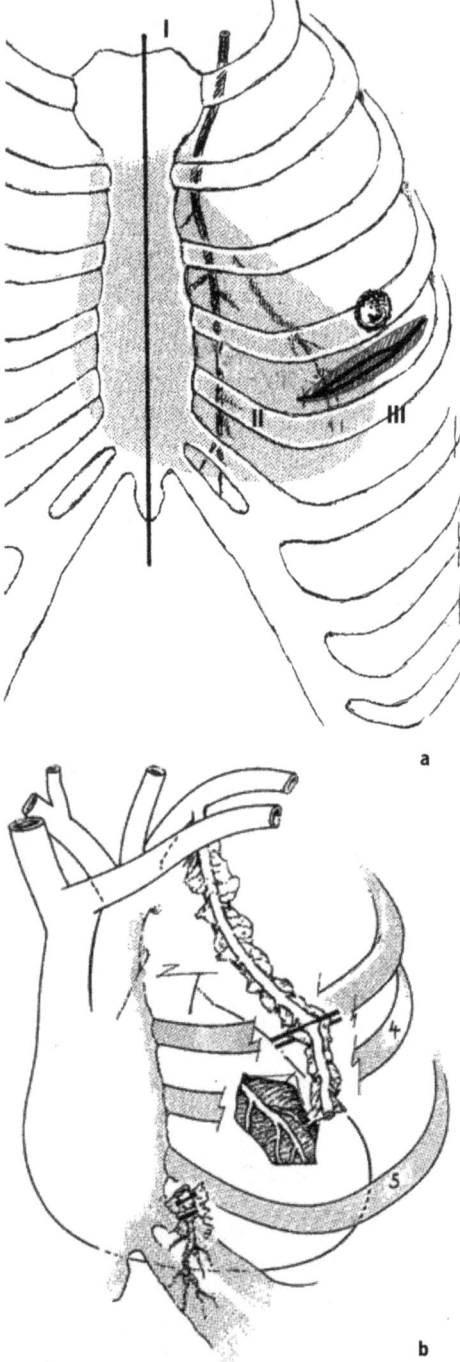

Abb. 9.29. a Limitierte Zugang zur minimalinvasiven koronaren Bypass-Operation; **I** Sternotomie, **II** anteriore Minithorakotomie, **III** anterolaterale Minithorakotomie (Zeichnung: L. Knorn, Bonn). **b** Anatomische Lagebeziehung von Arteria thoracica interna und LAD bei limitierter links-anteriorer Minithorakotomie (Zeichnung: L. Knorn, Bonn)

Naht des Patches verhindern. Die Ergebnisse der intrakardialen Rekonstruktionen lassen sich noch intraoperativ endoskopisch überprüfen (54).

9.4.4 Koronare Bypass-Operation in minimalinvasiver Technik

Historischer Rückblick

Bereits 1964 wurde die erste koronare Bypass-Operation unter Verwendung der Arteria thoracica interna von Kolessov in St. Petersburg (Rußland) ohne HLM durchgeführt (50). Gleichzeitig wurde jedoch in den USA der erste koronare Bypass unter Verwendung der Vena saphena und mit der Hilfe der Herz-Lungenmaschine von Favaloro eingeführt (37). Da die Herz-Lungenmaschine dem Chirurgen ideale Bedingungen anbot, um an einem nicht schlagenden Herzen und blutleeren Koronarsystem Bypassanastomosen in mikrochirurgischer Technik anzulegen, wurde diese Operation zu einer Standardoperation entwickelt.

Seit den ersten koronaren Bypass-Operationen ohne Einsatz der Herz-Lungenmaschine (HLM), führten nur wenige herzchirurgische Zentren diese Technik fort. Trapp et al. (81) sowie Ankeney et al. (4) berichteten 1975 über eine kleine Serie, eine größere Serie wurde von Benetti et al. (10) und von Buffolo et al. (15, 16) vorgestellt. Die Operationsmethode war zu diesen Zeiten nicht standardisiert, die Patientenauswahl und die Indikationen waren nicht festgelegt. Erst in den letzten 2 Jahren wurde die Technik der koronaren Bypass-Operation ohne Einsatz der Herz-Lungenmaschine wieder mit größerem Interesse entwickelt. Gleichzeitig versucht man das chirurgische Trauma durch einen limitierten Zugang zum Herzen weiter zu reduzieren. Erste Schritte zur kompletten endoskopischen Operation werden in tierexperimentellen Versuchen zahlreicher Kliniken unternommen, und erst kürzlich ist die erste robotergestützte endoskopische Operation durchgeführt worden.

Von der Vielzahl der zum Teil eingeführten Abkürzungen haben sich zwei durchgesetzt. Als OPCAB (off-pump coronary artery bypass) werden Operationen mit voller oder partieller Sternotomie bezeichnet. Als MIDCAB (minimally invasive direct coronary bypass) werden die Operationen ohne Herz-Lungenmaschine bezeichnet, die über eine Minithorakotomie, aber unter direkter Sicht durchgeführt werden.

Operative Techniken zur minimalinvasiven koronaren Bypass-Chirurgie

Präparation der Arteria thoracica interna über eine Minithorakotomie unter direkter Sicht. In einigen Zentren wurde die Technik der koronaren Bypass-Operation ohne Einsatz der HLM mit der Minithorakotomie kombiniert. Zunächst wurde versucht den operativen Zugang zu verkleinern (9, 19, 77, 78). Hierzu führte man eine anteriore Thorakotomie durch und trennte den Ansatz der vierten oder fünften Rippe vom Sternalrand ab. Das Endoskop wurde ein-

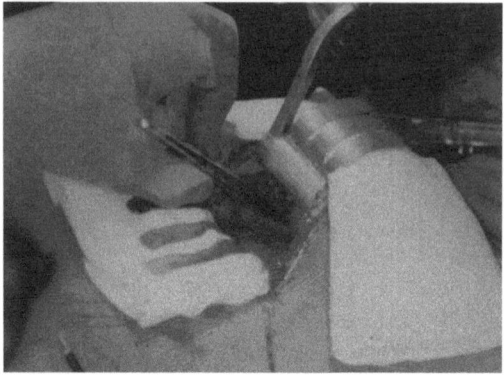

Abb. 9.30. Intraoperative Darstellung des limitierten Zugangs zur Arteria thoracica interna mit einem speziellen Retraktor (CTS™-Prototyp)

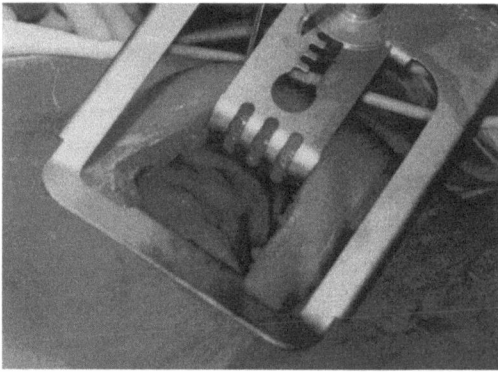

Abb. 9.31. Darstellung der Arteria thoracica interna mit dem Retraktor von US-Surgical™

gesetzt um den proximalen Abschnitt der Arteria thoracica interna (ITA) von der Thoraxwand zu lösen. Dieser Zugang war trotz seiner limitierten Inzisionslänge traumatisch. Das Ablösen der Rippe vom Sternum führt zu Wundheilungsstörungen und zu einer Instabilität im Bereich der Thoraxwand mit der Folge einer Herniation von Lungenparenchym. Die Entwicklung spezieller Rippenretraktions-Systeme vereinfachte das Bemühen, eine koronare Bypass-Operation über eine kleine Thorakotomie durchzuführen. Die Thorakotomie wurde einige Zentimeter nach lateral verlagert und die Arteria thoracica interna von lateral her präpariert (Abb. 9.30–9.31). Mit den neuen Rippenretraktoren läßt sich nun auch der proximale Abschnitt der ITA unter direkter Sicht präparieren, ohne daß ein Ablösen der Rippen notwendig ist. Aus den Erfahrungen mit mehr als 300 Patienten der eigenen Klinik kann gefolgert werden, daß dies in nahezu allen Fällen sicher durchführbar ist.

Endoskopische Präparation der Arteria thoracica interna (ITA). Schon zu Beginn der neunziger Jahre wurden thoraxchirurgische Operationen endoskopisch durchgeführt (57). Seit kurzer Zeit wird versucht, diese Techniken soweit zu verbessern, daß auch koronare Bypass-Operationen ohne komplette Eröffnung des Thorax möglich werden.

Wie von Nataf (61) beschrieben wird im Herzzentrum der Universität Leipzig die sogenannte „triangelförmige"-Positionierung der 3 Ports bevorzugt. Dabei liegt der Port im vierten ICR etwas medial anterior, der craniale Port im dritten ICR lateral und etwas dorsal, der caudale Port liegt im sechsten oder siebten ICR ebenfalls lateral und etwas dorsal. Es hat sich bewährt, CO_2 bis zu einem innerthorakolen Druck von 12–14 mmHg in den Thoraxraum einzugeben. Damit wird das mediastinale Gewebe auseinandergedrängt, und der spaltförmige Raum zwischen Herz und Thoraxwand vergrößert sich. Die Arterie wird im proximalen Anteil beginnend nach distal präpariert. Die meisten Seitenäste können elektrisch durchtrennt und koaguliert werden. Bei sehr großen Gefäßen ist ein Verschluß durch Titanclips empfehlenswert (Abb. 9.32). Zunehmend werden auch Ultraschall-Messer eingesetzt, die atraumatischer ohne Hitzeentwicklung arbeiten und keinen Rauch im Thorax erzeugen.

Die endoskopische Präparation der ITA ist aus anatomischen Gründen nicht bei jedem Patienten durchführbar. Bei großem wandständig anliegenden Herzen ist der Raum zwischen Thoraxwand und Mediastinum so klein, daß eine endoskopische Präparation der Arterie unmöglich sein kann. Durch Einbringen von CO_2 mit einem Druck von 10–12 mmHg kann dieser Raum größer werden. In der eigenen Klinik wird die endoskopische Technik bisher nur bei schlanken Patienten mit mittelständig liegendem Herz durchgeführt.

Kürzlich wurden subxiphoidale Zugangswege beschrieben, mit denen man ohne Eröffnung der Pleura beide interthorakalen Arterien präparieren kann.

Verschiedene alternative Operationstechniken. Über einen limitierten anterolateralen Zugang sind nicht alle Koronararterien des Herzens zu erreichen. Vielmehr beschränkt sich die Darstellung auf die anterioren Wandabschnitte und nach lateral bis zum Ramus intermedius, dessen Exposition aber bereits Schwierigkeiten macht. Die rechte Koronararterie ist über eine rechtsseitige Minithorakotomie zu erreichen. Von dieser aus sind weitere Wandabschnitte des Herzens nicht zugänglich. Die bereits oben beschriebenen alternativen Zugangswege finden zur Zeit aber nicht die breite Anwendung wie der MIDCAB-Zugang.

In einigen Zentren wird die Minithorakotomie mit dem Einsatz der HLM kombiniert. Die laterale Minithorakotomie durch den vierten ICR ohne Durchtrennung der nächsten oberen Rippe bietet keinen ausreichenden Zugang zum rechten Vorhof oder zur Aorta ascendens. Der konventionelle Anschluß der Herz-Lungenmaschine ist somit nicht möglich. Es bietet sich die arterielle wie auch venöse Kanülierung der Femoralgefäße an. Die Nachteile dieser Kanülierung bestehen in der Verletzung der beiden Gefäße, die trotz anschließender Rekonstruktion zur Stenose oder zum Verschluß führen kann. Die periphere arterielle Verschlußkrankheit mit Befall der Beckengefäße ist eine relative Kontraindikation für einen derartigen HLM-Anschluß.

Der für einen kardioplegischen Herzstillstand notwendige Verschluß der Aorta ascendens ist durch die beschriebene Minithorakotomie ebenfalls nicht

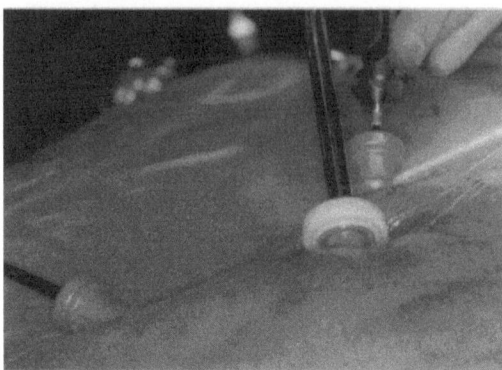

Abb. 9.32. Triangelposition der Ports zur endoskopischen Präparation der Arteria thoracica interna

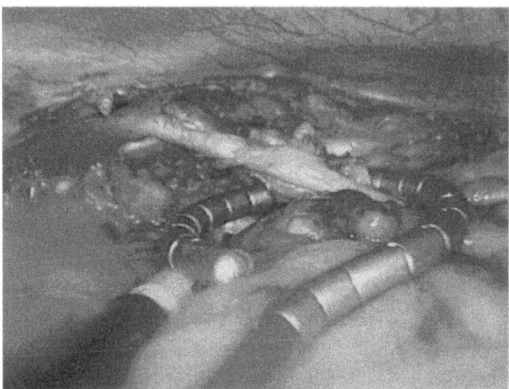

Abb. 9.33. Endoskopische Präparation der Arteria thoracica interna

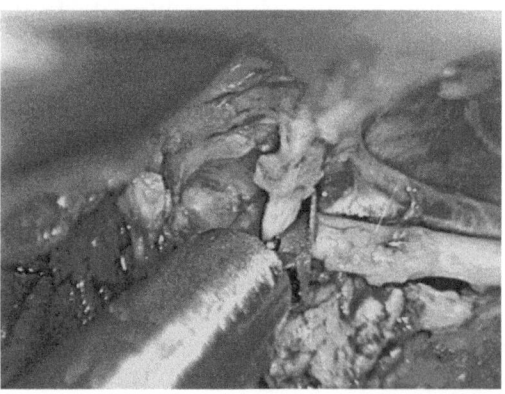

Abb. 9.34. Endoskopische Unterbindung eines Seitenastes mit Metallclip

möglich. Die Anastomosierung der Bypässe muß somit am schlagenden oder am flimmernden Herzen erfolgen.

Eine Alternative hierzu bietet die Port-Access-Technik (76), die bereits für die Mitralklappen-Operation beschrieben worden ist. Mit dem Ballonkatheter läßt sich die Aorta endoaortal verschließen. Die Infusion kardioplegischer Lösung über den gleichen Katheter oder einen perkutan über die Jugularvene eingebrachten Sinus coronarius-Katheter ermöglicht einen kardioplegischen Herzstillstand. Letzterer bietet dem Chirurgen ein blutfreies ruhendes Operationsfeld. Die Exposition der auch etwas mehr lateralen Koronararterien ist trotz des begrenzten Zuganges möglich. Somit ist eine Mehrgefäßrevaskularisation möglich.

Das Risikoprofil der Port-Access-Technik ist bereits beschrieben worden. Bei der oft die koronare Herzerkrankung begleitenden peripheren arteriellen Verschlußkrankheit oder den degenerativen Veränderungen in thorakalen und abdominellen Abschnitten der Aorta erhöht sich das Risiko, insbesondere der retrograden Dissektion, so daß bei Vorliegen jeglicher pathologischen Veränderung der arteriellen Gefäße die Port-Access-Technik als kontraindiziert gilt.

Unter Berücksichtigung der möglichen Komplikationen sind im Herzzentrum der Universität Leipzig nur wenige koronare Bypass-Operationen mit der Port-Access-Technik durchgeführt worden.

Die an der Universität Dresden entwickelte „Dresden-Technik" sieht eine Thorakotomie durch den dritten Linken ICR vor (40). Nach Ablösen der vierten Rippe ist die Aorta ascendens und der rechte Vorhof zu erreichen. Daneben ist eine Revaskularisation verschiedener Koronararterien am kardioplegisch stillgelegten Herzen möglich. Die Technik ist operativ aufwendig, kann aber als Alternative zur kompletten Sternotomie angesehen werden.

Koronare Bypass-Operationen ohne Einsatz der Herz-Lungenmaschine („Off-pump-Technik")

Ein erhebliches Operationstrauma entsteht bei der koronaren Herzerkrankung durch den Einsatz der Herz-Lungenmaschine (32, 58, 68). Obwohl die Herz-Lungenmaschine dazu beigetragen hat, daß sich die koronare Bypass-Operation mit einem sehr hohen Qualitätsstandard etablieren konnte, ist ihr Einsatz nicht ohne Risiko für den Patienten. Dieses Risiko erhöht sich mit dem Zusammentreffen von verschiedenen Vorerkrankungen. Die möglichen Nachteile der Anwendung der Herz-Lungenmaschine sind eingangs schon dargestellt worden.

Für eine Operation ohne Herz-Lungenmaschine sind einige Voraussetzungen notwendig, die an dieser Stelle noch einmal aufgeführt werden sollen.

- Die Darstellung und Stabilisierung des Herzens im Bereich der Koronararterie, an der die Bypassanastomose erfolgen soll, muß ausreichend gut sein.
- Der Koronarfluß in der betreffenden Koronararterie muß temporär unterbrochen werden, um ein blutfreies Nähen der Anastomose zu ermöglichen. Während dieser Zeit darf es zu keiner irreversiblen ischämischen Schädigung des nachgeschalteten Myokards kommen.

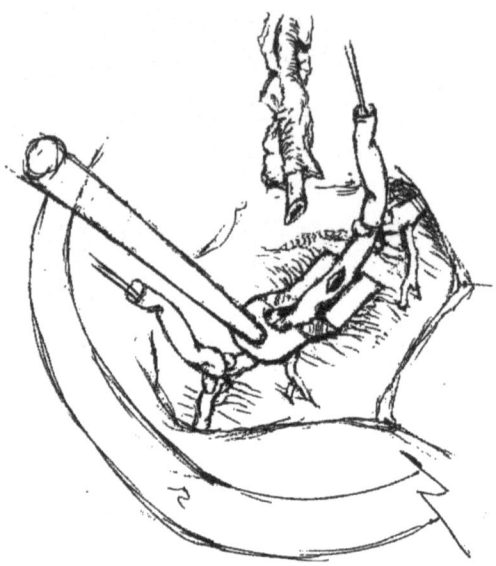

Abb. 9.35. Immobilisierung der Koronaranastomose (hier LAD) (Zeichnung: L. Knorn, Bonn)

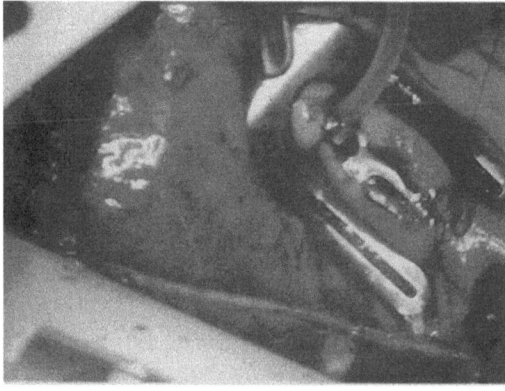

Abb. 9.36. Intraoperative Darstellung der Immobilisation des Anastomosenbereiches mit einem Instrument von CTS^{TM} (Prototyp)

- Das Herz muß während der gesamten Zeit den Kreislauf des Patienten ohne lebensbedrohliche Leistungsminderung aufrechterhalten.

Technik der mikrochirurgischen Bypassanastomose am schlagenden Herzen. Die Anastomose des Bypassgefäßes mit der Koronararterie ist bei der „Off-pump-Technik" durch folgende Umstände erschwert:

- Die Anastomose soll am sich bewegenden Organ erfolgen.
- Das Koronarsystem ist nicht blutfrei. Dies beeinträchtigt die Sicht und die Sicherheit der Nahtführung.

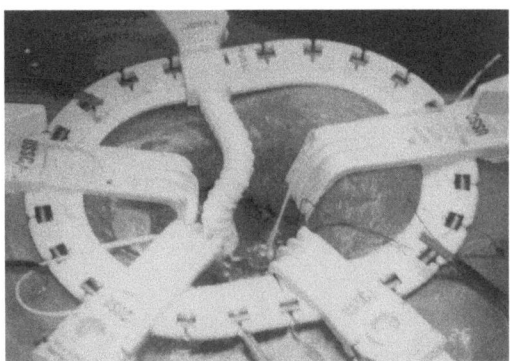

Abb. 9.37. Immobilisation der Koronaranastomose mit dem Instrument von US-Surgical™

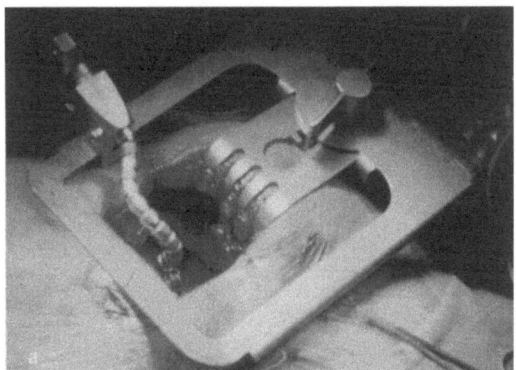

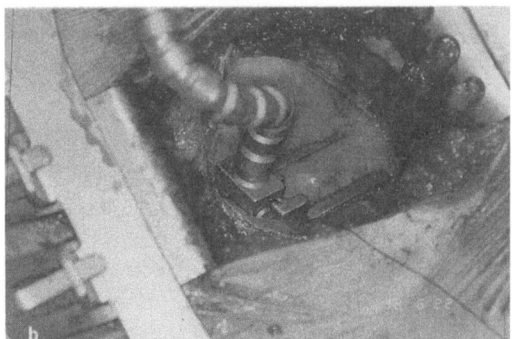

Abb. 9.38. a Immobilisation mit dem Instrument von Origin™. **b** Instrument von Baxter™. In Kombination mit dem US-Surgical™-Refraktor (1. Generation oben, 2. Generation unten)

- In Kombination mit einer Minithorakotomie kann die Exposition der Koronararterie eingeschränkt sein.

Lokale mechanische Immobilisation des Herzens. Die in der Anfangszeit der „Off-Pump-Technik" durchgeführte „medikamentöse Immobilisierung" des Herzens, mit Medikamenten, die die myokardiale Wandbewegung und die

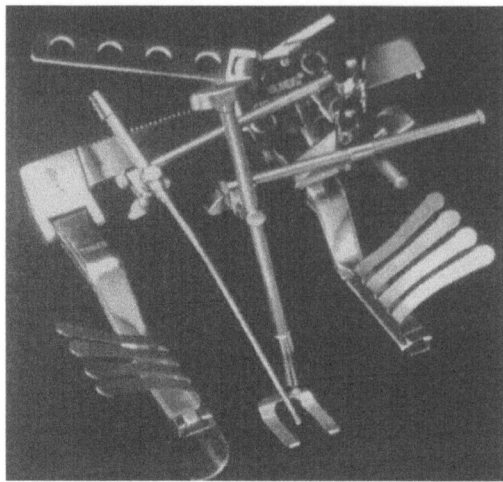

Abb. 9.39. Refraktor + Immobilisation - Instrument von Baxter™

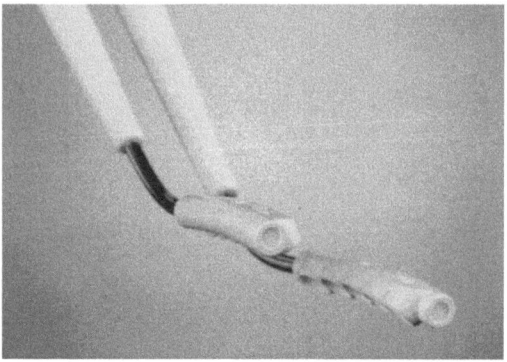

Abb. 9.40. Medtronic-Octopus™, Paddels zur Immobilisierung (Foto: Medtronic™)

Herzfrequenz beeinflußten (kurz wirksame β-Blocker und Adenosin) ist inzwischen ganz verlassen worden, da es unter der Anwendung dieser Medikamente gehäuft zu einer hämodynamischen Instabilität während der Operation kam.

Seit Ende des Jahres 1996 sind Instrumente erhältlich, die eine lokale Immobilisation des Herzens ohne unzumutbare Beeinträchtigung der Hämodynamik ermöglichen (13, 24). Diese Systeme bilden mit dem Rippenretraktor eine funktionale und mit dem Retraktor zur Präparation der Arteria thoracica interna in den meisten Fällen eine konzeptionelle Einheit. Die meisten Instrumente sind sich in der Funktion ähnlich, unterscheiden sich aber in Design und Material. Die Immobilisierung wird im wesentlichen durch eine gabelartige oder hufeisenförmige Plattform erreicht. Diese wird mit etwas Druck entlang der zu anastomosierenden Koronararterie an der gewünschten Anschlußstelle aufgesetzt und ist selbst proximal mit dem Rippenretraktor fest verbunden (Abb. 9.37 und 9.38). Der Bereich zwischen den beiden Gabelarmen wird durch einen leichten Druck immobilisiert (siehe Abb. 9.37). Nachfolgend sind verschiedene Modelle abgebildet, die alle im Herzzentrum der Universität Leipzig getestet wurden. Zur Zeit wird von den Autoren die Kombination von US-Surgical-ThoraLift^{TM} (US-Surgical, USA) und Origin^{TM} (Origin^{TM}, USA) Stabilisator bevorzugt, da sie den Vorteil des mehrfachen Gebrauchs hat, während andere Systeme nur als Einmalartikel erhältlich sind. Ein neues, ebenfalls wieder verwendbares System der Firma Baxter und der Firma Estech (Abb. 9.39 und 9.40) wurde kürzlich in die klinische Routine integriert.

Ein in Design und Funktion etwas unterschiedliches System ist der sogenannte „Octopus" von Medtronic^{TM}. Hier wird die Stabilisierung durch einen zusätzlichen Unterdruck an den zwei dem Myokard aufliegenden Plattformen (Abb. 9.40) optimiert. Die beiden Plattformen werden jeweils parallel entlang der zu anastomosierenden Koronararterie aufgesetzt und saugen sich hier an der Oberfläche des Myokards fest. Neben einem leichten Druck wird durch den zusätzlichen Sog von 300–400 mmHg der Bereich zwischen den beiden Plattformen immobilisiert. Die Plattform ist mit einem Paddel an je einem flexiblen Arm fixiert, der fest am Operationstisch verankert wird (46) (Abb. 9.41).

Mit dem Octopus-System sind die Koronararterien von verschiedenen Positionen aus zu erreichen. Das System wird für die Revaskularisation der nicht an der Vorderwand liegenden Koronararterien bevorzugt eingesetzt. Für die Minithorakotomie ist das System in der jetzigen Form nicht sehr komfortabel, da es einigen Platz beansprucht und den Bewegungsraum des Operateurs einschränken kann.

Das System wird in der eigenen Klinik vor allem für die Mehrgefäß-Revaskularisation in Kombination mit der Sternotomie eingesetzt.

Die temporäre Okklusion der Koronararterie am schlagenden Herzen. Für die sichere Anastomosennaht ist ein blutfreies Operationsfeld notwendig. Um dieses am schlagenden Herzen zu erreichen muß die Koronararterie proximal und distal der Anastomosenstelle verschlossen werden. Dies kann durch die Verwendung eines intrakoronaren Okkluders oder Shunts, durch mikrochirurgische Gefäßklemmen oder mit Drosselnähten erreicht werden. Im Herzzentrum der Universität Leipzig werden die Drosselnähte bevorzugt. Bei dieser Technik wird eine monofile Naht der Stärke 4/0 unter die zu verschließende Koronararterie geführt. Die beiden Fadenenden werden durch ein kleines Stück abgetrenntes Perikard oder Filz gestochen und dann durch einen weichen PVC-Schlauch geführt. Durch Zug wird die Koronararterie durch Einschnürung gedrosselt. Vorsicht ist bei der Unterstechung und beim Anziehen geboten, um die Koronararterie nicht zu verletzten. Die Gefahr einer Stenose des Koronargefäßes durch die Quetschung der Arterie und eine nachfolgende Intimahyperplasie ist theoretisch gegeben, wurde in der eigenen Klinik bislang jedoch nicht beobachtet.

Der temporäre Verschluß des Ramus interventrikularis anterior führt zwangsläufig zu einer Perfusionsminderung im Versorgungsbereich dieses

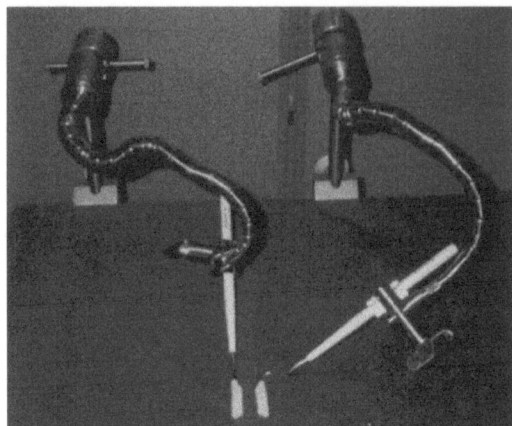

Abb. 9.41. Medtronic-Octopus™-System zur mechanischen Stabilisierung der Herzbewegungen

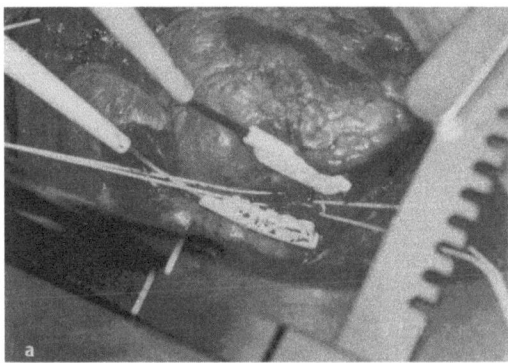

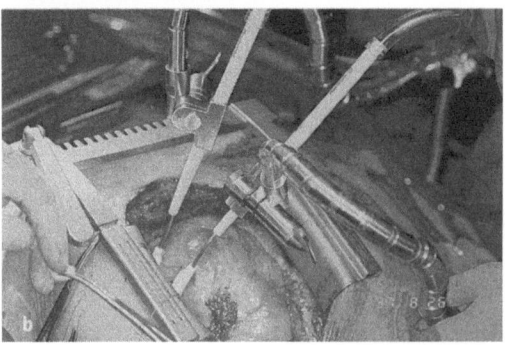

Abb. 9.42. Medtronic-Octopus™ im operativen Einsatz. **a** Stabilisierung der rechten Koronararterie. **b** Stabilisierung der lateralen Herzwand mit Anhebung der Herzspitze

Gefäßes. Beim Schwein wird ein solcher Verschluß nicht toleriert, wie Versuche an diesem Modell zeigten. Das Herz eines Hundes ist dagegen aufgrund der besseren Kollateralisierung des Koronarsystems gegenüber einem plötzlichen Verschluß des Ramus interventrikularis recht resistent. Für den Menschen liegen natürlich keine experimentellen Erfahrungen vor. Sicher ist aber, daß der akute Verschluß eines nicht stenosierten Ramus interventrikularis anterior nicht lange toleriert wird.

Die Reaktion des Myokards bei chronisch stenosierten Koronargefäßen ist jedoch unterschiedlich. Es kommt zu einer Adaptation des Myokards in einer Form, daß der Energieumsatz der Zellen abgesenkt wird, die Zelle also auf ein Art „Sparprogramm" umschaltet. Dieser als „hibernating myocardium" bezeichneter Zustand ist weitaus unempfindlicher gegenüber einem kompletten Verschluß der Koronararterie (14). Selbst eine kurzfristige Adaptation des Myokards auf eine akute Ischämie scheint möglich (1, 6, 43, 72). Experimente am Tiermodell zeigten, daß nach wiederholter 5minütiger Okklusion die Ischämietoleranz ansteigt. Dieser als Präkonditionierung bezeichnete Mechanismus ist für die klinische Situation beim Patienten nicht gesichert. Dennoch wird in der eigenen Klinik die Technik bei allen Patienten mit einer nicht komplett okklusiven Stenose des Ramus interventrikularis anterior eingesetzt.

Die Erfahrung am Herzzentrum der Universität Leipzig zeigte, daß eine temporäre Okklusion des Ramus interventrikularis anterior von bis zu 30 Minuten bei einer vorbestehenden Stenose von mehr als 80% gut toleriert wird. In einem Patientengut von mehr als 300 Patienten mußte eine Konversion zur Herz-Lungenmaschine nur in 4 Fällen aufgrund einer ischämischen Funktionsstörung des Herzens während der temporären Okklusion des Ramus interventrikularis erfolgen (28).

Das Auftreten von ST-Strecken-Veränderungen während der Okklusion kann toleriert werden, wenn keine Zeichen der myokardialen Funktionsstörungen bestehen oder aber ventrikuläre Herzrhythmusstörungen auftreten (29). Im Patientengut der eigenen Klinik wurden diese intraoperativen EKG-Veränderungen bei 36% der Patienten verzeichnet, ohne daß sich hieraus ein intraoperativer Infarkt ereignete. Die EKG-Veränderungen sollten aber nach Freigabe des Blutflusses wieder rückgängig sein, was gleichzeitig die Offenheit der Anastomose beweist.

Die perioperative Infarktrate lag im Patientengut bei 2% und war auf eine Fehlfunktion des Bypasses oder der Anastomose und nicht auf die temporäre Okklusion der Koronararterie zurückzuführen.

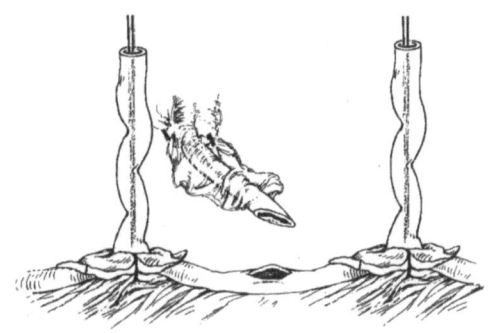

Abb. 9.43. Temporäre Okklusion der Koronararterie mit Snares (Zeichnung: L. Knorn, Bonn)

Die Nahttechnik der Koronaranastomose am schlagenden Herzen.
Die Nahttechnik der Koronaranastomose am schlagenden Herzen unterscheidet sich im Herzzentrum der Universität Leipzig nicht von der konventionellen Anastomosetechnik. Dies bedeutet eine fortlaufende Naht mit einem monofilen Faden der Stärke 8/0, beginnend an der Ferse, die offen genäht wird. Entsprechend persönlicher Mitteilungen bevorzugen andere Arbeitsgruppen eine fortlaufende Naht mit 2 Fäden an der Spitze und der Ferse beginnend, die jeweils offen genäht werden. Einzelne Arbeitsgruppen bevorzugen eine Einzelknopfnahttechnik.

Ein blutfreies Feld ist für die korrekte Naht der Anastomose wichtig. Eine komplette Okklusion des Koronargefäßes gelingt nicht immer, da Blut über Septaläste den Bereich zwischen den Okklusionsdrosseln in den Anastomosenbereich gelangen kann. Auch soll bei degenerativ veränderten Koronargefäßen ein kompletter Verschuß nicht durch übermäßigen Anzug der Drosseln erzwungen werden, da das Gefäß verletzt werden kann. Die Anastomosenregion kann mit Luft freigehalten werden. Verschiedene Instrumente sind hierzu erhältlich. Die Anwendung von CO_2 wird ausdrücklich empfohlen, um die Gefahr einer Luftembolie zu verringern. Im Herzzentrum der Universität Leipzig wird die Verwendung von dieser sogenannten Blower nur in Ausnahmefällen angewandt, da eine Austrocknung des Endothels mit der Gefahr einer postoperativen Funktionsstörung und Veränderungen des Anastomosenbereiches befürchtet wird. Bevorzugt wird daher der Einsatz von NaCl-Flüssigkeit in Kombination mit einem feinen Koronarsauger.

Läßt sich ein blutfreies Anastomosenfeld nicht erreichen, kann ein Flowraster oder ein intra-/coronarer Shunt eingeführt werden. Dies führt zu einer zusätzlichen Stabilität des Anastomosenbereichs. Der Nachteil besteht in einer möglichen Schädigung des Endothels.

Intraoperative Kontrolle der Bypassfunktion.
Die intraoperative Kontrolle der Bypassfunktion erhöht die Sicherheit dieser Operationsmethode. Verschiedene Möglichkeiten bieten sich an

1. Messung des Bypass- oder Koronarflusses mit Ultraschall
2. Thermoangiographie und
3. intraoperative Angiographie.

ad 1: Eine zur Zeit in vielen Kliniken etablierte Methode zur Überprüfung der Bypassfunktion ist die Transit-Time-Flow-Messung (8). Hiermit wird der Fluß im Bypassgefäß als Volumen pro Minute in Millilitern angegeben. Neben dem Zahlenwert erlaubt die abgebildete Flußkurve eine Interpretation über die Bypassfunktion. Das Koronargefäß muß proximal gedrosselt bleiben, um den distalen run off des Bypasses zu überprüfen. Die Methode ist nicht absolut zuverlässig. Der angegebene Volumenwert sagt nicht viel über die Qualität der Anastomose aus. Neben technisch bedingter Fehlmessung kann der Abfluß über das Koronarbett von vielen Faktoren beeinflußt sein, die völlig unabhängig von der Qualität der Anastomose sind. Bei geringem Flowmeßwert wird man sich daher nur schwer entschließen können, die Anastomose zugleich zu revidieren. Daneben sind die Proben recht unhandlich und lassen sich bei dem kleinen Zugang nur schwierig und oft traumatisch um die Arteria thoracica interna positionieren (Abb. 9.44). Allein dieses Manöver kann zu einer Verletzung der Arterie oder zu einem Spasmus führen. Die Methode wird daher inzwischen nur noch bei unsicheren Anastomosenverhältnissen durchgeführt (Abb. 9.44).

ad 2: Die Thermoangiographie ist eine atraumatische nicht invasive Methode, um den Fluß in einem Gefäß bildlich darzustellen, wenn eine Temperaturdifferenz zwischen dem Blut in den Koronargefäßen und dem angrenzenden Myokard besteht. Dies ist bei einem kardioplegischen Herzstillstand gegeben. Bei Operationen in „off-pump"-Technik liegt eine solche Temperaturdifferenz nicht vor. Hier muß das Myokard oberflächlich abgekühlt werden, um eine thermoangiographische Darstellung zu erreichen. Im Herzzentrum der Universität Leipzig liegen Erfahrungen über eine Darstellung des Koronarflusses bei minimalinvasiver koronarer Bypass-Operation mit einer speziellen Kamera vor (35). Die Ergebnisse zeigten, daß die Darstellung des Koronargefäßes gelingt. Schwierig ist jedoch die Interpretation des Ergebnisses, unsicher die Validität der Information und deren Stellenwert hinsichtlich erforderlicher chirur-

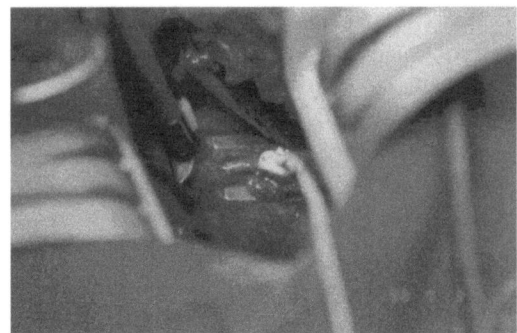

Abb. 9.44. Bypass-Flußmessung (Transit-Time-Methode), intraoperative Darstellung der Sondenposition um die Arteria thoracica interna nach Anastomose zum LAD

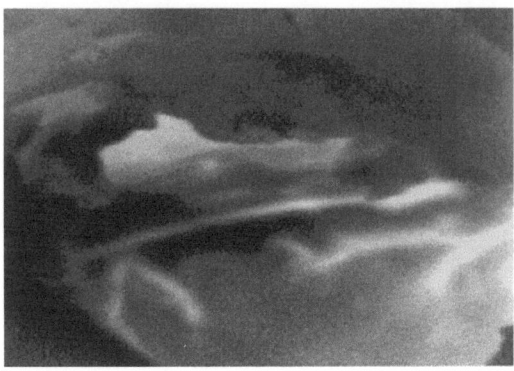

Abb. 9.45. Intraoperative Thermoangiographie mit Darstellung eines freien Abflusses über die Anastomose in die distalen Abschnitte der LAD

gischer Konsequenzen. Die erreichbare Auflösung der Abbildung läßt eine kritische Bewertung der Qualität der Anastomose nicht zu (Abb. 9.45).

ad. 3: Die intraoperative Darstellung des Arteria-thoracica-interna-Bypasses und dessen Abflußverhalten in das Koronargefäß ist eine gute Möglichkeit, die Funktion des Bypasses noch intraoperativ zu überprüfen, wenn Unsicherheiten über die Offenheit der Anastomose bestehen. Mit einem Angiographiekatheter läßt sich perkutan eine Durchleuchtungs-Angiographie in einer Ebene mit dem C-Bogen durchführen. Der freie Abfluß des Kontrastmittels über den Bypass in das Koronargefäß kann hiermit dargestellt werden (Abb. 9.46). Wichtig ist auch, daß hiermit eine bildliche Dokumentation der Funktion festgehalten werden kann. Es muß jedoch aus den eigenen Erfahrungen betont werden, daß das mit dem C-Bogen erreichbare Auflösungsvermögen unzureichend ist, um Stenosen im Bereich der Anastomose auszuschließen. Eine Überprüfung und Dokumentation des freien Abflußes über den Bypass alleine hat aber generell einen Stellenwert, besonders bei technisch schwierigen Bypassanastomosen, deren Funktion unklar ist.

Ergebnisse der minimalinvasiven koronaren Bypass-Chirurgie am Herzzentrum der Universität Leipzig

Seit 1996 wurden im Herzzentrum der Universität Leipzig bei mehr als 300 Patienten eine koronare Bypass-Operation über eine Minithorakotomie durchgeführt. Seit November 1996 wird diese Operation ausschließlich ohne

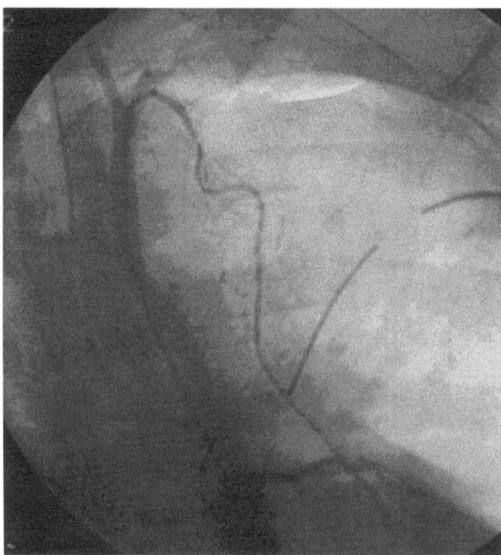

Abb. 9.46. Intraoperative Angiographie nach Bypass-Anastomose der Arteria thoracica interna zum LAD

Herz-Lungenmaschine unter Anwendung der mechanischen Immobilisation durchgeführt. Die Ergebnisse von 248 Patienten, die mit dieser Operationstechnik operiert wurden, sind in den nachfolgenden Tabellen 9.7–9.11 dargestellt.

Das Durchschnittsalter lag bei diesen Patienten etwas unter dem des normalen koronarchirurgischen Patientengut. Dies läßt sich durch die höhere Zahl der diagnostizierten 1-Gefäßerkrankung, die bei jüngeren Patienten in höherer Prozentzahl zu finden ist, begründen. Die Geschlechtsverteilung und die präoperativen Begleiterkrankungen entsprachen dagegen dem üblichen Bild für Patienten mit koronarer Herzerkrankung. Die in der Tabelle 9.8 angegebenen Operationszeiten sind Durchschnittswerte, die sich im Verlauf der ersten Patientenserie deutlich in Richtung kürzerer Zeiten veränderten. Zum jetzigen Zeitpunkt liegt die durchnittliche Operationszeit für eine einfache Revaskularisation des Thoracica-interna-Bypass mit dem LAD bei 80–90 Minuten. Die Okklusionszeit des Ramus interventrikularis liegt zwischen 10 und 14 Minuten.

Auch die operativen Komplikationen stehen unter dem Einfluß der ersten Lernperiode für die Operationstechnik. Komplikationen wie Verletzung des ITA-Graftes bei der Präparation oder Verletzung des rechten Ventrikels durch die Drosselfäden sind bei den letzten 100 Patienten nicht mehr aufgetreten. Mit einer Konversionsrate von etwa 5% muß man jedoch insgesamt rechnen, wenn man wie in der eigenen Klinik keine engen Selektionskriterien anlegt. Nach der ersten Lernphase müssen diese anhand der verfügbaren Ergebnisse aber definiert werden, um die Konversionsrate und Komplikationsrate zu minimieren. Durch den limitierten Raum und die eigene Dynamik des schlagenden Herzens kann der Schwierigkeitsgrad der Anastomosierung bei schlechter Exposition so ansteigen, daß eine sichere Qualität der Anastomose nicht gewährleistet werden kann. Dann ist es allemal empfehlenswert, auf eine Sternotomie umzusteigen und den großzügigen Zugang zu wählen, anstatt eine Anastomosen-Stenose und eine Reoperation zu riskieren. Eine Konversion zur Herz-Lungenmaschine wegen kardialer Depression ist bei richtiger Indikationsstellung dagegen wesentlich seltener notwendig.

Auch der in Tabelle 9.9 dargestellt postoperative Verlauf der Patienten hat sich mit wachsender Erfahrung geändert. Je nach Alter und präoperativer Vorerkrankung wäre eine Extubation der Patienten noch im Operationssaal möglich, wird iin der eigenen Klinik jedoch aus logistischen Gründen nicht durchgeführt. Die Verlegung des Patienten auf eine normale Bettenstation ist aber in den meisten Fällen am gleichen Tag möglich, so daß das Bett auf der Intensivstation für einen weiteren Patienten verplant werden kann. Die Rate der postoperativen Anastomosen-Stenosen ist sicher ebenfalls ein Ergebnis der Lernphase. Dennoch muß mit dem Auftreten dieses Phänomens grundsätzlich gerechnet werden. Da die technischen Anforderungen in vielen Fällen (schätzungsweise 20% der Fälle) deutlich höher und die Operationsbedingungen nicht immer ideal sind, muß mit einer höheren Rate von Fehlern zunächst gerechnet werden. Nicht klar ist zum jetzigen Zeitpunkt, wie hoch die Rate dieser Stenosen bei der konventionellen Bypass-Chirurgie ist, da bisher keine randomisierte Vergleichsstudie vorliegt. Die Offenheitsrate der Bypässe nach 6 Monaten entspricht aber insgesamt den in der Literatur angegebenen Werten für den konventionellen Bypass.

Tabelle 9.7. Präoperative Daten der Patienten mit minimalinvasiver koronarer Bypass-Chirurgie

Anzahl der Patienten n=248		
Alter	Mittelwert ± SD in Jahre	60,0 ± 10,4
	Maximum/Minimum	29–86
Geschlecht	weiblich	62 (25%)
	männlich	186 (75%)
Diagnose	1 – Gefäßerkrankung	166 (66,9%)
	2 – Gefäßerkrankung	58 (23,4%)
	3 – Gefäßerkrankung	24 (9,7%)
CCS	Grad I	0
	Grad II	134 (54,0%)
	Grad III	114 (46,0%)
	Grad IV	
NYHA	Grad I	0
	Grad II	14 (5,6%)
	Grad III	198 (79,8%)
	Grad IV	36 (22,5%)
Ejektions-Fraktion	Mittelwert ± SD in %	61,2 ± 15,8
	Maximum/Minimum	12–89
Gewicht	Mittelwert ± SD in kg	77,2 ± 14,5
	Maximum/Minimum	52–124
Größe	Mittelwert ± SD in cm	171,3 ± 7,6
	Maximum/Minimum	154–189
Vorerkrankungen	Myokardinfarkt	81 (35,4%)
	Z.n. PTCA/Stent	78 (31,4%)
	CABG	9 (3,6%)
	Diabetes Mellitus	43 (17,3%)
Risikofaktoren	arterieller Hypertonus	96 (38,7%)
	Hyperlipoproteinämie	74 (29,8%)
	Nikotinabusus	71 (28,6%)

SD = Standardabweichung
CCS: Canadian Cardiovascular Society, Angina-Klassifikation
NYHA: New York Heart Association, Klassifikation für Herzinsuffizienz
CABG = koronare Bypassoperation, PTCA = perkutane koronare Angioplastik

Tabelle 9.8. Operationszeiten für die einzelnen Abschnitte minimalinvasiver koronarer Bypass-Chirurgie

Operationszeiten	n=248	erste 30 Patienten	letzte 30 Patienten
Gesamte Operationszeit (min)	111,2 ± 25,9	132,3 ± 31,2	94,7 ± 16,2
ITA-Präparation (min)	32 ± 12,4	41,5 ± 14,1	28,2 ± 6,4
RIVA Okklusion (min)	19,1 ± 5,17	23,2 ± 6,6	15,4 ± 2,9
RIVA Anastomose (min)	16,3 ± 4,6	19,9 ± 5,1	13,9 ± 2,8

RIVA = Ramus interventrikularis anterior

Tabelle 9.9. Postoperativer Verlauf bis zur Entlassung aus der stationären Behandlung

Daten bis zur Entlassung	n=	248
Mortalität	n=	1 (0,4%)
Kreislaufunterstützung mit Suprarenin	Dosierung <5 Gamma/kg KG	10 (4,0%)
	Dosierung >5 Gamma/kg KG	4 (1,6%)
Blutverlust	Mittelwert ± SD in ml	528,8 ± 356,6 ml
	Minimum/Maximum	5–3000 ml
Fremdblutgabe	n=	8 (3,2%)
Beatmungszeit	Mittelwert ± SD in Stunden	8,6 ± 5,9
	Minimum/Maximum	1–72
Liegezeit auf ITS	Mittelwert ± SD in Stunden	17,2 ± 12,75
	Minimum/Maximum	2–122
Herzrhythmusstörungen	Ventrikulär	2 (0,8%)
	Supraventrikulär	26 (10,5%)
Myokardinfarkt	n=	5 (2,0%)
Pneumothorax	n=	8 (3,2%)
Pneumonie	n=	1 (0,4%)
Niereninsuffizienz	n=	1 (0,4%)
Stimmbandlähmung	n=	1 (0,4%)
DGS	n=	4 (1,6%)

KG = Körpergewicht, SD = Standardabweichung, ITS = Intensivstation, DGS = hirnorganisches Durchgangs-Syndrom

Tabelle 9.10. Ergebnisse der Angiographie direkt postoperativ und im Verlauf nach 6 Monaten

Ergebnis der Angiographie	2–5 postop.-Tag n=148	nach 6 Monaten n=98
Anastomosenstenose:		
keine	110 (74,3%)	(74,3%)
Stenose <50%	16 (10,8%)	11 (11,2%)
Stenose 50–75%	9 (6,1%)	2 (2,0%)
Stenose >75%		
guter Abfluß	7 (4,7%)	2 (2,0%)
reduzierter Abfluß	3 (2,0%)	3 (3,1%)*
Verschluß des Bypasses	3 (2,0%)	3 (3,1%)
große Seitenäste vom ITA mit Stealphänomen	3 (2,0%) 0	3 (2,0%) 0
Kinking des Bypasses ohne Abflußbehinderung	5 (3,3%)	5 (3,3%)
reduzierter Fluß ohne Stenose bei konkurrierendem Fluß	3 (2,0%)	3 (2,0%)

* wegen Angina pectoris bereits vor der geplanten 6-Monate-Kontrolle angiographiert und mit PTCA erfolgreich behandelt. ITA = Arteria thoracica interna, postop. = posteroperativ

Tabelle 9.11. Postoperative klinische Ergebnisse nach 6 Monaten

Verlaufsbeobachtung	n = 98
Verstorben	1 (1,0%)
CCS:	
Grad I	96 (97,9%)
Grad II	
Grad III	2 (2,1%)
Grad IV	
Herzrhythmusstörungen	1 (1,0%)
Perikarditis	6 (4,1%)
Schmerzen in der Wunde	7 (4,7%)
Wundheilungsstörungen	1 (1,0%)

CCS = Canadian Cardiovascular Society, Angina Klassifikation

Zusammenfassung und Beurteilung der Ergebnisse am Herzzentrum der Universität Leipzig

Die koronare Bypass-Operation in minimalinvasiver Technik über eine Minithorakotomie und ohne Einsatz der Herz-Lungenmaschine ist inzwischen eine Routineoperation im Herzzentrum der Universität Leipzig. Die peri- und postoperativen Ergebnisse sind gut. Die intraoperativen Myokardinfarktrate von < 2% ist nicht höher als bei der konventionellen koronaren Bypass-Chirurgie, die Letalitätsrate liegt inzwischen unter 0,4% und damit weit unter dem Durchschnitt für alle koronaren Bypass-Operationen. Die perioperativen Komplikationen waren selbst in der Lernphase gering. Die schnelle Erholung der Patienten ist überzeugend, die Akzeptanz bei den Patienten entsprechend hoch.

Der Stellenwert der minimalinvasiven der koronaren Bypass-Chirurgie wird im wesentlichen von der Qualität der Bypassanastomose bestimmt. Daher kommt der Kontrolle der Bypassfunktion eine besondere Bedeutung zu.

Da die mögliche intraoperative Qualitätskontrolle keine sichere Auskunft über die Qualität der Anastomose gibt, wird in der eigenen Klinik bei allen Patienten eine postoperative multiplane Angiographie im Herzkatheterlabor angestrebt. Hierdurch läßt sich die Qualität der Anastomose exakt beurteilen.

Wie in der Tabelle 9.10 dargestellt, wurde noch vor Entlassung aus der stationären Behandlung bei 148 Patienten eine angiographische Kontrolle nach der koronaren Bypass-Operation in minimalinvasiver Technik durchgeführt. Dabei lag die Offenheitsrate des Bypasses bei 96,3%, wobei alle Bypässe mit einer Stenose > 90% als verschlossen galten. Die Gradifizierung dieser Stenose bereitet etwas Schwierigkeiten. Sie ist in den verschiedenen Ebenen unterschiedlich ausgeprägt und immer im Bereich der Ferse der Anastomose lokalisiert. Das angiographische Bild deutet in einigen Fällen auf einen Spasmus der Arteria thoracica interna hin, und tatsächlich konnte festgestellt werden, daß in einigen der Kontrollen nach 6 Monaten diese Einschnürungen

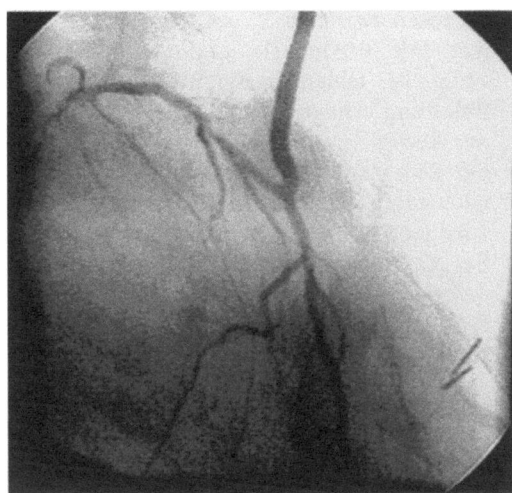

Abb. 9.47. Postoperative Angiographie nach Bypass-Anastomose der Arteria thoracica interna zum LAD

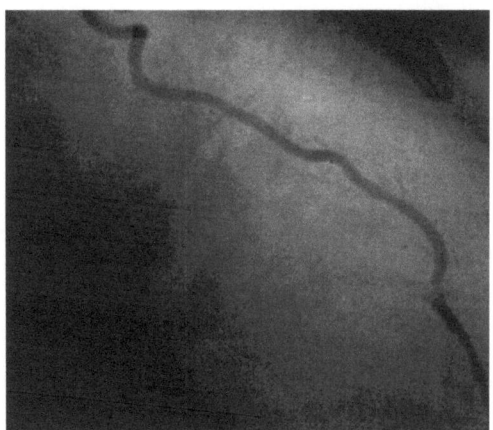

Abb. 9.48. Postoperative Angiographie nach Bypass-Anastomose der Arteria thoracica interna zum LAD mit Stenose im Bereich der Ferse der Anastomose

nicht mehr vorhanden war. Neben der Schwierigkeit der Gradifizierung der Anastomosen-Stenose ist auch deren funktionelle Bedeutung nicht geklärt. Die Mehrzahl der Patienten zeigten nicht nur einen guten Abfluß des Kontrastmittels in das Koronargefäß, sie waren auch unter Belastung völlig symptomfrei. Die Ergebnisse der Reangiographie dieser Patienten nach 6 Monaten zeigte, daß es keine Progression der Anastomose gab.

Bei Vorliegen einer postoperativen Anastomosen-Stenose wird in der eigenen Klinik folgendes Konzept verfolgt:

- Patienten mit einer Stenose < 50% werden ohne weitere Untersuchung nach Hause entlassen und zu einer Reangiographie nach 6 Monaten einbestellt.

- Stenosen zwischen 50 und 80% werden hinsichtlich einer Belastungsischämie mit Ergometrie und/oder Myokard-Belastungsszintigraphie untersucht. Bei fehlenden Symptomen und fehlendem Ischämienachweis unter Belastung erfolgt die Entlassung und die ambulante Kontrolle inklusive einer Reangiographie nach 6 Monaten.
- Bei Patienten mit einer Stenose zwischen 80 und 90% werden für 3 Monate engmaschig kontrolliert, sofern sie asymptomatisch bleiben. Dann wird eine erneute Belastungsuntersuchung durchgeführt.
- Bei pathologischem Ergebnis bei der Belastungsuntersuchung oder bei Auftreten von Symptomen wird eine PTCA der Stenose angestrebt.
- Bei Stenosen >90% wird eine Revision des Bypasses während des selben stationären Aufenthaltes angestrebt.

Mit dieser Strategie sind im Herzzentrum der Universität Leipzig gute Erfahrungen gemacht worden. Von den insgesamt 248 Patienten ist bei 3 Patienten eine PTCA mit Stentimplantation erfolgreich durchgeführt worden. 6 Patienten mußten sich einer Bypassrevision noch während des stationären Aufenthaltes unterziehen. Dies bedeutet eine Reinterventionsrate von 2,4%. Bedenken muß man bei diesen ersten Ergebnissen, daß sie durch die Lernperiode negativ beeinflußt sind.

Die postoperative Stenoserate bedarf einer Überprüfung der Ursachen, welche noch nicht abgeschlossen ist. Es ist zu erwarten, daß sie sich durch technische Änderungen auf der Basis zunehmender Erfahrungen positiv beeinflussen läßt.

Zusammenfassend kann man behaupten:
Die minimalinvasive koronare Bypass-Chirurgie ist eine sehr gute Alternative zur Angioplastie und Stentimplantation bei proximaler Stenose des Ramus interventrikularis anterior.

Dies gilt im besonderen für die Patienten, bei denen nach der Angioplastie eine Restenose aufgetreten ist und die Entscheidung über das nachfolgende Verfahren ansteht.

9.4.5 Minimalinvasive Präparation der Vena saphena magna

Die Präparation der V. saphena magna ist ein integraler Teil der koronaren Bypass-Operation.

In der konventionellen Technik wird hierbei entlang des Verlaufes der V. saphena magna die Haut inzidiert und die Vene der Länge nach unter Sicht vom Malleolus medialis bis knapp unterhalb des Hiatus saphenus mit einer Präparierschere freigelegt und die Seitenäste legiert. Nach Mobilisation der gesamten Vene wird diese dann distal und proximal abgesetzt und die Absetzungsstümpfe legiert.

Die Komplikationen dieses Eingriffes reichen von Schmerzen, Lymphödem, Blutungen, Hämatomen, Infektionen, Wundheilungsstörungen und Nervenläsionen, die je nach Autor zwischen 2–45% auftreten (26, 87).

Minimalinvasive Techniken mit endoskopischer Video-Unterstützung im Operationssaal haben gezeigt, daß der postoperative Verlauf in Hinblick auf Komplikationen, Schmerz, Mobilisation und Krankenhausaufenthalt eindeutig für diese chirurgische Technik sprechen, und sie sich somit positiv auf den postoperativen Verlauf und auf das kosmetische Ergebnis auswirken und zusätzlich zur volkswirtschaftlichen Kostenreduktion beitragen (73). Die ersten endoskopischen Untersuchungen und Operationen waren alleine auf das Vorhandensein eines anatomischen Cavums beschränkt, allerdings kann dies auch künstlich durch Seperation von Gewebe (Muskel/Faszie/Fett) mit anschließender Schaffung eines künstlichen Raumes zur Durchführung von chirurgischen Techniken mit Hilfe von speziellen Instrumenten erreicht werden. Bei der minimalinvasiven Technik der Venenentnahme gibt es 2 Verfahren, die Präparation unter direkter (18) oder unter endoskopischer (80) Sicht.

Bei der Präparation unter direkter Sicht werden abhängig von der Länge des Unterschenkels zwei oder drei 2 cm lange Inzisionen über der V. saphena magna vorgenommen, durch die ein an eine Lichtquelle verbundener Spatel eingebracht und unter direkter Sicht ein bis zu 10 cm langer Tunnel über der V. saphena magna geschaffen wird; die Vene wird dann mit konventionellen Instrumenten in dem künstlichen geschaffenen Hohlraum präpariert. Vorteil dieser Methode ist der kleine Hautschnitt und die Verwendung von konventionellen Instrumenten, nachteilig ist die eingeschränkte Sicht durch das geschaffene Schlüsselloch.

Bei der endoskopischen Venenentnahme wird über einen ca. 3 cm langen Schnitt ein längsgewölbter Spatel (Retraktor) mit einem in der Konkavität liegendem Endoskop, welches mit einem Monitor verbunden ist, unter die Haut eingeführt. Durch vorsichtiges Vorschieben des Retraktors über der Vene wird das darüberliegende periadventitielle Fett- und Bindegewebe getrennt und somit ein Hohlraum geschaffen, indem unter Sicht auf dem Monitor die Vene mit speziellen Instrumenten dargestellt, präpariert und entnommen wird. Vorteil dieses Verfahrens ist wiederum der kleine Hautschnitt, nachteilig sind die hohen Kosten für ein komplettes video-unterstütztes Endoskop.

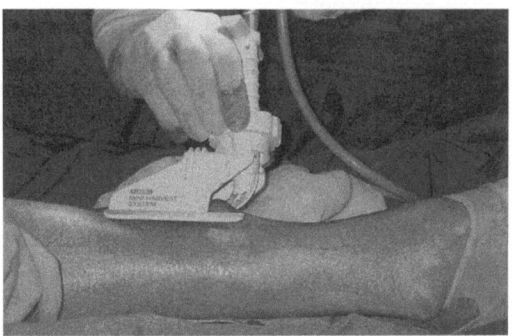

Abb. 9.49. Minimalinvasive Präparation der Vena saphena magna

Prinzipiell läßt sich bei allen Patienten die V. saphena magna in minimalinvasiver Technik präparieren. Als schwierig gestaltet sich bei beiden oben angeführten Techniken die Präparation, falls die Vene bindegewebig mit der Subcutis verwachsen ist, oder falls zur Cutis abgehende Seitenäste die Schaffung des Hohlraumes verhindern, welches aber nur bei wenigen Patienten der Fall ist. Eine deutliche Senkung der Morbidität, vor allem bei Risikopatienten mit Diabetes mellitus und Adipositas und frühe Mobilisation, sprechen neben postoperativer Schmerzreduktion aber für diese Technik.

9.5 Perspektiven der minimalinvasiven Herzchirurgie

Erst kürzlich konnte im Herzzentrum der Universität Leipzig die robotergestützte endoskopische Operation am Herzen erstmalig eingeführt werden. Bereits für die Mitralklappen-Operation wurde eine sprachgesteuerte Endoskopführung in die klinische Routine eingeführt (Abb. 9.50 bis 9.52). Mit dieser Technik wurde die Mitralklappen-Operation zu einer „Solo-Surgery", was bedeutet, daß der Operateur die gesamte Operation nur noch mit einer Operationsschwester durchführt (33) (Abb. 9.52).

Mit dem Sprung in das nächste Jahrtausend kann die jetzt entwickelte robotergesteuerte Operationstechnik an Bedeutung gewinnen, die es ermöglicht, die Operation fern ab vom Patienten von einer Konsole aus zu steuern (Abb. 9.53 und 9.54). Das System transformiert die Bewegungen der Hand und der Finger des Chirurgen mit einer einstellbaren Verlangsamung auf die 2 Arme des Roboters (Abb. 9.55 und 9.56). Dadurch wird ein tremorfreies mikrochirurgisches Operieren möglich, was ohne diese technische Hilfe mit den langen Instrumenten nicht möglich wäre. Im Herzzentrum der Universität Leipzig sind mit diesem System 4 Mitralklappenoperationen und 5 koronare Bypass-Operationen durchgeführt worden, dazu kommen weltweit eine gleiche Anzahl dieser Operationen, die von A. Carpentier im Hospital Brousspais, Paris, durchgeführt worden sind. Mit einer derartigen Technik (Abb. 9.57 und 9.58) ist eine telemetrische Operation aus einem anderen Raum, einer anderen Stadt oder einem anderen Land theoretisch möglich. Obwohl die Operation bereits unter klinischen Bedingungen erfolgreich durchgeführt wurde, steht diese Technik noch am Beginn einer intensiven Entwicklungsphase, um in die klinische Routine eingeführt werden zu können.

Weitere Fortschritte werden im Bereich automatischer Nahtinstrumente gemacht. Dies gilt sowohl für die Befestigung der Herzklappen über Klammer- oder Nahtgeräte wie für eine automatische Anastomosennaht in Form einer „single-shot"-Technik.

Alle diese Entwicklungen zeigen, daß es auch in der Herzchirurgie einen Aufbruch in die Richtung minimalinvasiver Operationstechniken gibt. Die ersten Ergebnisse dieser neuen Entwicklungen sind sehr ermutigend. Es ist zu erwarten, daß sich die Strategien zur Behandlung verschiedener Herzerkrankungen ändern werden. Dies ist zum Wohle der Patienten. Auf der Basis un-

9.5 Perspektiven der minimalinvasiven Herzchirurgie

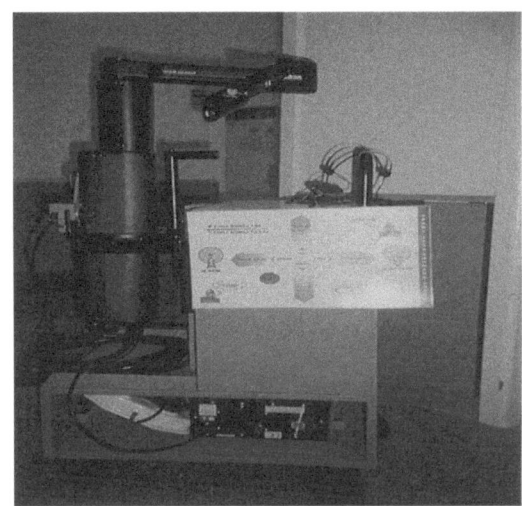

Abb 9.50. Sprachgesteuerter, computergestützter Führungsarm zur Positionierung der Endoskopkamera Aesop 300 (Computer Motion™)

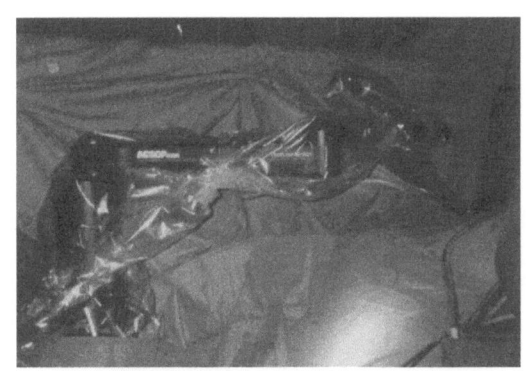

Abb. 9.51. Aesop 3000™ im operativen Einsatz

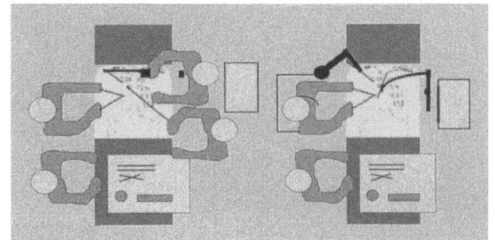

Abb. 9.52. Solo-Chirurgie bei endoskopischer Mitralklappen-Operation unter Verwendung computergestützter Instrumente (Zeichnung: V. Falk, Herzzentrum, Universität Leipzig)

9 Minimalinvasive Herzchirurgie

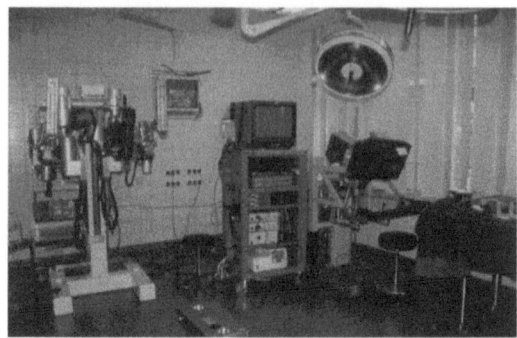

Abb. 9.53. Robotergestützte Herzoperation (Intuitive™-Prototyp)

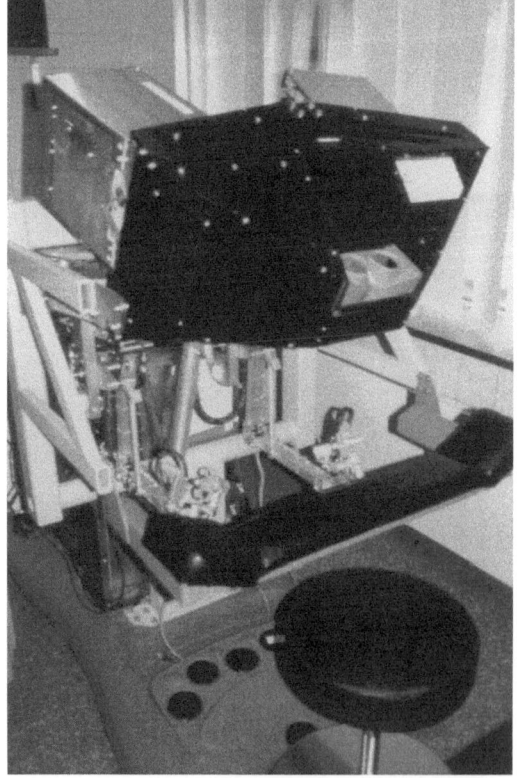

Abb. 9.54. Intuitive™-Roboter, Operationskonsole zur Steuerung der Instrumente

terschiedlicher Behandlungsmöglichkeiten ist es möglich, eine patientenbezogene individuelle Behandlungsstrategie aufzustellen. Diese kann auf die Wünsche der Patienten und auf das vorgegebene individuelle Risikoprofil abgestimmt werden. Die beste Therapie für die Bedürfnisse des Patienten auszuwählen, erfordert die Bereitschaft zur engen interdisziplinären Zusammenar-

9.5 Perspektiven der minimalinvasiven Herzchirurgie 195

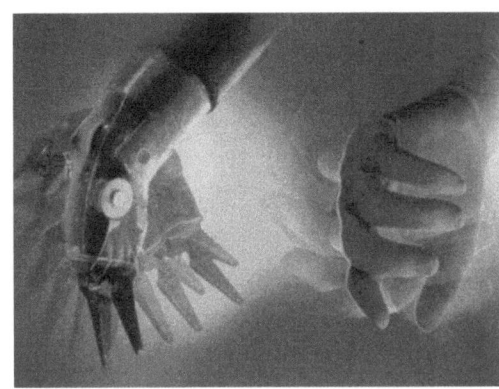

Abb. 9.55. Transformation der natürlichen Handbewegung auf das robotergestützte Instrument (Zeichnung: Intuitive™, USA)

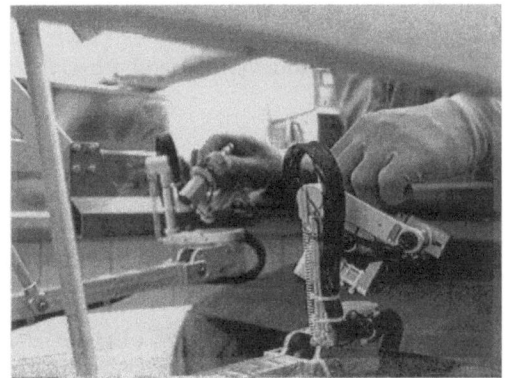

Abb. 9.56. Robotergestützte Steuerung der Instrumente mit natürlichen Handbewegungen an der Konsole (Intuitive™)

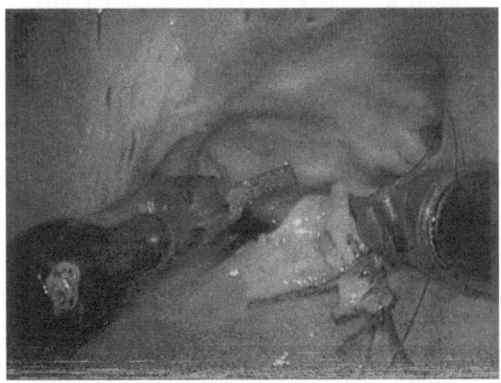

Abb. 9.57. Robotergestützte endoskopische Operation an der Mitralklappe

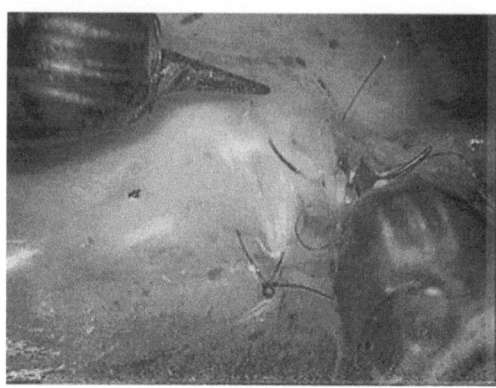

Abb. 9.58. Robotergestützte endoskopische koronare Bypass-Operation

beit zwischen Kardiologie und Herzchirurgie, die zum Wohle der Patienten nicht nach der Konkurrenz der eigenen Therapiemöglichkeit, sondern nach der für den individuellen Patienten besten zur Verfügung stehenden trachtet.

Literatur zu Kapitel 9

1. Abd-Elfattah AS, Wechsler AS (1995) Myocardial preconditioning: a model or a phenomenon? J Card Surg 10(Suppl4):381–388
2. Acar J, Elias J, Luxereau P (1995) Aortic stenosis and mixed aortic valve disease. In: Acar J, Bodnar E (eds) Textbook of acquired heart valve disease, Volume I. ICR Publishers, London, pp 454–86
3. Alexander KP, Peterson ED (1997) Coronary artery bypass grafting in the elderly. Am Heart J 134(5):856–864
4. Ankeney JL (1975) To use or not to use the pump oxygenator in coronary bypass operations. Ann Thorac Surg 19:108–109
5. Arom KV, Emery RW (1997) Minimally invasive mitral operations. Ann Thorac Surg 63:1219–1220
6. Asimacis GK, Lick SD, Conti VR (1996) Transient ischemia cannot precondition the rabbit heart against postischemic contractile dysfunction. Ann Thorac Surg 62(2):543–548
7. Autschbach R, Walther T, Falk V, Diegeler A, Schilling L, Metz S, Mohr FW (1998) S-shaped in comparison to L-shaped partial sternotomy for less invasive aortic valve replacement. Eur J Cardiothorac Surg, Suppl.:117–121
8. Barnea O, Santamore WP (1997) Intraoperative monitoring of IMA-flow: what does it mean. Ann Thorac Surg 63:12–17
9. Benetti FJ, Ballester C (1995) The use of thoracoscopy and a minimal thoracotomy, in mammary-coronary bypass to the left anterior desending artery, without extracorporeal circulation. J Cardiovasc Surg 36:159–161
10. Benetti FJ, Naselli G, Wood M, Geffner L (1991) Direct myocardial revascularization without extracorproeal circulation. Experience in 700 patients. Chest 100:312–316
11. Blackstone EH, Kirklin JW, Stewart RW, Chenoweth DE (1982) the damaging effects of cardiopulmonary bypass. In Wu KW, Rossi EC (eds) Prostaglandins in clinical medicine: cardiovascular and thrombotic disorders. Yearbook Medical Publishers, Chicago, pp 355–369
12. Boonstra PW, Grandjean JG, Mariani MA (1997) Improved method for direct coronary grafting without CPB via anterolateral small thoracotomy. Ann Thorac Cardiovasc Surg 63:567–569

13. Boonstra PW, Grandjean JG, Mariani MA, Sepetka I, Taylor C (1997) Clinical application of three new instruments in minimally invasive coronary artery bypass grafting. Cor Europeum 63:48-52
14. Braunwald E, Rutherford JD (1986) Reversible ischemic left ventricular dysfunction: evidence for the hibernating myocardium. J Am Coll Cardiol 8:1467
15. Buffolo E, Andrade JCS, Succi JE, Leao LEV, Galluci C (1985) Direct myocardial revascularization without cardiopulmonary bypass. Thorac Cardiovasc Surg 33:26-29
16. Buffolo E, Silva De, Andrade JCS, Branco JNR, Teles CA, Aguiar LF, Gomes WJ (1996) Coronary artery bypass grafting without cardiopulmonary bypass. Ann Thorac Surg 61:63-66
17. Burke RP (1997) Minimally invasive techniques for cogenital heart surgery. Semin Thorac Cardiovasc Surg 9(4):337-344
18. Cable DG, Dearani JA (1997) Endoscopic saphenous vein harvesting: minimally invasive video assisted saphenectomy Ann Thorac Surg 64:1183-1185
19. Califiore AM, Gianmarco G Di, Teodori G et al. (1996) Left Anterior Descending Coronary Artery Grafting via Left Anterior Small Thoracotomy without Cardiopulmonary Bypass. Ann Thorac Surg 61:1658-1665
20. Carpentier A, Loulmet D, Carpentier A, Le Bret E, Haugades B, Dassier P et al (1996) Chirurgie a coeur overt par video-chirurgie et mini-thoracotomie. premier cas (valvuloplastie mitrale) opere avec success. CR Acad Sci III 319:219-223
21. Chenoweth DE, Cooper SW, Hugli TE, Stewart RW, Blacksone EH, Kirklin JW (1981) Complement activation during cardiopulmonary bypass. N Engl J Med 304:497-503
22. Chitwood WR, Elbeery JR, Chapman WHH, Moran JM, Lust RL, Wooden WA (1997) Video assisted minimally invasive mitral valve surgery: The Micro-Mitral Operation. J Thorac Cardiovasc Surg 113:413-420
23. Cosgrove DM, Sabik JF (1996) Minimally invasive approach for aortic valve operations. Ann Thorac Surg 62:596-597
24. Cremer J, Strüber M, Wittwer T, Ruhparwar A, Harringer W, Zuk J, Mehler D, Haverich A (1997) Off-bypass coronary bypass grafting via minithoracotomy using mechanical epicardial stabilization. Ann Thorac Surg 63:79-83
25. Davila-Roman VG, Barzilai B, Wareing TH, Murphy SF, Schechtman KB, Kouchoukos NT (1994) Atherosclerosis of the ascending aorta. Prevalence and roles as an independent predictor of cerebrovascular event in cardiac patients. Stroke 25(10):2010-2016
26. DeLaria GA, Hunter JA, Goldie MD et al. (1981) Leg wound complications associated with coronary revascularisation. J Thoracic Cardiovasc Surgery 81:403-407
27. DePalma L, Yu MT, McIntosh CL, Swain JA, Daveu RJ (1991) Changes in lymphocyte subpopulations as a result of cardiopulmonary bypass. J Thorac Cardiovasc Surg 101:240-244
28. Diegeler A, Falk V, Matin M, Battellini R, Walther T, Autschbach R, Mohr FW (1998) Minimally invasive coronary artery bypass grafting without cardiopulmonary bypass: Early experience and follow-up. Ann Thorac Surg 66:1022-1025
29. Diegeler A, Falk V, Matin M, Wirthle W, Walther Th, Autschbach R, Mohr FW (1998) Minimally invasive coronary artery bypass grafting: experience with the CTS system approach. Perfusion 13:237-242
30. Diegeler A, Falk V, Walther Th, Mohr FW (1997) Minimally invasive coronary artery bypass without extracorporeal circulation. N Engl J Med 336:1454-1455
31. Duran CG (1989) Reoperations on mitral and tricuspid valves. In: Stark J, Pacifico AD (eds) Reoperations in cardiac surgery. Springer, New York, pp 325-350
32. Edmunds LH (1995) Why cardiopulmonary bypass makes patients sick: Strategies to control the blood synthetic surface interface. Adv Cardiac Surg 6:131-167
33. Falk V, Walther Th, Autschbach R, Diegeler A, Battellini R, Mohr FW (1998) Robot-assistd minimally invasive solo mitral valve operation. Acta autria
34. Falk V, Walther T, Diegeler A, Autschbach R, Wendler R, van Son JAM et al. (1996) Echocardiographic Monitoring of minimally invasive mitral valve surgery using an endoaortic clamp. J Heart Valve Dis 5:630-637

35. Falk V, Diegeler A, Walther Th, Kitzinger H, van Son JAM, Auschbach R, Mohr FW (1997) Intraoperative patency control of arterial grafts in minimally invasive coronary artery bypass graft operation by means of endoscopic thermal coronary angiography. J Thorac Cardiovasc Surg 114:507–509
36. Falk V, Walther T, Autschbach R, Diegeler A, Battellini R, Mohr FW (1998) Robot Assisted Minimally Invasive Mitral Valve Solo Surgery. J Thorac Cardiovasc Surg 115(2):470–471
37. Favaloro RG, Effler DB, Grovesm LK, Sheldon WC, Sones FM (1970) Direct myocardial revascularization by sapenous vein graft. Ann Thorac Surg 10:97
38. Gardner TJ, Horneffer PJ, Manolio TA et al. (1985) Stroke following coronary artery bypass grafting: a ten year study. Ann Thorac Surg 40:574–581
39. Grossi EA et al. (1991) Sternal wound infections and use of internal mammary artery grafts. J Thorac Cardiovasc Surg 102:342–347
40. Guliemos V, Knaut M, Cichon R, Brandt M, Jost Th, Matschke K, Schüler S (1998) Minimally invasive surgical treatment of coronary artery multivessel disease. Ann Thorac Surg 66:1018–1021
41. Harris WO, Mock MB, Orszulak TA, Schaff HV, Holmes DR Jr (1996) Use of coronary bypass surgical procedure and coronary angioplaty in treatment of coronary artery disease: changes during a 10 year period at Mayo Clinic Rochester. Mayo Clin Proc 71(10):927–935
42. Higgins TL, Estafanous FG, Loop FD, Beck JG, Lee JC, Starr NJ, Knaus WA, Cosgrove DM (1997) ICU admission score for precicting morbidity and mortality risk after coronary bypass grafting. Ann Thorac Surg 64(4):1050–1058
43. Hoffmann JIE (1986) Transmural myocardial perfusion. Prog Cardiovasc Dis 29:429
44. Inoue Y, Yozu R, Mitsumaru A, Ueda T, Kawada S (1997) Video-assisted cardioscopic staple closure for atrial septal defect. Artif Organs 21(12):1303–1305
45. Izzat MB, Yim AP (1997) Minimally invasive direct atrial septal defect closure. Ann Thorac Surg 63(6):1831–1834
46. Jansen EWL, Gründeman PF, Mansvelt Beck, HJ, Heijmen RH, Borst C (1997) Experimental off-pump grafting of a circumflex branch via sternotomy using a suction device. Ann Thorac Surg 63:93–96
47. Kirklin JK, Westaby S, Blackstone EH, Kirklin JW, Chenoweth DE, Pacifico AD (1983) Complement and the damaging effects of cardiopulmonary bypass. J Thorac Cardiovasc Surg 86:845–857
48. Kirklin JW, Barrat-Boyes BG (1993) Cardiac Surgery. Morphology, Diagnostic Criteria, Natural History, Techniques, Results and Indications, 2nd Ed. New York, Churchill Livingston, pp 83–98, pp 98–112, and pp 226–227
49. Kirklin JW, Barratt-Boyes BG (1993) Aortic valve disease. In: Kirklin JW, Barratt-Boyes BG (eds) Cardiac Surgery, 2nd Ed. New York, Churchill Livingstone, pp 554–555
50. Kolessov VI (1967) Mammary artery-coronary anastomosis as method of treatment for angina pectoris. J Thorac Cardiovasc Surg 54:535–544
51. Konertz W, Waldenberger F, Schmutzler M, Ritter J, Liu J (1996) Minimal access valve surgery through superior pertial sternotomy: A preliminary study. J Heart Valve Dis 5:638–640
52. Krian A, Ostermeyer J, Bircks W (1991) Anomalien auf Vorhofsebene. In: Borst HG, Klinner W, Oelert H (eds) Kirchners Operationslehre-Herzchirurgie. Springer, Heidelberg, S 52–81
53. Labrode F, Folliguet TA, Etienne PY, Carbognani D, Batisse A, Petrie J (1997) Video-thoracoscopic surgical interruption of patent ductus arteriosus. Routine experience in 332 pediatric cases. Eur J Cardiothorac Surg 11(6):1052–1055
54. Lin PJ, Chang CH, Chu JJ, Liu HP, Tsai FC, Su WJ, Yang MW, Tan PP (1998) Minimally invasive cardiac surgical techniques in the closure of ventricular septal defect: an alternative approach. Ann Thorac Surg 65(1):165–169
55. Lytle BW (1996) Minimally invasive cardiac surgery. J Thorac Cardiovasc Surg 111:554–555

56. Mack M, Aronoff RJ, Acuff TE et al. (1992) The present role of thoracospy in the diagnosis and treatment of disease of the chest. Ann Thorac Surg 54:403–409
57. Mack MJ, Acuff TE, Casimir-Ahn H, Lünn UJ, Jansen EWL (1997) Video-assisted coronary bypass grafting on the beating heart. Ann Thorac Surg 63:100–103
58. Mahanna EP, Blumenthal JA, White WD, Croughwell ND, Clancy CP, Smith LR, Newman MF (1996) Defining neurophysiological dysfunction after coronary bypass grafting. Ann Thorac Surg 61:1342–1347
59. Moat NE, Shore DF, Evans TW (1993) Organ dysfunction and cardiopulmonary bypass: the role of complement and complement regulatory proteins. Eur J Cardio-thorac Surg 7:563–573
60. Mohr FW, Falk V, Diegeler A, Walther T, van Son JAM, Autschbach R (1998) Minimally invasive Port-Access mitral valve surgery. J Thorac Cardiovasc Surg 115(3):567–576
61. Nataf P, Lima L, Regan M, Benarim S, Ramadan R, Pavie A, Gandjbakhch I (1997) Thoracoscopic internal mammary artery harvesting: technical consideration. Ann Thorac Surg 63:104–106
62. Navia JL, Cosgrove DM (1996) Minimally invasive mitral valve operations. Ann Thorac Surg 62:1542–1544
63. Ngyen D, Mulder DS, Shennib H (1993) Effect of cardiopulmonary bypass on circulating lymphocyte function. Ann Thorac Surg 55:625–630
64. Ottino G et al. (1987) Major sternal wound infection after open heart surgery: a multivariate analysis of risk factors in 2,579 conscutive operative procedures. Ann Thorac Surg 44:173–179
65. Pfister AJ, Zaki MS, Garcia JM, Mispireta LA, Corso PJ, Quazi AG, Boyce SW, Coughlin TR, Gurny P (1992) Coronary artery bypass without cardiopulmonary bypass. Ann Thorac Surg 54:1085–1092
66. Pompilli MF, Stevens JH, Burdon TA, Siegel LC, Peters WS, Ribakove GH, et al. (1996) Port-Access Mitral valve replacement in dogs. J Thorac Cardiovasc Surg 112:1268–1274
67. Royston D, Minty BD, Higenbottam TW, Wallwork J, Jones GJ (1993) The effects of surgery with cardiopulmonary bypass on alveolar capillary barrier function in man. Ann Thorac Surg 55:625–630
68. Savageau JA, Stanton BA, Jenkins CD, Klein MD (1982) Neurophysiological dysfunction following elective cardiac operation. I. Early assessment. J Thorac Cardiovasc Surg 84:585–594
69. Schmidt FX, Zhou X, Hake U, Mayer E, Habermehl P, Zepp F, Eberle B, Oelert H (1996) Zell vermittelter Immunstatus während und nach Operationen mit und ohne extrakorporaler Zirkulation. Z Herz Thorax Gefäßchir 10:153–161
70. Schneider F, Falk V, Walther TH, Mohr FW (1998) Control of endoaortic clamp positioning during port-access mitral valve operation using transcranial doppler echography. Ann Thorac Surg 65:1481–1482
71. Schwarz DS, Ribakove GH, Grossi EA, Stevens JH, Siegel LC, St. Goar FG, Peters WS, McLoughlin D, Baumann FG, Colvin SB, Galloway AC (1996) Minimally invasive cardiopulmonary bypass with cardioplegic arrest: A closed chest technique with equivalent myocardial protection. J Thorac Cardiovasc Surg 111(3):556–566
72. Schwarz ER, Whyte WS, Kloner RA (1997) Ischemic preconditioning. Curr Opin Cardiol 12:475–481
73. Southern Surgeon Club (1991) A prospektive analysis of 1518 laparoscopic cholecystetomies. N Engl Med 324:1073–1078
74. Stanbridge R de L, Hadjinikolaou LK, Cohen AS, Davies DW, Foale RA, Kutoubi AA (1997) Minimally invasive coronary revascularization through parasternal incisions without cardiopulmonary bypass. Ann Thorac Surg 63:53–56
75. Stevens JH, Burdon TA, Peters WS, Siegel LC, Pompili MF, Vierra MA, Goar FGSt, Ribacove GH, Mitchell RS, Reitz BA (1996) Port-Access coronary artery bypass grafting: A proposed surgical method. J Thorac Cardiovasc Surg 111:567–573
76. Stevens JH, Burdon TA, Siegel LC, Peters WS, Pompili MF, Goar F G St, et al. (1996) Port-Access coronary Artery Bypass with cardioplegic Arrest: Acute and Chronic canine Studies. Ann Thorac Surg 62:435–441

77. Subramanian VA (1997) Less invasive arterial CABG on a beating heart. Ann Thorac Surg 63:68-71
78. Subramanian VA, Sani G, Benetti FJ, Calafiore AM (1995) Minimally invasive coronary bypass surgery: A multi-center report of preliminary experience. Circulation 92(Suppl I):645
79. Tajima K, Yamamoto F, Kawazoe K et al. (1993) Cardiopulmonary bypass and cellular immunity: changes in lymphocytes subsets and natural killer cell activity. Ann Thorac Surg 55:625-630
80. Tevaearai HT, Mueller XM, von Segesser LK (1997) Minimally invasive harvest of the saphenous vein for coronary artery bypass grafting Ann Thorac Surg 63:119-121
81. Trapp WG, Bisarya R (1975) Placement of coronary artery bypass graft without pump oxygenator. Ann Thorac Surg 19:1-9
82. Utley JR (1996) The immune response and cardiopulmonary bypass: principles and practice. In: Gravlee GP, Davis RF, Utley JR (eds) Williams and Wilkins, Baltimore pp 249-266
83. Valdes MP, Boudreau SA (1996) Video-assisted thoracoscopic ligation of patent ductus arteriosus in Children. AORN J 64(4):526-531
84. Van Son JAM, Diegeler A, Sim EKW, Autschbach R, Mohr FW (1998) Minimally invasive technique for closure of atrial septal defect. Asian Cardiovasc Thorac Ann 6(2):88-90
85. Walterbusch G (1998) Partial sternotomy for cardiac operations. J Thorac Cardiovasc Surg 115(1):256-258
86. Westaby S (1997) Landmarks of cardiac surgery. ISIS Medical Media, Oxford
87. Wipke-Tevis DD, Stotts NA, Skov P, Carrieri-Kohlmann V (1996) Frequency, manifestations and correlates of impaired healing of saphenous vein harvest incisions. Heart Lung 25(2):108-116

10 Video-assistierte Eingriffe im Bereich des venösen Systems

R. Kolvenbach, P. Werres

10.1 Die video-endoskopische Perforansvenen-Dissektion

Die Perforansvenen-Insuffizienz ist für die Enstehung des venösen Ulcus cruris von wesentlicher Bedeutung. Es gibt zahlreiche OP-Methoden zur Durchtrennung der insuffizienten Perforantes, die von einem epifascialem oder subfascialem Zugang ausgehen. Ein wesentliches Problem der gängigen OP-Verfahren ist jedoch die hohe Inzidenz postoperativer Wundheilungsstörungen (24–26). Alternativ wurde daher von Hauer, die endoskopische subfasciale Dissektion der Perforansvenen entwickelt. Im folgenden sollen die verschiedenen Techniken der endoskopischen Perforansdissektion vorgestellt werden. Es wird außerdem zu der Frage Stellung genommen, welche Rolle die Perforansdissektion im Gesamtkonzept der Varizenchirurgie hat und welche Bedeutung der Endoskopie zukommt. Dieses ist um so wichtiger, als daß bestimmte Fragestellungen wie z.B. die, in welchem Umfang Perforantes durchtrennt und ob der Eingriff mit einer „klassischen" Saphenaexhairese kombiniert werden soll, teilweise noch kontrovers diskutiert werden (17, 18, 31).

In der Varizenchirurgie divergieren die Meinungen über die Bedeutung der Perforansvenen, und dementsprechend bestehen auch verschiedene Behandlungskonzepte. Ein Teil der Varizenchirurgen meint, daß um ein Rezidiv zu vermeiden, alle insuffizienten Perforansvenen duchtrennt werden müßten, während andere nur die aktuell pathogenen und evtl. die kosmetisch störenden Perforantes ligieren wollen. Es wird auch immer wieder die Frage aufgeworfen, ob man gesunde Perforansvenen ohne Schaden durchtrennen dürfte (10, 17). Die Problematik beginnt jedoch schon vorher mit der Frage, welche Perforansvenen insuffizient sind und welche nicht. Bis jetzt darf bezweifelt werden, daß es hierfür eindeutige diagnostische Kriterien gibt. Auch die immer wieder genannten morphologischen Parameter wie z.B. ein Venendurchmesser von mehr als 1,5 mm sind in der Praxis in der Regel wenig brauchbar. Das gleiche gilt für die gängigen diagnostischen Verfahren einschließlich der Phlebographie, die nur einen statischen Zustand beschreiben kann. Als eine der wertvollsten diagnostischen Methoden scheint sich jedoch in der letzten Zeit die farbkodierte Duplexsonographie etabliert zu haben, die über die Strömungsrichtung und die Klappenfunktion Auskunft geben kann.

Aufgrund der genannten diagnostischen und interpretatorischen Unsicherheiten kann das Konzept vertreten werden, bei jeder Varizenoperation zu endoskopieren, um ja keine insuffizienten Perforantes zu übersehen. Ein Standpunkt, den man sicherlich als überzogen betrachten muß, da bis jetzt keine klinische, kontrollierte Studie belegen konnte, daß hierdurch die Rezidivhäufigkeit gesenkt werden kann (12). Alternativ zu dieser Einstellung gibt es Chirurgen, die dann endoskopieren, wenn sie eine insuffiziente Perforansvene diagnostizieren und diesen eine kosmetisch störende oder pathogene Bedeutung zuschreiben. Welches therapeutische Konzept das zutreffendere ist, muß bei fehlenden wissenschaftlichen Daten bis jetzt noch unklar bleiben.

10.1.1 Pathophysiologie und Anatomie

In der Literatur sind bereits 1965 mehr als 95 verschiedenen Gruppen, die allgemein den Perforansvenen zugeordnet werden, beschrieben worden. Es finden sich jedoch nur 18 Gruppen meistens im Bereich des Unterschenkels, die von klinischer Relevanz sind. Hierbei handelt es sich um die sog. Schlüsselperforantes (nach May). In 60% der Fälle sind die Perforansvenen paarig in Begleitung einer Arterie angelegt. Bei primärer Kontrastierung der epifaszialen Venen stellen sie sich phlebographisch antegrad ausschließlich zu den subfascialen Muskel- und Leitvenen drainierend dar. Taschenklappen können sowohl oberhalb wie unterhalb des Fasziendurchtritts nachgewiesen werden. Im Bereich des Fußrückens und der Knöchelregion lassen sich Perforantes physiologischerweise ohne Klappen nachweisen. An den Austrittsstellen der insuffizienten Perforantes bildet sich die sog. Corona phlebectatica (paraplantaris) in Verbindung mit einer Fußrücken- und Knöchelvarikose (27, 28, 38, 40).

Die sog. hintere Bogenvene und ihre Bedeutung für die Enstehung des Ulcus cruris venosum wurde bereits von Cockett beschrieben. Es handelt sich hierbei um eine Perforansverbindung, welche aus dem hinteren Seitenast der V. saphena magna in die dorsale tibiale Gruppe der Unterschenkelleitvenen drainieren. Diese auch als V. arcuata cruris posterior bezeichnete Verbindung muß bei einer radikalen chirurgischen Sanierung mit beachtet werden. Cockett hat ursprünglich 3 supramalleoläre Perforansgruppen beschrieben, die eine Gleichrichterfunktion zu den subfascialen Leitvenen aufweisen und im Bereich der Faszienlücken zu palpieren sind. Diese Gruppe steht vor allem im Mittelpunkt des Interesses einer endoskopischen Perforansdissektion. Es kann davon ausgegangen werden, daß sich 90% der Perforansinsuffizienzen im Unterschenkelbereich befinden und hiervon über 80% die Cockett Gruppe umfassen (14, 57, 69).

Als sichere phlebographische Zeichen der Perforansinsuffizienz wurden von Hach die folgenden Kriterien definiert:

- Nachweis einer unpaaren, varikös erweiterten Perforansvene,
- Abflachung des Mündungswinkels von 60°,

- Verlust der Venenklappen und
- Nachweis eines retrograden Blutstromes.

Aufgrund der heute bekannten Ergebnisse zur Enstehung des varikösen Symptomenkomplexes muß davon ausgegangen werden, daß die Perforansvenen-Insuffizienz im gleichen Maß wie die Stammvarikose therapeutisch angegangen werden muß. Nur durch die Unterbrechung der Rezirkulationskreise kann eine dauerhafte Abheilung eines Ulcus cruris erzielt werden (2, 11, 22).

Regelrecht funktionierende Venenklappen in Verbindung mit der Muskelpumpe transportieren das venöse Blut vom oberflächlichen in das tiefe Venensystem. Unabhängig davon, ob ein Abflußhindernis, eine Thrombose oder eine primäre Perforansvenen-Insuffizienz ätiologisch nachgewiesen werden kann, muß davon ausgegangen werden, daß 20% der Patienten mit einer venösen Hypertension im Gammaschenbereich ein Ulcus cruris entwickeln (34, 48). Für die Entstehung eines Ulcus gibt es mehrere Erklärungsversuche: Zum einen wird von einer Elongation und Dilatation kapillärer Gefäße in Verbindung mit einer venösen Hypertension ausgegangen. Zum anderen aber stehen vor allem lokale Veränderungen im Vordergrund. Hierzu gehört eine gestörte Mikrozirkulation mit einer gesteigerten kapillären Permeabilität. Sowohl der Lymphfluß als auch der Fibrinogengehalt in der Lymphe sind erhöht. Es kommt dadurch zu einer vermehrten Ablagerung von Fibrin und Fibrinogen im Interstitium. Hinzu kommt eine gesteigerte Chemotaxis im Bereich der venösen Stase mit vermehrter Einwanderung von Makrophagen und Lymphozyten. Nach entsprechender Aktivierung verschiedener Entzündungsmediatoren kommt es zur Bildung freier Sauerstoffradikale wie z.B. Hydroxylradikale und proteolytischer Enzyme, die schließlich eine Gewebsschädigung verursachen (41, 42, 44, 45, 48). Läsionen im Bereich des subcutanen Gewebes führen zu einer Fibrose, strukturellen Schädigungen der Haut und einem Ulcus cruris (1, 4, 5, 70).

Grundsätzlich kann jedes Ulcus konservativ therapiert werden. Wesentlicher Nachteil ist jedoch die Tatsache, daß es sich hierbei um eine kostspielige lebenslange Therapie handelt. Erste therapeutische Ansätze wurden bereits 1896 von dem deutschen Dermatologen Unna bechrieben (62). Sein Salbenverband in Kombination mit einer Kompressionsbehandlung spielt auch heute noch in der konservativen Phlebologie sowie vor allem in der Dermatologie eine Rolle. Im Vordergrund stehen Mullbinden, die u.a. mit Zinkoxid getränkt werden. Die Dauer der Behandlung muß mit durchschnittlich 3–6 Monaten angesetzt werden. Weitere konservative Therapieversuche mit von Thrombozyten abgeleiteten Wachstumsfaktoren waren langfristig ebenso erfolglos wie die Gabe von verschiedenen Pflanzenextrakten oder Serotonin-Antagonisten. In einer kontrollierten Studie konnte in letzter Zeit ein positiver Effekt nach der Verabreichung von Pentoxyphyllin (Trental) nachgewiesen werden. Neben einer Beeinflussung der Erythrozytendeformierbarkeit, des Sludgephänomens und einer Reduktion der Hyperaggregabilität steht die Wirkung als Sauerstoffradikalen-Scavenger im Mittelpunkt. So konnte z.B. nachgewiesen werden, daß nach der Verabreichung von Pentoxyphyllin die

Konzentration von Superoxid-Anionen absinkt (8, 32, 43). Positive Effekte, d. h. eine schnellere Ulcusabheilung im Vergleich zu einer Plazebogruppe konnten in kontrollierten Studien auch nach intravenöser Applikation von Prostaglandin E 1 gezeigt werden. Auch hier läßt sich eine Reduktion proinflammatorischer Proteine nachweisen (56, 61, 65).

Die chronisch-venöse Insuffizienz ist ein Krankheitsbild mit einer erheblichen epidemiologischen Bedeutung. Amerikanische Statistiken gehen davon aus, daß bis zu 2,5% der Bevölkerung an einer klinisch-relevanten Form der chronisch-venösen Insuffizienz leiden, was zu einem Ausfall von bis zu 2 Mio. Arbeitstagen pro Jahr führt. Im Gegensatz zur arteriellen Durchblutungsstörung der kritischen Extremitäten-Ischämie oder einer Claudicatio-Symptomatik hat die Diagnostik und Therapie der chronisch-venösen Insuffizienz bisher nicht den ihr gebührenden Stellenwert erlangen können. Als auslösendes Moment kann eine Obstruktion des Venenlumens ebenso vorhanden sein wie eine Klappeninsuffizienz mit hierdurch hervorgerufenem Reflux bzw. eine Kombination der genannten Faktoren. Ursächlich für die Störungen der Venenphysiologie kann eine Thrombose sein, aber auch phlebitische oder periphlebitische Veränderungen bzw. eine Kompression von Extraluminal durch Tumoren oder durch bindegewebige Verwachsungen z. B. im Bereich der oberen Thoraxapertur oder des Kniegelenkes. Als Folge einer Obstruktion kommt es zu einer kompensatorischen Kollateralisation und im Laufe der Zeit zu einer mehr oder weniger ausgeprägten Rekanalisation der ursprünglich verschlossenen Venen. Die Klappeninsuffizienz ist als Folge einer venösen Dilatation, hervorgerufen durch einen venösen Hypertonus bei proximaler Obstruktion, denkbar. Sie kann jedoch auch als Spätfolge einer Thrombose mit konsekutiver Zerstörung des venenklappentragenden Segmentes hervorgerufen werden. Auch segmentale Dilatationen von einzelnen Venenklappensegmenten können zu einer verschlußunfähigen Klappe führen. Die chronisch-venöse Insuffizienz des oberflächlichen und des Perforanssystemes steht im Mittelpunkt der geschilderten therapeutischen Maßnahmen.

Die häufigste Manifestation ist die sog. Stammvarikose, welche sich auf die varikös veränderte V. saphena magna oder V. saphena parva bzw. einzelne Seitenäste bezieht. Die Stammvarikose kann isoliert oder in Verbindung mit einer Seitenastvarikosis bzw. der Ausbildung von reticulären Varizen auftreten. Eine chronisch-venöse Insuffizienz, auf dem Boden einer Perforansvenen-Insuffizienz, wird durch eine Querschnittsvergrößerung der Perforantes, verbunden mit einer Klappeninsuffizienz hervorgerufen. Die Folge hiervon ist eine Druckerhöhung innerhalb der muskulären Unterschenkel-Kompartimente bei Betätigung der Wadenmuskulatur. Der relativ hohe Druck in diesem Abschnitt wird an die oberflächlichen und vor allen Dingen supramalleolären Venen im Bereich der medialen Gamasche weitergegeben, so daß es schließlich zu einem blow-out im Knöchelbereich kommen kann. In der Mehrzahl der Fälle haben Patienten mit einer chronisch-venösen Insuffizienz eine Erkrankung des oberflächlichen Venensystems. In schweren Fällen jedoch kann auch eine Leit-Veneninsuffizienz als Hauptursache oder zusätzlich vorhanden sein. Man muß davon ausgehen, daß in bis zu 44% der

Fälle sich die Funktionsstörungen des Venensystems nur auf das oberflächliche System beziehen, mit vollkommen normalem tiefen Venensystem. Bei den meisten Patienten findet sich die Klappeninsuffizienz in Kombination mit variköser Veränderungen der V. saphena. Isolierte Klappenfunktionsstörungen der V. saphena magna oder parva sind eher die Ausnahme.

10.1.2 Topographie und Anatomie der Perforansvenen

Die Perforansvenen verbinden das oberflächliche Venensystem mit den tiefen Venengruppen, die zu den posterioren, anterioren und peronealen Venen sowie zur V. poplitea drainieren. Der Begriff Perforansvene wurde deshalb gewählt, weil diese Verbindungsvenen durch die tiefen Muskelfaszien hindurchtreten. Es gibt zusätzlich noch Perforansvenen, die das oberflächliche Venensytem mit den Venen verbinden, die den M. soleus und die Gastrocnemiusmuskulatur drainieren. Von Linton wurde ursprünglich der Begriff Vv. Communikantes benutzt, um die Verbindungsvenen zwischen dem oberflächlichen System und den Venen, welche die Gastrocnemius Muskulatur drainieren, zu beschreiben.

In einer Konsensuskonferenz wurde 1979 jedoch dieser Begriff nur für venöse Verbindungen innerhalb eines Systems definiert. Perforansvenen beschreiben Verbindungsvenen zwischen dem tiefen und oberflächlichen System. Linton hat bereits 1938 die Perforansvenen in 3 Hauptgruppen unterteilt: die anterioren, laterale und mediale Perforantes.

Die anterioren Perforansvenen befinden sich an der anterolateralen Oberfläche des Beines. Ihr Ursprung ist im Bereich der Vv. Tibialis anterior, und sie drainieren das venöse Blut in die V. saphena magna und parva.

Zu den lateralen Perforansvenen zählen die fibularen und poplitealen Perforantes. Sie befinden sich im Bereich der posterolateralen Oberfläche des Unterschenkels. Die popliteale Perforansvene ist nicht konstant vorhanden, sondern kann erhebliche Variationen aufweisen. Meistens hat sie jedoch ihren Ursprung aus der V. poplitea. Die fibularen oder peronealen Perforantes verbinden die tiefen, paarig angelegten, fibularen Venen mit der V. saphena parva.

Als wichtigste Gruppen finden sich schließlich die medialen Perforansvenen an der Medialseite des Unterschenkels. In der Regel kommunizieren sie mit den tiefen Vv. Tibiales post. Ihre Bedeutung erklärt sich daraus, daß insuffiziente Perforantes in bis zu 90% der Fälle in diesem Bereich lokalisiert sind.

Die Cockett II Perforantes befinden sich 7-9 cm proximal vom Innenknöchel in einem Abstand von 2-4 cm von der medialen Tibiakante. Diese Perforantes verbinden posteriore Äste der V. saphena magna wie z.B. die hintere Bogenvene mit dem tiefen Venensystem der V. tibialis posterior.

Die Cockett III-Gruppe ist 10-12 cm proximal vom Unterrand des Innenknöchels und 2-4 cm von der medialen Tibiakante lokalisiert. Auch diese Perforantes verbinden die posterioren Äste der V. saphena magna mit der V. tibialis posterior.

Es gibt zusätzlich noch im proximalen Unterschenkel 3 Gruppen paratibialer Perforantes, zu denen z.B. die Perforansvenengruppe bei 24 cm gehört. Eine Bezeichnung, die den Abstand von der Fußsohle bis zum proximalen Unterschenkel beschreibt.

Die Cockett I-Gruppe befindet sich im retromalleolaren Knöchelbereich und ist in vielen Fällen direkt für die Entstehung eines Ulcus cruris verantwortlich. Ihre Bedeutung in Bezug auf die endoskopische Perforansdissektion ergibt sich daraus, daß es mit erheblichen Schwierigkeiten verbunden sein kann, diese Region mit dem Endoskop subfaszial zu explorieren.

Es besteht als anatomische Variante die Möglichkeit, daß die Cockett I und II Perforantes im tiefen posterioren Kompartment lokalisiert sind. Sie können sich auch in einer Duplikatur der tiefen Faszie dem Septum intermukulare befinden. Der Zugang zu diesen Perforantes gelingt durch eine paratibiale Fasziotomie mit der das tiefe Kompartment eröffnet wird, ohne Strukturen des neurovaskulären Bündels zu verletzen. Die proximalen Perforantes werden durch den Soleus Muskel soweit verdeckt, daß dessen Ansatz zunächst durchtrennt werden muß. Sie können sich jedoch als weitere Variante auch zwischen dem Periost der Tibia einerseits und der tiefen Faszie des oberflächlichen posterioren Kompartements andererseits befinden. Durch eine Inzision der Faszie im Bereich des tiefen posterioren Kompartments können die A. und V. tibialis posterior sowie der dazugehörige Nerv freigelegt werden. Eine Tatsache, die zeigt, daß Fasziotomien in dieser Region nur unter optimalen Sichtverhältnissen erfolgen dürfen, da sonst diese Strukturen verletzt werden können.

Die Benennung der Perforantes nach ihren Beschreibern kann zu Definitionsschwierigkeiten führen, die einer exakten anatomischen Klassifikation im Wege stehen. Aus diesem Grund ist es sicherlich vorteilhafter die Vv. Perforantes in Abhängigkeit von ihrer Entfernung zur Fußsohle zu beschreiben.

Die Frage, ob das tiefe Kompartment in jedem Fall eröffnet werden muß, ist bis jetzt nicht eindeutig beantwortet worden. Glovitzki konnte in anatomischen Studien nachweisen, daß in bis zu 30% der Fälle Perforantes vom tiefen Kompartment zur Haut ziehen, ohne daß sie das oberflächliche posteriore Kompartment passieren. Von daher gesehen ist es durchaus vertretbar, daß vor allem bei Patienten mit einem Ulcus in diesem Bereich eine Fasziotomie durchgeführt wird. Dieses ist für den Patienten wahrscheinlich mit größeren postoperativen Schmerzen verbunden, als wenn nur das oberflächliche posteriore Kompartment disseziert wird.

10.1.3 Präoperative Diagnostik

Die diagnostische Abklärung von Patienten mit chronisch-venöser Insuffizienz umfaßt zunächst die klinische Untersuchung, die jedoch aufgrund der Komplexität der zugrundeliegenden Erkrankungen in der Regel unzureichend ist. Als einfachste, nicht invasive Methode, gibt es die Möglichkeit der Lichtreflex-Rheographie (LRR), die in Verbindung beispielsweise mit einer Doppler-Untersuchung angewandt wird. Beide Untersuchungsverfahren sind in den letzten Jahren jedoch durch die farbcodierte Duplex-Sonographie abgelöst worden. Die Treffsicherheit der Doppler- und LRR-Untersuchung wird in der Literatur mit 60–70% angegeben. Durch die Kombination mit der Duplex-Sonographie bzw. durch die alleinige farbcodierte Duplex-Untersuchung läßt sich dieses Ergebnis signifikant verbessern. Als weiteres, nicht invasives Verfahren kann zusätzlich die Venenverschluß-Pletysmographie angewandt werden. Aber auch hier gilt, daß mit Einführung der Duplex-Untersuchungen der Wert dieser Techniken im Sinne einer Therapie entscheidenden diagnostischen Screeninguntersuchung deutlich abgenommen hat (9). Die Indikation hierfür wird jedoch, vor allem auch im deutschsprachigen Raum, kontrovers beurteilt. Viele Chirurgen, die sich mit der Varizen-Chirurgie beschäftigen, vertreten die Meinung, daß vor allen Dingen bei dem präoperativen Verdacht auf eine Beteiligung des tiefen Venensystems die Indikation zur Phlebographie großzügig gestellt werden sollte. Die klinische Symptomatik muß natürlich als wichtiger Teil in die Diagnostik mit einbezogen werden.

Die Vorteile der aszendierenden Phlebographie liegen darin, daß eine Obstruktion der Ausflußbahn und das Ausmaß der Kollateralisation besser beurteilt werden kann. Die deszendierende Venographie wird von denjenigen Chirurgen, die sich mit der Rekonstruktion des tiefen Venensystems befassen, als präoperative unverzichtbare Untersuchung gefordert, da nur hierdurch das Ausmaß des Refluxes in das tiefe Venensystem beurteilt werden kann. Diese Untersuchung wird in der Regel mit einer blutigen Venendruckmessung kombiniert. Die pathophysiologische Bedeutung einer Leitvenenin-

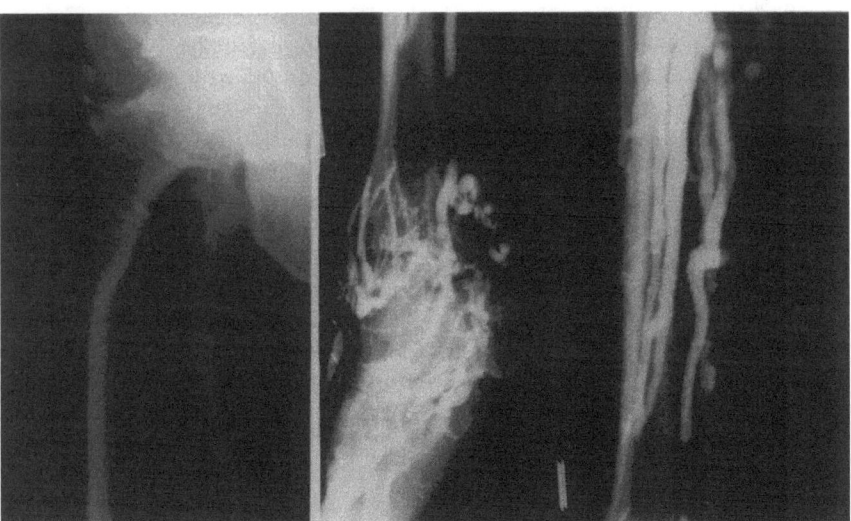

Abb. 10.1. Insuffiziente Knöchelperforantes (Cockett I), die bei der aszendierenden Phlebographie zur Darstellung kommen. Gerade bei einer ausgeprägten Lipodermatosklerose kann die endoskopische Präparation in diesem Bereich mit Schwierigkeiten verbunden sein, so daß auf ein offenes Vorgehen übergegangen werden muß

suffizienz ist jedoch weiterhin in vielen Fällen unklar. Hieraus abgeleitet wird gerade im deutschsprachigen Raum die Notwendigkeit und der Sinn rekonstruktiver Maßnahmen im Bereich der tiefen Venenklappen mit Segmenttransplantation oder einem externen Banding bezweifelt. Die Perforansvenen-Insuffizienz kann, in Abhängigkeit von dem klinischen Schweregrad, sowohl operativ als auch konservativ behandelt werden. Extremitäten, die noch keine ausgeprägte Lipodermatoskerose oder rezidivierende Ulcerationen aufweisen, können durch eine sorgfältig durchgeführte Kompressions-Therapie, möglicherweise in Verbindung mit einer Sklero-Therapie, behandelt werden. In einzelnen Fällen ist es möglich, durch eine Duplex-Untersuchung, die insuffizienten, zugrunde liegenden Perforantes zu lokalisieren, um sie dann einer Sklerosierung zuführen. Das in den Frühstadien noch kompressionsfähige, weiche, subcutane Gewebe eignet sich bei diesen Patienten für eine entsprechende Kompressionsbehandlung. Diese wird jedoch aller Wahrscheinlichkeit nach als eine Langzeit-Therapie mit allen Folgen, einschließlich der hiermit verbundenen Beeinträchtigung der Lebensqualität des Patienten sowie der sozio-ökonomischen Belastungen, verbunden sein.

10.1.4 Konventionelle chirurgische Techniken

Die chronisch-venöse Insuffizienz auf dem Boden einer Perforansvenen-Insuffizienz kann in klassischer Form chirurgisch behandelt werden. Hierzu muß im Bereich der zuvor markierten Perforansvene, eine Inzision erfolgen, die dann die subfasciale Ligatur in Verbindung mit einer Exhairese dilatierter oberflächlicher variköser Venen, erlaubt. Die alleinige Ligatur insuffizienter Perforantes im Bereich eines Ulcus beispielsweise wird aller Wahrscheinlichkeit nach in den meisten Fällen zu einem Rezidiv führen, da vor allem bei Patienten mit Lipodermatosklerose oder einem Ulcus alle bekannten möglicherweise insuffizienten Perforantes aufgesucht und durchtrennt werden sollten. Bisher konnte nicht gezeigt werden, daß das selektive Vorgehen gegenüber dem letzteren, mehr radikalen Ansatz Vorteile aufweist (35). Die subfasciale Perforansligatur kann in klassischer Weise von einem medialen oder posterioren Zugang aus erfolgen. In der von Linton bereits 1938 ursprünglich beschriebenen Technik wird das gesamte entsprechend veränderte Hautareal, einschließlich dem Ulcusgrund, dem Subcutangewebe und der Fascie, inzidiert und partiell reseziert. In den wenigen zur Verfügung stehenden Studien, die den Nachuntersuchungszeitraum von mehr als 3 Jahren umfassen, kam es nach der genannten radikalen Therapie zu einem Abheilen des Ulcus in bis zu 98% der Fälle. Die Erfolgsaussichten verringern sich in dem Moment, wo gleichzeitig eine Leitvenen-Insuffizienz mit entsprechend schlußunfähigen, tiefen Venenklappen besteht. Es muß dann von einer Erfolgsrate von max. 50% ausgegangen werden. Die Angaben hierzu schwanken in der Litaratur ganz erheblich, was z.T. auch mit den variablen präoperativen Befunden des Befalls des tiefen Venensystems oder einer unzureichenden Kompressionsbehandlung postoperativ zusammenhängt (54).

Bei ausgeprägten Befunden wird die radikale Ulcus-Exzision mit einer plastisch-chirurgischen Maßnahme kombiniert werden müssen. Durch Transplantation von Spalthaut kann die Wundheilung entsprechend beschleunigt werden. Alternativ bleibt die Sekundärheilung mit entsprechend aufwendigem Verbandswechsel. In letzter Zeit wurden sehr gute Langzeitergebnisse dadurch erzielt, daß eine radikale Ulcus-Exzision mit einer plastischen Deckung durch freien Lappentransfer mit mikrovasculären Anastomosen kombiniert wurde. Letzteres ist jedoch ein sehr aufwendiges Verfahren, was zum jetzigen Zeitpunkt noch als experimentell betrachtet werden muß (13, 39, 64).

10.1.5 Endoskopische Techniken

Hauer hat 1985 erstmals die endoskopische Exploration des subfascialen Raumes mit bipolarer Koagulation und Durchtrennung der insuffizienten Perforantes beschrieben. Seiner Meinung nach lassen sich mit dem von ihm entwickelten Videoskop (Fa. Endotech-Berlin) alle relevanten Perforantes zuverlässig sanieren. Dies gelte auch für Patienten mit einer fortgeschrittenen chronisch-venösen Insuffizienz. Als weiterer Vorteil seiner Technik nennt er die Möglichkeit, die endoskopische Perforansdissektion mit einer vollständigen paratibialen Fasciotomie nach Hach zu kombinieren (52, 53, 55). Wesentlich für den Therapieerfolg ist die Eröffnung des dorsalen Kompartiments bei einer ausgeprägten chronisch-venösen Insuffizienz, da es hier zu einer Druckentlastung kommt mit einer entsprechenden Verbesserung der Mikrozirkulation und Förderung der Ulcusheilung. Die Vorteile des endoskopischen Operierens liegen vor allem in der Beseitigung der Ulcusursache in einer Non-touch-Technik. Ausgangspunkt für Wundheilungsstörungen bei der endoskopischen Perforansdissektion können subfasciale Hämatome, besonders nach unvollständiger bipolarer Koagulation der Perforansvenen oder zu großzügiger Fascienspaltung oder Resektion sein. Von daher gesehen hat sich das Clipping der Perforansvenen ohne deren Durchtrennung bewährt. Hauer sieht einen wesentlichen Vorteil seines Instruments darin, daß eine CO_2-Insufflation, wie sie gerade im angloamerikanischen Raum empfohlen wird, nicht erforderlich ist. Neben dem Schweregrad der chronisch-venösen Insuffizienz ist die Lokalisation der insuffizienten Perforansvenen von Bedeutung für die Wahl des operativen Vorgehens. Am Oberschenkel (Dodd, Hunter, Hach) sind sie durch selektiven Zugang zu versorgen – ebenso wie die Kuster-Perforansvenen am Innen- und Außenknöchel.

In einer ganzen Reihe von Fällen ist die Perforansvenen-Insuffizienz mit einer Stammvarikose verbunden, so daß eine multifaktorielle Genese der trophischen Störung besteht. Nach dem Ausschluss von Insuffizienzen des tiefen Venensystems kann die endoskopische Dissektion mit einer „klassischen" Saphenaexhairese und Crossektomie kombiniert werden.

Welches Verfahren in diesen Fällen letztendlich zum Erfolg geführt hat, kann bei diesen Patienten natürlich nicht geklärt werden. Hier bleibt der

Stellenwert der Endoskopie unklar, da ihr Einfluß nicht eindeutig bewiesen werden kann.

Die konventionellen, teilweise noch auf Linton zuückgehenden Techniken haben den Nachteil, daß durch die Nähe der Inzision zu dem oft kontaminierten Ulcus eine Wundheilungsstörung vorprogrammiert ist. Durch das endoskopische video-unterstützte Vorgehen hat der Patient den Vorteil des kosmetisch günstigeren Schnittes, und ein direkter Kontakt zu dem Ulcus wird vermieden. Es kann somit in ausreichender Distanz die Perforansdissektion durchgeführt werden (33, 51).

Der Sinn präoperativer, bildgebender, diagnostischer Verfahren wird immer wieder angezweifelt, da diese Untersuchungen nur dem Zweck dienen würden, insuffiziente Vv. perforantes der medialen Gamasche zu diagnostizieren und zu lokalisieren. Dies ließe sich ebenso effizient allein durch die Endoskopie erreichen. Es sollte jedoch bedacht werden, daß ein Eingriff, der oft aus einer relativen Indikation heraus durchgeführt wird, schon allein aus medico legalen Gründen einer sorgfältigen präoperativen Diagnostik, die auch invasive bildgebende Verfahren miteinschließt, bedarf. Im übrigen besteht eine gute Übereinstimmung zwischen dem Duplex- und dem Endoskopiebefund. Gerade bei der ausgeprägten chronisch-venösen Insuffizienz verbunden mit einem Ulcus cruris sollte eine Phlebographie durchgeführt werden. Das gleiche gilt für Patienten mit einem postthrombotischen Syndrom oder einer entsprechend unklaren Anamnese, bei denen eine aszendierende Phlebographie trotz der immer wieder geäußerten gegenteiligen Meinung unverzichtbarer Bestandteil der präoperativen Diagnostik ist, da nur hierdurch entsprechende Rezirkulationskreise dargestellt werden können. Die Rekonstruktionseingriffe im Bereich der tiefen Venenklappen setzten darüberhinaus eine deszendierende Phlebographie voraus. Diese sollten nach Möglichkeit mit einer blutigen Venendruckmessung kombiniert werden.

In einem Übersichtsartikel in der Zeitschrift Gefäßchirurgie wurden von Hauer die wesentlichsten Gesichtspunkte seiner Operationstechnik zusammengefaßt (24). Er legt großen Wert auf eine konsequente präoperative Vorbereitung des Patienten. Hierzu gehört die Ulcussäuberung und Granulationsförderung durch die Gabe von entsprechenden Externa. Die Beine werden im Rahmen der operativen Vorbereitung weiterhin kompressiv gewickelt. Nachdem der Patient für den Zeitraum einer Woche vorbereitet worden ist, erfolgt der eigentliche Eingriff in ITN oder Regional-Anästhesie. Von besonderer Bedeutung ist ein atraumatisches Operieren unter optimaler Sicht. Er empfiehlt daher die Verwendung der Roll-Manschette nach Löfqvist zur Anlage einer Blutsperre (Abb. 10.2). Von einem etwa 2–3 cm langen Längsschnitt dorsal der Linton-Linie, genügend weit entfernt vom trophisch gestörtem Bezirk, werden Haut, Subcutis und Fascie glatt durchtrennt. Der subfasciale Spalt wird digital bougiert. Nach Einführung des Endoskops erfolgt dann zunächst ein orientierender Rundblick (Abb. 10.2).

Der erste endoskopische Schritt besteht in einer schonend durchgeführten Exploration des subfascialen Raumes, die bis zum Innenknöchel reicht. Die querverlaufenden Perforansvenen werden identifiziert und etagenweise mit

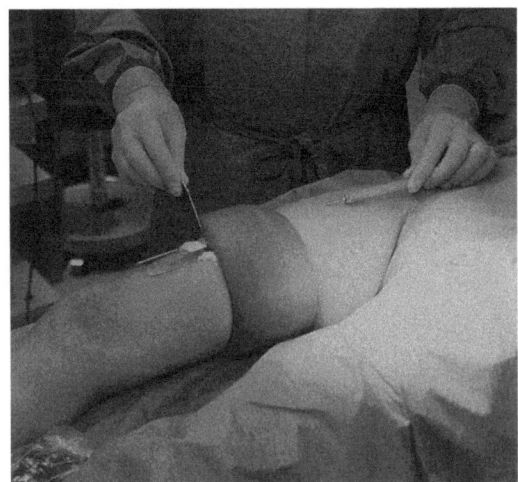

Abb. 10.2. Rollmanschette nach Löfqvist zur Anlage einer Blutsperre oder Leere. Durch einen Metallbügel wird die Manschette im Bereich des Oberschenkels stabilisiert. Zur Vermeidung von Druckstellen sollte zusätzlich eine Polsterung erfolgen

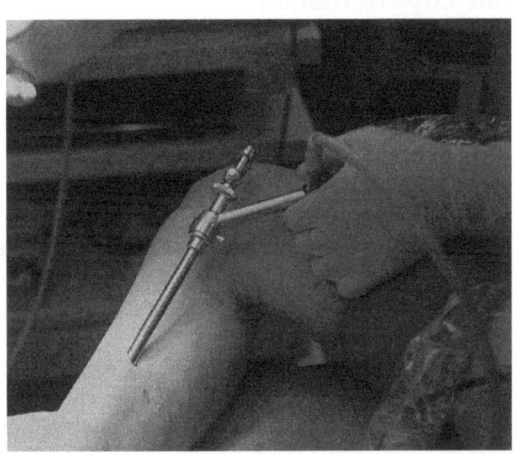

Abb. 10.3. Storz Endoskop mit integriertem Arbeitskanal, durch den u.a. ein 5-mm-Clip-Instrument eingeführt werden kann

der bipolaren Koagulationszange okkludiert und durchtrennt. Alternativ können sie mit der 5-mm-Clipzange verschlossen und durchtrennt werden. Auf die Durchtrennung kann nach Clippen der Venen auch verzichtet werden, was zu einer zusätzlichen Zeitersparnis führt. Reicht dies zur vollständigen Perforansdissektion nicht aus, so wird unter endoskopischer Sicht paratibial eine zweite Inzision ausgeführt und schrittweise die Perforantes durchtrennt. Fakultativ kann zum Abschluß eine Fasciotomie durchgeführt werden. Auf das Einlegen von Drainagen wird verzichtet, die Fascie wird, auch im Wundbereich, nicht verschlossen. Die Beine werden für 1–2 Wochen täglich mit in Rivanol getränkten Polyurethan-Binden gewickelt. Danach trägt der Patient langfristig Zweizug-Kompressionsstrümpfe nach Maß, Klasse: II (Abb. 10.3, 10.4).

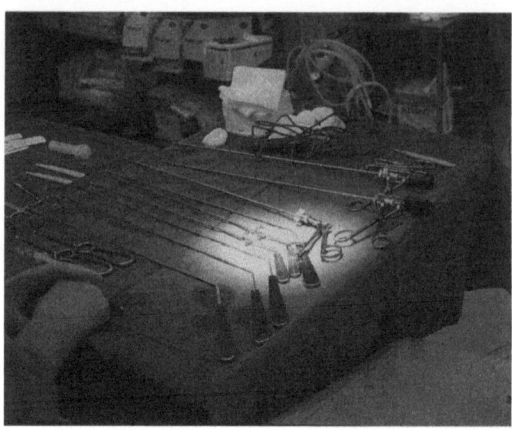

Abb. 10.4. Autoklavierbare Zusatzinstrumente für das Storz Endoskop

10.2 Die endoskopische subfasciale Perforansdissektion mit CO_2-Insufflation

Kernpunkt einer Therapie derjenigen Patienten, die sich mit einer chronisch-venösen Insuffizienz in chirurgische Behandlung begaben, war bisher die Varizenexhairese sowie die Exzision einzelner insuffizienter Perforansvenen oder Seitenäste über kleine Stichinzisionen. Seit der Erstbeschreibung durch Linton hat sich die offene Perforansunterbrechung als effiziente Methode entwickelt, die jedoch mit einer hohen Inzidenz postoperativer Wundheilungsstörungen verbunden ist. Alternativ gibt es die Möglichkeit der sich meistens über mehrere Jahre erstreckenden Kompressions-Therapie, deren Erfolg u. a. von der Compliance des Patienten, der Wickeltechnik sowie einer subtilen Wundbehandlung abhängig ist.

Seit Einführung durch Hauer hat sich daher die minimalinvasive Perforansdissektion als alternatives Verfahren etablieren können. Im Mittelpunkt der von ihm entwickelten Technik steht ein mediastinoskop-ähnliches Instrument, welches über eine einzige Stichinizision im Unterschenkel eingeführt wird. In das Endoskop ist ein Arbeitskanal integriert über den die Instrumente zur Perforansdissektion eingeführt werden. Alternativ besteht die Möglichkeit, den Eingriff mit herkömmlichem laparoskopischem Instrumentarium und einer CO_2-Insufflation durchzuführen. Hierzu wurde ein spezieller Ballon-Trokar entwickelt, der eine möglichst schnelle Eröffnung des subfascialen Raumes erreichen soll, um somit zeitsparend operieren zu können. Voraussetzung für die Anwendung dieser Technik ist ein laparoskopischer Insufflator zur CO_2-Applikation, durch den der subfasciale Raum weit aufgespannt wird. Ein 5- oder 10-mm-Endoskop kombiniert mit einer 3-Chip-Video-Kamera, einer Xenon-Lichtquelle und einem Monitor müssen zusätzlich vorhanden sein.

Das Endoskop wird dabei über einen 10-mm-Trokar eingeführt, für die anderen Instrumente genügt ein laparoskopischer 5-mm-Trokar. Erleichtert und abgekürzt wird der Eingriff durch die Verwendung eines Ballon-Dissektors, der stumpf in den subfascialen Raum bis kurz vor den Innenknöchel vorgeschoben wird. Hierdurch soll ein großer Raum geschaffen werden, um nach Distension dieses Raumes mit CO_2 die Perforansdissektion vornehmen zu können. Der Trokar besteht aus einem Ballon der 300 CC-Flüssigkeit faßt und einen entfernbaren Überzug aufweist. Nach Entfernung des Führungsstabes kann die Insufflation des Ballons, der sich bis zum Knöchel ausdehnt, erfolgen. Es wird zusätzlich die Verwendung von abwinkelbaren Einmal-Instrumenten, wie z.B. einer Faßzange (Endograsp Fa. Autosuture) oder einer an der Spitze entsprechend beweglichen Schere empfohlen. Die Vv. perforantes werden mit einer 5-mm-Einmal-Clip-Zange verschlossen. Auch dieser Eingriff erfolgt in ITN oder Regional-Anästhesie.

Vier cm medial der Tibiakante und ca. 10–12 cm unterhalb des inneren Kniegelenkspaltes wird eine 10-mm-Inzision angelegt. Nach Freipräparation des subcutanen Gewebes, wird das posteriore Kompartiment identifiziert und eine quere Inzision im Bereich der Fascie angelegt. Die Inzision wird mit kleinen Retraktoren offengehalten und der Ballon-Trokar kann sodann eingeführt werden. Es ist hierbei darauf zu achten, daß dieser in Richtung auf den medialen Knöchel vorgeschoben wird. Eine Blutsperre ist fakultativ möglich, jedoch nicht unbedingt erforderlich. Als Vorteil des Operierens ohne Blutsperre wird die leichtere Identifizierung der Perforansvenen und -Seitenäste genannt. Im eigenen Krankengut wurde jedoch die Erfahrung gemacht, daß bei Verwendung einer Blutsperre postoperativ wesentlich weniger Hämatome auftraten, als das sonst der Fall war.

Nachteile durch die Verwendung der Manschette oder einer Extremitätenblutsperre, wie sie in der Traumatologie benutzt wird, sind bisher nicht bekannt geworden. Nach Einführung des Ballons kommt es relativ schnell zu einer radialen Expansion, die sich bis zum Malleolus nach distal ausdehnen läßt (Abb. 10.5). Das Vorschieben des Ballon-Trokars erfolgt in Richtung des

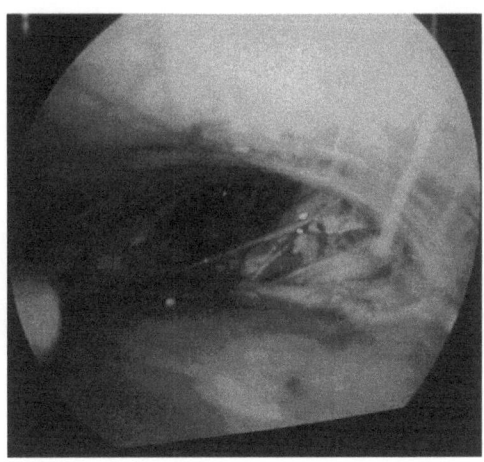

Abb. 10.5. Endoskopischer Blickwinkel und Monitorbild nach CO_2-Distension des subfaszialen Raumes

geringsten Widerstandes, damit die Perforansvenen während des Aufdehnens und Vorschiebens nicht zerrissen werden.

Nachdem die Ballondissektion beendet worden ist, wird der Ballon-Trokar entfernt und gegen einen 10-mm-Trokar ausgewechselt. Anschließend wird CO_2 bis zu einem Druck von 15 mmHg insuffliert. Hierdurch kommt es zur Distension des subfascialen Raumes. Die weitere Präparation erfolgt unter Sicht der starren laparoskopischen Optik mit angeschlossener Video-Kamera. Es wird ein zweiter laparoskopischer 5-mm-Trokar unter Sicht in der Mitte des Unterschenkels plaziert. Wichtig ist, daß der zweite Trokar soweit dorsal wie möglich eingeführt wird, um eine ausreichende Arbeitsachse gewährleisten zu können (Abb. 10.6). Die insuffizienten Perforansvenen werden nach stumpfer Dissektion geclipt und in der Regel nicht durchtrennt. Hilfreich ist die präoperative Markierung mit Hilfe der Duplex-Sonographie. Im Anschluß an den endoskopischen Arbeitsakt kann dann zusätzlich die Exhairese der V. saphena magna in üblicher Weise erfolgen (20, 21). Bevor die Vene gestrippt wird, kann die Rollmanschette entfernt werden. Von manchen Chirurgen wird die Druckgrenze auf maximale Werte von 30 mmHg eingestellt, ohne daß bisher hierdurch Komplikationen entstanden sind. Denkbar wäre jedoch, daß hierdurch eine Luftemboli über eröffnete Venen provoziert wird. Der hohe Druck in dem subfaszialen Kompartment kann möglicherweise vor allem in Kombination mit einer mechanischen Dehnung durch den GSI-Ballon zu einer Hautnekrose führen, was ein weiteres Argument für eine Druckbegrenzung ist, wie sie auch in der laparoskopischen Chirurgie angewandt wird (H. K. Akesson 1998, persönliche Mitteilung).

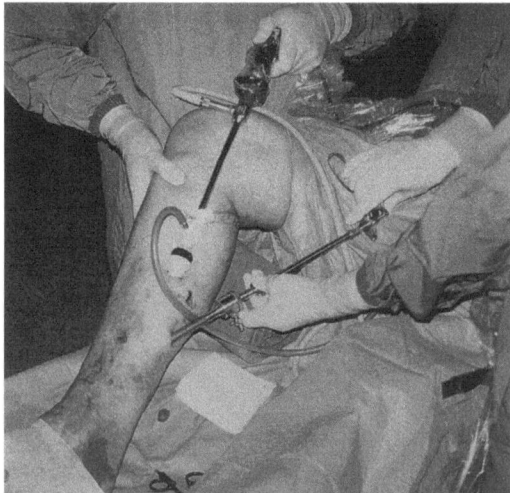

Abb. 10.6. Intraoperativer Situs nach Plazierung zweier Trokare und CO_2-Insufflation bei einem Patienten mit ausgeprägter, chronisch venöser Insuffizienz

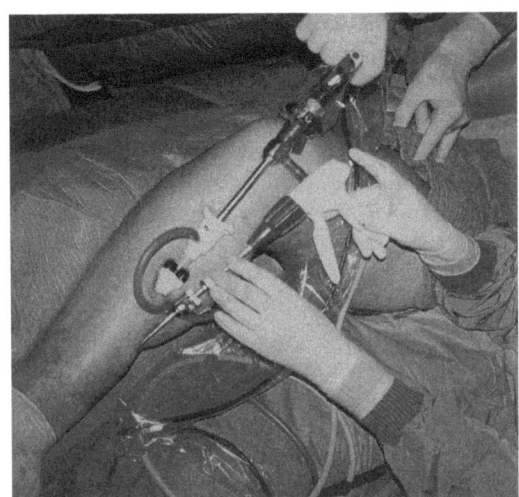

Abb. 10.7. In diesem Fall wird ein 5-mm-Clip-Applikator durch einen wiederverwendbaren 5-mm-Trokar plaziert. Die Kamera ist durch einen 10-mm-Einmaltrokar eingeführt worden

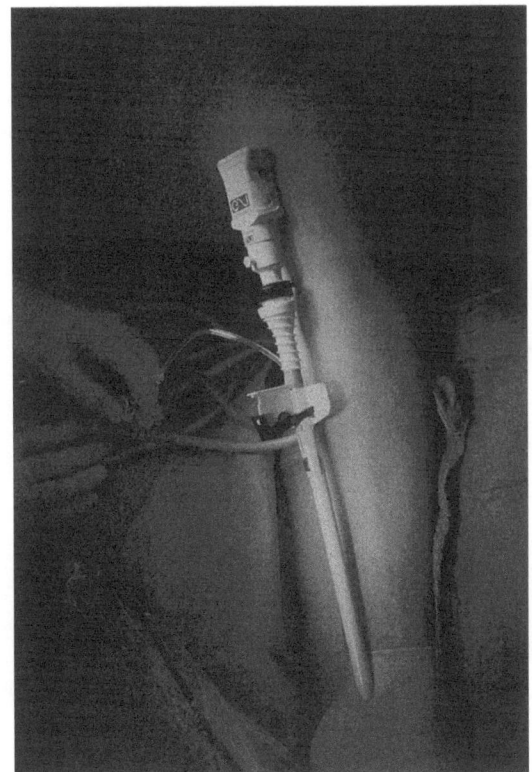

Abb. 10.8. GSI-Ballon zur stumpfen, mechanischen, subfaszialen Dehnung, durch die gleichzeitig eine Hämostase erzielt wird. Der Ballon wird mit Kochsalz gefüllt und dehnt sich langsam radialwärts aus

10.3 Die endoskopische Perforansdissektion bei Patienten mit postthrombotischem Syndrom

Prinzipiell gesehen stellt eine abgelaufene ältere Venenthrombose keine Kontraindikation für ein endoskopisches Vorgehen dar. Spätfolgen der tiefen Venenthrombose sind die gestörte Klappenfunktion und hierdurch verursachte Schädigungen. Zu einem postthrombotischen Syndrom zählt die vermehrte Schwellneigung der betroffenen Extremität ebenso wie die Ausbildung eines Ulcus cruris oder entsprechende Hautveränderungen. Es kann sich eine ausgeprägte Perforansinsuffizienz sowie eine sekundäre Varikosis entwickeln. Falls phlebographisch ein ausreichend rekanalisiertes tiefes Venensystem nachgewiesen werden kann, so ist die Indikation zu einem operativen Vorgehen gegeben. Im Zusammenhang mit einer konventionellen Saphenaexhairese, einer Crossektomie oder einer Klappenrekonstruktion, kann die endoskopische Perforansdissektion vorgenommen werden. Es muß jedoch hierbei beachtet werden, daß vor allem nach Verwendung der pneumatischen Blutsperre zumindest theoretisch die Gefahr der Rethrombose vermehrt gegeben ist (Abb. 10.9). Im eigenen Krankengut konnte dies bei mehr als 15 Patienten, die wegen eines postthrombotischen Syndroms operiert worden sind, bisher nicht beobachtet werden. In allen Fällen wurde auf eine ausreichende kompressive Wickelung der Beine geachtet. Zusätzlich erfolgte eine systemische Heparinisierung für die Dauer von 3 Tagen. Es wurde besonderen Wert auf eine frühzeitige Mobilisation ab dem Abend des Operationstages gelegt. Unter Berücksichtigung dieser Vorsichtsmaßnahmen stellt eine abgelaufene tiefe Venenthrombose u. E. nach keine Kontraindikation für ein endoskopisches Vorgehen dar.

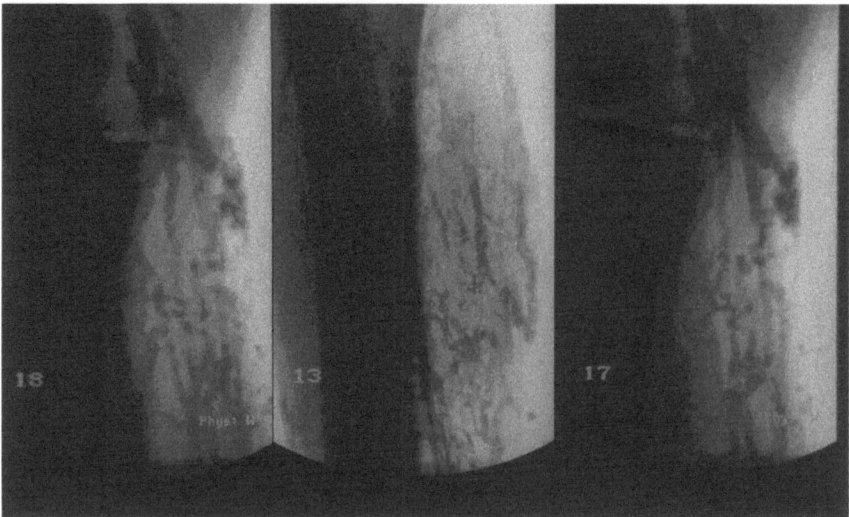

Abb. 10.9. Die aszendierende Phlebographie eines Patienten mit postthrombotischem Syndrom und ausgeprägten Rezirkulationskreisen im Bereich des Unterschenkels

10.4 Standards der endoskopischen Perforansdissektion nach den Richtlinien der Deutschen Gesellschaft für Phlebologie

Die deutschsprachigen phlebologischen Gesellschaften bemühen sich seit mehreren Jahren darum, indikatorische und therapeutische Standards zur Behandlung der Perforansvenen-Insuffizienz aufzustellen. Es ist das Verdienst von R. Fischer (St. Gallen), daß diese Richtlinien klar formuliert worden sind. Im folgenden wird daher ein Überblick über die Ergebnisse einer Konsensus-Konferenz gegeben, die sich schwerpunktmäßig mit der subfaszialen Endoskopie der Vv. perforantes im Unterschenkelbereich befaßte. Im Mittelpunkt steht dabei die gaslose Endoskopie mit nur einem Zugang, wie sie vor allem im europäischen Bereich favorisiert wird. Alternative Techniken in Kombination mit einer CO_2-Insufflation und Ballondissektion werden daher gesondert beschrieben. Die Leitlinien Konsensus-Konferenz wurden in der Zeitschrift für Phlebologie veröffentlicht (Bd. 26, 1997). Aufgrund der Bedeutung, die sie für den operativ-arbeitenden Phlebologen haben, werden die wesentlichen Grundzüge im folgenden zitiert (19, 24, 25).

Die endoskopische Perforansdissektion beginnt mit einer Inzision der Fascia cruris und sollte subfaszial weitergeführt werden. Bisher konnte der Beweis, daß ein subcutanes Vorgehen Vorteile hat, nicht erbracht werden. Neben der endoskopischen Perforansdissektion kann vor allem bei einer pathologisch veränderten Fascienstruktur eine paratibiale Fasciotomie durchgeführt werden, die immer mit einer selektiven Perforansdissektion kombiniert werden muß. Die selektive Darstellung der Vv. perforantes vermindert die postoperativen Hämatome. Eine Fasziotomie unter Sicht erlaubt die bessere Darstellung von Arterien, Venen und Nerven. Darüber hinaus kann die Lösung von Verwachsungen einer sklerosierten Faszie mit der Flexoren-Muskulatur und Gelenkkapselanteilen zu einer teilweisen Mobilisierung eines stauungsbedingten Ankylosierungsprozesses im oberen Sprunggelenk führen. Wiederholte endoskopische Fasziotomie und Perforansdissektionen sind möglich, es kann jedoch zu ausgedehnten flächenhaften Verwachsungen von Muskulatur und Fascie kommen, die ein endoskopisches Vorgehen unmöglich machen.

10.4.1 Indikationen für ein endoskopisches Vorgehen

1. Die einfache Stamm- und Seitenastvarikose ohne Hot-spot, Blow-out oder chronisch-venöse Insuffizienz erfordert keine Endoskopie.
2. Der komplikationslose Blow-out als Folge einer chronisch-venösen Insuffizienz kann endoskopisch therapiert werden. Die insuffizienten Vv. Perforantes können auf diese Weise sicherer und kosmetisch günstiger angegangen werden als bei einem transcutanen epifascialen Zugang. Dabei kann die Endoskopie vom distalen für das Strippen verwendeten Schnitt aus erfolgen.

Zur Einführung des Endoskopes muß dieser dann jedoch erheblich erweitert werden, weshalb diese Technik nicht von allen Chirurgen angewandt wird.
3. Hautveränderungen im Bereich der medialen Gamasche sollten dahingehend abgeklärt werden, ob eine Perforansinsuffizienz vorliegt. Wenn diese phlebographisch oder mit den verschiedenen zur Verfügung stehenden Ultraschalltechniken nachgewiesen werden können, dann sollten sie endoskopisch oder mit der transkutanen epifascialen Methode durchtrennt werden.

10.4.2 Instrumentarium

Apparative Voraussetzungen und Zusammenstellung der verschiedenen Instrumentarien für die endoskopische Perforansdissektion (zitiert nach 19).

1. Hauer – ETB Berlin

Das Gerät besteht aus einem 183 mm langer Operationsschaft mit 170 mm Nutzlänge. Arbeitskanal 7,5 × 13 mm, integrierte Rauchabsaugung. Durchmesser der Operationsoptik 16 mm, Blickrichtung 30°. Obertubus, der das Beschlagen und Verunreinigen der Linse verhindert. Alle Standardlichtleiter und Standardkameras sind am Handgriffende anzukoppeln.

Vorteile: Kaltlicht- und Kameraanschluß am Ende des Handgriffs, dadurch einfache Handhabung. Wegen des stabilen Handgriffs mechanische Erweiterung des Subfascialraumes ohne Zusatzmaßnahmen möglich. Verwendung von bis zu 7,5 mm im Durchmesser betragenden Standard-Endoskopie-Instrumenten, einschließlich der Winkelinstrumente nach Fischer, Clipzange und Ultraschallskalpell. Gut geeignet für die Fasciotomie unter Sicht auch bei ausgedehnter Dermatolipofasciosklerose.

Nachteile: Instrument ist bei zu ausgedehnten trophischen Veränderungen, die bis zum proximalen Unterschenkel reichen, und bei überdurchschnittlicher Beinlänge etwas zu kurz.

2. Sattler – Storz Tuttlingen

Ein 30 cm langer Endoskopieschaft mit einem Außendurchmesser von 10 mm und einem Arbeitskanal von 5,5 mm; 2 Glasfaserlichtleiter, 0°-Stablinsenoptik. Erforderliche Schnittlänge 15 mm. Diagnostische und therapeutische Manipulation mit 360°-drehbarer-Optik. Eine breite bipolare Zange und entsprechend geeignete Winkelinstrumente können eingesetzt werden. Durch den Arbeitskanal können speziell für dieses Instrument vorgesehene Scheren oder Dissektoren geführt werden. Alternativ besteht aber auch die Möglichkeit z. B. laparoskopische Instrumente, die eine bipolare Anschlußmöglichkeit bieten, einzusetzen. Die Fa. Storz vertreibt das Endoskopiesystem mit verschiedenen Zusatzinstrumenten, die zur stumpfen und scharfen Präparation ebenso wie zu einer paratibialen Fasziotomie geeignet sind. Der Endoskopieschaft mit der Linsenoptik können nicht autoklaviert werden. Das System muß daher mehrere Stunden vor dem Eingriff in eine antiseptische Lösung (z. B. Gigasept) eingelegt werden. Die Dampfsterilisation führt zu einer irrepablen Zerstörung der Optik. Alternativ kann natürlich die Plasma- oder Gassterilisation erfolgen.

3. Langer – Wolf

Es handelt sich um ein von Hauer modifiziertes Mediastinoskop. Tubuslänge 18 cm, Innendurchmesser von 15 und 20 cm. Spitzwinkliger zur Achse des Tubus geneigter, ergonomisch gestalteter und zum Aufheben des intrafascialen Raums geeigneter Handgriff. 5° Panviewoptik mit 5-mm-Arbeitskanal und integriertem Rauchabzug. Verbindung der Optik mit den Tuben über Schnellkupplung. Für die Laseranwendung existieren einfache Führungsrohre mit 400 und 600 nm Fasern.

Vorteile: Sehr stabiles Instrumentarium, einfache orthograde Präparation, optimale Hebelwirkung infolge der Griffanordnung, sehr gute Optik.

Nachteile: Bei ausgedehnten trophischen Hautveränderungen Tubusschaft manchmal zu kurz.

4. Fischer – (Storz Tuttlingen)

Das Instrument von Fischer (Storz Tuttlingen), das zur Endoskopie unter direkter Sicht gebaut wurde. Für den endoskopisch wenig erfahrenen Chirurgen bedeutet die Handhabung dieses Gerätes anfangs eine Erleichterung. Nach einer kurzen Lernphase wird man jedoch feststellen, daß die Endoskopie mit einer Videokamera und dem Monitor einen genaueren Überblick und somit ein präziseres Arbeiten erlaubt.

5. Sog. Olymposkop – Olympus

Zusätzlich zu den geschilderten Endoskopen gibt es als neueste Entwicklung ein Gerät von Olympus, welches sich in einigen wesentlichen Punkten von den anderen unterscheidet. Das sog. Olymposkop hat 2 Handgriffe, von denen einer mit dem Endoskop und der andere mit der Einführhülse verbunden ist. Der Handgriff ist in einem Winkel von 90° angebracht, wodurch sich leicht eine ausreichende Hebelwirkung erzielen läßt. Der wesentlichste Unterschied ist jedoch der, daß das Gerät sowohl offen als auch mit CO_2-Insufflation benutzt werden kann, da es hierfür einen extra Anschluß aufweist. Das

Endoskop hat einen 85°-Blickwinkel und einen Außendurchmesser von entweder 16 oder 22 mm. Der Arbeitskanal hat die Maße $6 \times 8{,}5$ mm und die gesamte Arbeitslänge beträgt 200 mm. Chirurgen, die z. B. an das laparoskopische Arbeiten unter CO_2-Insufflation nicht gewöhnt sind, haben hier die einfache Handhabung des Arbeitsendoskopes, ohne daß ein zweiter Trokar benötigt wird, kombiniert mit den besseren Sichtmöglichkeiten, welche die CO_2-Insufflation bietet.

10.4.3 Komplikationen

Endoskopische Perforansdissektionen haben eine klar definierte Komplikationsrate, wie sie auch nach einem konventionellen Vorgehen beschrieben wird. Die Komplikationen steigen in Abhängigkeit davon, ob eine endoskopische Perforansdissektion mit oder ohne Fasziotomie durchgeführt wurde. Da die Fasziotomie die Komplikationsrate signifikant steigert, erfordert sie eine besonders kritische Indikationsstellung.
1. Die häufigste Komplikation nach einer Fasciotomie ist das Hämatom, das in 3–4% der Fälle beobachtet wurde. Es wird meist durch das Versagen der Blutleere, durch ungenügende Blutstillung und ungenügendes Komprimieren verursacht.
2. Wundinfektionen treten ebenfalls in 3–4% auf und können in besonders schweren Fällen zu einer Fasciitis führen. Die Antibiotikaprophylaxe kann bei Patienten mit einem infizierten Ulcus cruris, die eine endoskopische Fasciotomie erhalten haben, zu einer Reduktion von Wundheilungsstörungen führen.

    Es wurden außerdem Schädigungen der A. tibialis posterior beobachtet mit starker Nachblutung oder auch Ausbildung einer av-Fistel. Diese Schädigung muß operativ revidiert und korrigiert werden. Die genannten Komplikationen zeigen, daß vor allem die endoskopische Fasziotomie nur unter kontrollierten Bedingungen, d. h. optimalen Sichtverhältnissen, durchgeführt werden sollte.
3. Die schwerste bisher beobachtete Komplikation ist die Schädigung des N. tibialis. Diese Verletzung wird im distalen Bereich, wo der schützende Muskelmantel fehlt, durch Koagulation und operative Manipulation verursacht. Vermieden wird sie, indem man sich bei allen Manipulationen und bei der Koagulation streng an die Faszie hält und nichts durchtrennt, was zuvor nicht eindeutig identifiziert worden ist.
4. Sensibilitätsstörungen im Bereich des N. saphenus oder seiner Seitenäste wurden nach paratibialer Fasciotomie in bis zu 9% der Fälle beobachtet. Als Ursache kommt die Koagulation in Frage.
5. In bis zu 11% der Fälle berichteten die Anwender der endoskopischen Methode mit und ohne Fasciotomie von dumpfen Schmerzen in der Gamasche ohne eine der oben erwähnten Komplikationen. Sie sind nach mehreren Tagen, selten nach wenigen Wochen rückläufig und können durch

Schmerzmittel kupiert werden. Länger anhaltende Schmerzen sind anekdotenhaft auch immer wieder dann beschrieben worden, wenn das tiefe posteriore Kompartment eröffnet worden ist, um insuffiziente Perforantes die ihren Ursprung in unmittelbarer Nähe des neurovaskulären Bündels haben, zu verschließen.

10.5 Wertung der verschiedenen Techniken

Das endoskopische Vorgehen soll im wesentlichen den Vorteil haben, daß hierdurch die hohe Inzidenz postoperativer Wundheilungsstörungen, wie sie nach der offenen Operationstechnik und der von Cockett beschriebenen subfascialen Ligatur vermehrt auftreten, vermindert werden kann. Der Vorteil des endoskopischen Vorgehens ist der, daß weitab von dem Ulcus die Perforansvenen subfascial verschlossen werden können. Hierdurch werden die gleichen hämodynamischen Ergebnisse wie bei einem offenen Vorgehen erzielt, jedoch ohne die hiermit verbundene Komplikationsrate. Als wesentlicher Vorteil des Vorgehens mit 2 Trokaren und einer CO_2-Insufflation wird die bessere Übersicht im Bereich des subfascialen Raumes von den angloamerikanischen Befürwortern dieser Methode hervorgehoben. Weitere Zeitverkürzung soll durch Verwendung des oben beschriebenen Ballon-Trokars erzielt werden können. Die endoskopische Technik kann auch bei Patienten mit ausgeprägter Lipo-Dermatosklerose oder Ulcera, die bis zum Innenknöchel reichen, angewandt werden (40). Die Effizienz der genannten Methode wurde zwischenzeitlich in mehreren Studien bestätigt. Hier muß besonders die prospektive Nordamerikanische Studie zur endoskopischen Perforansdissektion genannt werden, die von Gloviczki initiiert und vorgestellt wurde (21). Entscheidend für eine erfolgreiche Durchführung der endoskopischen Perforansdissektion ist ein ausreichend großer subfascialer Raum. Dieser kann gaslos mit Hilfe des von Hauer ursprünglich entwickelten Endoskops oder in der beschriebenen Technik mit CO_2-Insufflation und unter Verwendung laparoskopischer Instrumente geschaffen werden. Nachteil des letztgenannten Verfahrens ist die Notwendigkeit zweier Inzisionen zur Einführung der Trokare. Bei dem gaslosen Vorgehen kann die subfasciale Präparation unter direkter Sicht des modifizierten Mediastinoskops erfolgen. Die Instrumente werden hierbei durch den integrierten Arbeitskanal geführt. Bis jetzt liegen keine vergleichbaren Studien vor, welche den Vorteil des einen oder des anderen Verfahrens dokumentieren konnten. Von den Befürwortern der CO_2-Insufflation unter Verwendung des Ballon-Trokars wird die Zeitersparnis hervorgehoben. Der endoskopische Eingriff soll in weniger als 20 Minuten beendet werden können. Tatsache ist jedoch auch, daß der tunnelähnliche Situs nach CO_2-Distension unvergleichlich übersichtlicher ist, als dies mit dem gaslosen Arbeitsendoskop erzielt werden kann (33).

10.5.1 Nachteile und Kosten

Wesentlicher Nachteil der Methode unter Verwendung laparoskopischer Instrumente ist jedoch, der höhere Kostenaufwand – betrachtet man lediglich die Kosten für Einmal-Instrumente bzw. den Ballon-Trokar. Sollte sich dieser durch Verwendung von resterilisierbaren Instrumenten reduzieren lassen, so wäre im Zusammenhang mit kontrollierten Studien ein entsprechender Vergleich möglich. Ein Nachteil des von Hauer inaugurierten Systems sind sicherlich die hohen initialen Anschaffungskosten, vor allem dann, wenn noch keine endoskopische Video-Ausrüstung vorhanden ist. Kritisiert man die Einmalkosten, die z.B. durch Verwendung eines Distensionsballons enstehen, so müssen jedoch auch die für die meisten gaslosen Endoskope erforderlichen 5-mm-Clip-Applikatoren genannt werden (Preis zwischen 200 und 300 DM). Verwendet man 2 autoklavierbare 10-mm-Trokare, so kann die normale laparoskopische Clip-Zange eingesetzt werden. In Zukunft werden zusätzlich autoklavierbare 5-mm-Clip-Zangen auf den Markt kommen, so daß in Verbindung mit einer 5-mm-Optik 2 kleine Stichinzisionen erforderlich sind, um den Eingriff mit CO_2-Insufflation durchzuführen.

Alle endoskopischen Eingriffe zur Beseitigung einer Perforansinsuffizienz können prinzipiell ohne Anlage einer Blutsperre durchgeführt werden. Nachdem wir anfangs darauf verzichtet haben, hat sich jedoch gezeigt, daß durch Verwendung der Rollmanschette von Lövquist deutlich weniger Hämatome postoperativ aufgetreten sind, als das sonst der Fall war. Dadurch, daß die Manschette sterilisiert werden kann, tritt keine zeitliche Verzögerung auf, falls simultan eine Saphenaexhairese oder eine Crossektomie erfolgen sollen. Es muß jedoch darauf geachtet werden, daß der Metallkeil, der die Manschette stabilisiert, abgepolstert wird, damit keine Druckstellen enstehen können. Ebenso sollte verhindert werden, daß sich durch die Hautdesinfektion in diesem Bereich ein feuchtes Areal bildet, wodurch theoretisch die Gefahr einer Verbrennung bei Verwendung der Diathermie besteht (26).

Bei der chronisch-venösen Insuffizienz handelt es sich um ein Problem, von dem 1–2% der Bevölkerung betroffen sind. Obwohl in fast allen Fällen eine konservative Therapie durchgeführt werden kann, kommt es jedoch innerhalb von 5 Jahren in 50–60% der Fälle zu einem venösen Ulcus-Rezidiv. Dieses läßt sich durch eine operative Therapie, d.h. die Ligatur der insuffizienten Perforantes, erfolgreich verhindern, ist jedoch mit einer nicht unerheblichen Komplikationsrate verbunden. Der chirurgische Eingriff beinhaltet die Exploration des subfascialen Raumes über eine lange Inzision mit einer hohen Inzidenz von Wundheilungsstörungen.

10.5.2 Gegenwärtiger Forschungsstand

Der Nutzen einer endoskopischen subfascialen Perforansdissektion bei Patienten mit rezidivierendem Ulcus cruris wurde bisher lediglich in einer kontrollierten Studie überprüft. Hierzu haben Pierik et al. prospektiv randomisiert 2 Patientengruppen gebildet: Die erste Gruppe bestand aus 19 Patienten, die offen exploriert wurden im Sinne einer modifizierten Linton-Operationstechnik, während sich die zweite Gruppe aus 20 Patienten zusammensetzte, die endoskopisch operiert werden konnten. Eingangskriterium war in allen Fällen eine chronische venöse Ulzeration, die trotz kompressiver konservativer Therapie rezidivierend aufgetreten war. Die Patienten wurden in Abhängigkeit davon, ob ein Rezidiv vorlag, eine Stammvarikosis bestand oder Begleiterkrankungen wie z. B. ein Diabetes mellitus bekannt waren, stratifiziert. Vor Studienbeginn war von einer Wundheilungsstörung von 40% für die offene Therapie und von 20% für das endoskopische Verfahren ausgegangen worden.

Die Analyse der Daten ergab schließlich, daß keiner der endoskopisch operierten Patienten eine Wundheilungsstörung entwickelt hatte. Im Gegensatz hierzu hatten 53% der Patienten, die offen operiert worden waren, mehr oder weniger ausgeprägte Wundheilungsstörungen. In der endoskopischen Gruppe waren alle Eingriffe mit einem modifizierten Mediastinoskop durchgeführt worden. Neben der endoskopischen Perforansdissektion waren in allen Fällen Kombinationseingriffe wie z. B. eine Crossektomie oder eine paratibiale Fasciotomie durchgeführt worden. Die Operationsdauer variierte zwischen den Gruppen ebensowenig signifikant wie die Anzahl der Ulzera, die schließlich abgeheilt sind. Unabhängig von der gewählten Operationstechnik wurden durchschnittlich 3 insuffiziente Perforansvenen durchtrennt. Auffallend war, daß die konventionell operierten Patienten eine Krankenhausverweildauer hatten, die durchschnittlich 3 Tage länger war als nach einem konventionellen Vorgehen. Im Gegensatz zu anderen Studien war in keinem Fall eine Nervenverletzung beobachtet worden. Nach einer Nachuntersuchungszeit von mehr als 16 Monaten war es in keinem Fall in der endoskopischen Gruppe zu einem Rezidiv-Ulcus gekommen. Dieses ist umso erstaunlicher, als daß in beinahe 50% der operierten Fälle zusätzlich ein Reflux in das tiefe Venensystem bestand. Eine Tatsache, welche die Bedeutung insuffizienter Perforantes sowie einer suffizienten Crossektomie zu Vermeidung von Rezidivulzera unterstreicht. Der Nachweis einer Leitvenen-Insuffizienz sollte eine Weiterführung der Kompressionstherapie zur Folge haben, da nur diese in Kombination mit den genannten chirurgischen Maßnahmen das Rezidiv langfristig verhindern kann.

Ein wesentlicher Nachteil des endoskopischen Vorgehens kann die Tatsache sein, daß nicht alle insuffizienten Perforantes gefunden und durchtrennt werden können. Vor allem bei Patienten mit ausgeprägter Lipodermatosclerose kann die Eröffnung des distalen subfascialen Raumes zu erheblichen Schwierigkeiten führen. Durch die Inzision der paratibialen Fascie können möglicherweise weitere Perforantes, die sonst übersehen werden könnten, gefunden und ligiert werden. Die Autoren der oben genannten Studie haben diese vorzeitig abgebrochen, da die Unterschiede in den Wundheilungsraten eine Fortsetzung aus ethischen Gründen nicht gerechtfertigt hätten (46, 47, 60). Die paratibiale Fasziotomie nach Hach hat nur im deutschsprachigen Raum eine gewisse Popularität erlangen können. International gesehen wurde ihre Notwendigkeit nie ganz anerkannt, was sicherlich mit Zweifeln an ihrer Notwendigkeit verbunden ist. Sie kann jedoch endoskopisch präzise und unter direkter Sicht durchgeführt werden.

10.6 Die Insuffizienz des tiefen Venenklappensystems

Rekonstruktive Eingriffe bei einer Stammvenen-Insuffizienz im Bereich des Klappensystems der tiefen Venen wurden vor allem im deutschsprachigen Raum immer mit einer gewissen Skepsis betrachtet. Im Gegensatz dazu gibt es einzelne Protagonisten, vor allem im amerikanischen Gebiet (Kistner, Raju und Fridericks), die bereits seit mehr als 3 Jahrzehnten über erfolgreiche Rekonstruktionen der tiefen Venenklappen berichtet haben. Prinzipiell kommen 3 verschiedene Methoden in Frage:

- die sog. Valvuloplastik,
- die Transposition eines Venenklappensegmentes und
- die Transplantation eines klappentragenden Venensegmentes, meistens aus dem Bereich der V. axillaris, zur unteren Extremität.

Man kann sicherlich davon ausgehen, daß für die Mehrzahl der deutschsprachigen Phlebologen und Chirurgen, die sich mit Varizen-Chirurgie befassen, keine Indikation für eine Rekonstruktion im Bereich des tiefen Venensystems besteht. Die Arbeitsgruppe von Kistner verfügt sicherlich über die größte Erfahrung, was entsprechende rekonstruktive Maßnahmen angeht (58, 59, 63, 67, 68). Hier wurden bereits über Ergebnisse nach einem Untersuchungszeitraum von mehr als 10 Jahren berichtet. Es handelt sich hierbei um ein hochselektives Patientengut, bei dem einige der genannten Rekonstruktionsverfahren, in den meisten Fällen eine Klappenplastik, durchgeführt wurde (3, 6, 7, 15, 29, 37, 49, 50).

10.6.1 Video-assistierte Eingriffe im Bereich des tiefen Venenklappensystems

Wie bereits von Stierli in Kapitel 8 über die Angioskopie ausgeführt wurde, gibt es die Möglichkeit, rekonstruktive Eingriffe im Bereich der tiefen Venenklappen angioskopisch-assistiert durchzuführen. Prinzipiell können 2 pathologische Veränderungen vorliegen: Es besteht eine Dilatation des Klappenringes mit hierdurch bedingter Klappeninsuffizienz und Reflux in das tiefe Venensystem. Alternativ hierzu kann z.B. als Folge einer tiefen Beinvenen-Thrombose, ein Prolaps des Klappensegels vorliegen mit mikroskopisch nachweisbaren, elongierten Rändern der Klappensegel. Die ursprünglich beschriebene, direkte Rekonstruktionstechnik sieht eine Inzision im Bereich der tiefen Vene vor. Anschießend wird durch einzelne Nähte im Bereich des Klappenkommissuren eine Raffung vorgenommen. In den letzten Jahren wurden wiederholt indirekte Rekonstruktionstechniken angewandt. Hierbei handelt es sich in erster Linie um sog. Bandingverfahren, bei denen eine Dacron- oder PTFE-Manschette um das klappentragende Venensegment herumgelegt und mit Einzelnähten befestigt wird (16, 29, 66).

Angioskopische Korrektur der Klappen des tiefen Venensystems

Für diese Form der direkten Klappenkorrektur kommen nur primäre Formen der Klappeninsuffizienz in Frage. Es muß daher die Ursache der Leitvenen-Insuffizienz weitestgehend abgeklärt worden sein. Die ursprünglichen Beschreibungen der direkten Klappenreparatur gingen von einer Venotomie aus. Es wurden dann im Bereich der Klappenkommissuren Nähte unter Sicht plaziert und anschließend die Venotomie wieder verschlossen. Das angioskopische Vorgehen, welches von Gloviczki beschrieben wurde, hat den Vorteil, daß es relativ schnell erfolgen kann und eine Venotomie wegfällt. Die exakte Plazierung der Nähte im Bereich der Klappenkommissuren wird mit Hilfe des Angioskopes kontrolliert, nachdem dieses über einen Seitenast der V. saphena eingeführt worden ist. Im wesentlichen werden von extraluminär im Bereich der Stelle, wo die Venenklappen aneinandergrenzen, Nähte von außen nach innen und wieder nach außen gelegt und extraluminär geknotet. Es kommt hierdurch zu einer Annäherung der Klappenwinkel im Bereich der Kommissuren. Alternativ zu einer transkommissuralen Nahttechnik kann auch eine intramurale Vorgehensweise gewählt werden. Die geschilderte Technik führt nicht nur zu einer Veränderung des Klappenwinkels im Bereich der Kommissuren, sondern auch zu einer Straffung der Klappensegel. Die Bedeutung des Angioskopes besteht weniger in einer Kontrolle der Nahttechnik als vielmehr, wie in der Zwischenzeit von den Protagonisten dieser Methode hervorgehoben wird, in einer Funktionskontrolle. Nach Plazierung der Nähte kann durch ein Ausstreichen der Vene oder forciertes Spülen die Funktion der korrigierten Klappe überprüft werden.

Schlußbetrachtung

Insgesamt gesehen müssen die vorhandenen Daten hinsichtlich der Langzeitergebnisse nach Rekonstruktionsmaßnahmen im Bereich der tiefen Venenklappen jedoch weiterhin als kritisch beurteilt werden. Es gibt erhebliche Unterschiede in der prä- und postoperativen Evaluation der Patienten sowie in der Einteilung des Schweregrades der chronisch-venösen Insuffizienz. Ein Nachteil mehrerer, in der Zwischenzeit veröffentlichter Studien zu dieser OP-Technik ist fernerhin die Tatsache, daß in den meisten Fällen mehrere OP-Verfahren, wie z.B. eine Varizen-Exhairese, eine Crossektomie und eine tiefe Klappenrekonstruktions-OP, miteinander kombiniert worden sind. Der Effekt der letzteren Maßnahme auf die Heilung eines Ulcus kann somit nur sehr begrenzt beurteilt werden. Von größerem Interesse als die geschilderten Techniken dürfte in Zukunft die Therapie postthrombotisch veränderter Klappen durch eine Klappentransplantation oder aber durch eine endovasculär-gesteuerte Implantation von Klappen-Prothesen sein. Dieses gilt umsomehr, als daß es sich hier um ein Patientengut handelt, welches durch die zur Verfügung stehenden phlebologisch-chirurgischen Maßnahmen nur ungenügend therapiert werden kann. Bisherige Versuche umfassen die Implantation von autologen Klappen ebenso, wie die von glutaraldehyd-präservierten Allografts oder verschiedene Metall-Konstruktionen. Dieses kann kombiniert werden mit der Transplantation von klappentragenden Venensegmenten, z.B. aus dem Bereich der V. axillaris. Unklar bleibt weiterhin, in welchem Ausmaß eine solche Klappen-Rekonstruktionsmaßnahme überhaupt durchgeführt werden soll. Hierbei muß diskutiert werden, ob Eingriffe im Oberschenkelbereich ausreichend sind oder ob eine Drei-Etagen-Rekonstruktion im Bereich des Oberschenkels der V. poplitea sowie des Unterschenkels erforderlich ist. Zusammenfassend läßt sich damit feststellen, daß die Eingriffe im Bereich des tiefen Venenklappensystemes zum jetzigen Zeitpunkt noch nicht als Standard gelten können.

Literatur zu Kapitel 10.1-10.6

1. Angelides NS, Weil von Derahe CA (1989) Effects of oral pentoxifylline therapy on venous lower extremity ulcers due to deep venous incompetence. Angiology 40:752-763
2. Browse NL (1988) The pathogenesis of venous ulceration: A hypothesis. J Vasc Surg 7:468-472
3. Bry JDL, Muto PM, O'Donnell TF Jr, Isaacson L (1995) The clinical and hemodynamic results after axillary-topopliteal vein valve Transplantation. J Vasc Surg 21:110-119
4. Brysk MM, Rainer SS, Pupo R, Bell T, Rajaman S (1991) Grafting of leg ulcers with undifferentiated keratocytes. J Am Acad Dermatol 25:238-244
5. Burnand K, Clemenson G, Morland M, Jarret PEM, Browse NL (1980) Venous lipodermatosclerosis: Treatment by fibrinolytic enhancement and elastic compression. Br Med J 280:7-11
6. Cheatle TR, Perrin M (1993) Surgical options in the postthrombotic syndrome. Phlebology 8:50-57
7. Cheatle TR, Perrin M (1994) Venous valve repair: Early results in fifty-two cases. J Vasc Surg 19:404-413
8. Cheatle TR, Scurr JH, Coleridge Smith PD (1993) Drug treatment of chronic venous insufficiency and venous thrombosis. Phlebology 9:120-124
9. Christopoulos DG, Nicolaides AN, Szendro G (1987) Air plethysmography and the effect of elastic compression on venous hemodynamics of the leg. J Vasc Surg 5:148-159
10. Coleman EJ, Bouchier-Hayes D (1988) Surgery in the treatment of varicose veins. Semin Vasc Surg 1:92-100
11. Coleridge Smith PD, Thomas P, Scurr JH, Dormandy JS (1988) Causes of venous ulceration: A new hypothesis. Br Med J 296:1726-1727
12. Conrad P (1994) Endoscopic exploration of the subfascial space of the lower leg with perforator vein interruption using laparoscopic equipment: A preliminary report. Phlebology 9:154
13. Davies DM, Wood MK (1995) Use of split skin grafting in the treatment of chronic leg ulcers. Ann R Coll Surg Engl 77:222-223
14. Dodd H (1964) The diagnosis and ligation of incompetent perforating veins. Ann R Coll Surg Engl 34:186-196

15. Dunn MR, Fudem MG, Walton LR, Anderson AF, Malhadra R (1994) Free flap valvular Transplantation for refractory venous ulceration. J Vasc Surg 19:525–531
16. Ferris EB, Kistner RL (1982) Femoral vein reconstruction in the management of chronic venous insufficiency. Arch Surg 117:1571–1579
17. Feuerstein W, Feuerstein PH (1991) Die ambulante operative Ausschaltung insuffizienter Venae perforantes am Unterschenkel. Vasomed 3:18
18. Fischer R (1992) Erfahrungen mit der endoskopischen Perforantensanierung. Phlebologie 21:224–229
19. Fischer R, Schreiber C, Sattler G (1997) Ergebnisse der Konsensuskonferenz über die subfasziale Endoskopie des Vv. perforantes des medialen Unterschenkels. Phlebologie 26:60–65
20. Gloviczki P, Cambria RA (1996) Safety, Feasibility and Early Efficacy of Subfascial Endoscopic Perforator Surgery (SEPS): A Preliminary Report from the North American Registry. Proc 50th Ann Meet Soc Vasc Surg Chicago 111, June 9–12
21. Gloviczki P, Cambria RA, Rhee RY (1996) Surgical technique and preliminary results of endoscopic subfascial division of perforating veins. J Vasc Surg 23:517–523
22. Hach W (1993) Neue Gesichtspunkte zur Operationsindikation: Die Rezirkulationskreise der Stammvarikose. Angio 15:23
23. Hach-Wunderle V (1992) Thromboseprophylaxe nach chirurgischen Eingriffen am Venen-System. VASA (Supp. 35):110–114
24. Hauer G (1987) Operationstechnik der endoskopischen subfascialen Discision der Perforansvenen. Chirurg 58:172
25. Hauer G, Barkuni, Wisser, Deiler S (1988) Endoscopic subfascial discission of perforating veins. Surg Endoscop 2:5
26. Hauer G, Staubesand J, Li Y, Wienert V, Lentner A, Salzmann G (1996) Die chronisch-venöse Insuffizienz. Chirurg 67:505
27. Heim M, Staubesand J (1992) Zur Topographie der Perforansvenen in der Regio cruris posterior. Phlebologie 21:2–12
28. Immelman EJ, Jeffery PC (1984) The postphlebitic syndrome: Pathophysiology, prevention and management. Clin Chest Med 5:537–550
29. Johnson ND, Queral LA, Flinn WR, McEnroe CS (1981) Late objective assessment of venous valve surgery. Arch Surg 116:1461–1468
30. Jugenheimer M, Junginger T (1992) Endoscopic subfascial sectioning of incompetent perforating veins in treatment of primary varicosis. World J Surg 16:971
31. Kistner R, Sparkuhl MD (1979) Surgery in acute and chronic venous disease. Surgery 85:31–41
32. Krupski CW, Reilly LM, Perez S, Moss MK, Cromble Holme PA, Rapp HJ (1991) A prospective randomized trial of autologous platelet-derived wound healing factor for treatment of chronic nonhealing wounds: A preliminary report. J Vasc Surg 14:526–536
33. Lang W, Böckler D, Meister R, Schweiger H (1995) Endoskopische Dissektion der Perforansvenen. Chirurg 66:131–134
34. Lentner A. Wittkopf-Baumann C, Younossi H, Wienert V (1993) Transkutaner Sauerstoffpartialdruck bei fortgeschrittener venöser Insuffizienz. Phlebologie 22:125
35. Lim RC, Blaisdell FW, Subrin J, et al. (1970) Subfascial ligation of perforating veins in recurrent stasis ulceration. Am J Surg 119:246–249
36. Löfqvist J (1988) Chirurgie in Blutleere mit Rollmanschetten. Chirurg 59:853
37. Masuda EM, Kistner RL (1994) Long-term results of venous valve reconstruction: A four-to twenty-one-year followup. J Vasc Surg 19:391–403
38. McEnroe CS, O'Donnell TF, Mackey WC (1988) Correlation of clinical findings with venous hemodynamics in 386 patients with chronic venous insufficiency. Am J Surg 156:142–152
39. Mol AEM, Manning PB, Van Eendenburg JP, Westerhof W, Mekles JR, Vanginkel JWC (1991) Grafting of venous leg ulcers. J Am Acad Dermatol 24:77–82
40. Moneta LG, Nehler MR, Chitwood RW, Porter JM (1995) The natural history, pathophysiology and nonoperative treatment of chronic venous insufficiency. In: Rutherford RB (ed) Vascular Surgery. 4th ed. WB Saunders, Philadelphia, pp 1837–1850

41. Nicolaides AN, Hussein MK, Szendro G, et al. (1993) The relation of venous ulceration with ambulatory venous pressure measurements. J Vase Surg 17:414–419
42. Nicolaides AN, Zukowski AJ (1986) The value of dynamic venous pressure measurements. World J Surg 10:919–924
43. N. N. (1985) Does stanozolol prevent venous ulceration? Drug Ther Bull 23:91–92
44. Pflug JJ (1991) Ätiologie und chirurgische Therapie des nichtheilenden Ulcus cruris. Phlebologie 20:62
45. Phillips TJ, Jeffrey SD (1991) Leg ulcers. J Am Acad Dermatol 25:965–987
46. Pierik EGJM, Van Urk H, Hop W (1997) Endoscopic versus open subfascial division of incompetent perforating veins in the treatment of venous leg ulceration: A randomized trial. J Vasc Surg 26:1049–1054
47. Pierik EGJM, Wittens CHA, Urk H van (1995) Subfascial endoscopic ligation in the treatment of incompetent perforating veins. Eur J Vasc Endovasc Surg 9:38
48. Pollack AA, Wood EH (1949) Venous pressure in the saphenous vein at the ankle in man during exercise. J Appl Physiol 1:649–662
49. Raju S, Fredericks R (1988) Valve reconstruction procedures for nonobstructive venous insufficiency: Rationale, techniques, and results in 107 procedures with two-to eight-year follow up. J Vasc Surg 7:301–310
50. Raju S, Fredericks R (1991) Venous obstruction: An analysis of 137 cases with hemodynamic, venographic and clinical correlations. J Vasc Surg 14:305–313
51. Sachs G, Thiele H, Gai H (1994) Erste Erfahrungen mit der endoskopisch subfaszialen Dissektion der Perforansvenen (ESDP) nach 100 Eingriffen. Zentralbl Chir 119:501
52. Sattler G, Bramann D, Hagedorn M (1991) Weiterentwicklung der endoskopischen Perforansvenendiszision mit Hilfe einer Stablinsenoptik. Phlebologie 20:61
53. Sattler G, Mössler K, Hagedorn M (1994) Prophylaxe und Therapie des Ulcus cruris: endoskopische Perforansvenendiszision und antegrade paratibiale Fasziotomie. In: Mahrle G, Schulze HJ, Krieg T (Hrsg) Wundheilung – Wundverschluß, Fortschritte der operativen und onkologischen Dermatologie Band 8. Springer, Berlin, Heidelberg, New York, S 225–229
54. Sottiurai VS (1991) Surgical correction of recurrent venous ulcer. J Cardiovasc Surg 32:104–109
55. Stranzenbach W, Rabe E, Kaiser WA (1991) Kernspintomographische Untersuchungen bei chronisch venöser Insuffizienz vor und nach paratibialer Fasziotomie. Vasomed 3:20
56. Sullivan GW, Carper HT, Novick WJ, Mandell GL (1988) Inhibition of the inflammatory action of interleukin-1 and tumor necrosis factor (alpha) on neutrophil function by pentoxifylline. Infect Immunol 56:1722–1729
57. Sumner DS (1988) Pathophysiology of CVI. Semin Vasc Surg 1:66–72
58. Taheri SA, Lazar E, Elias SM, Pendergast DR (1982) Vein valve transplantation. Surgery 91:28–33
59. Taheri SA, Pendergast DR, Lazar E (1985) Vein valve transplantation. Am J Surg 150:201–202
60. Tawes RL, Wetter LA, Hermann GD (1996) Endoscopic technique for subfascial perforating vein interruption. J Endovasc Surg 3:414–420
61. Thomas PRS, Nash GB, Dormandy JS (1988) White cell accumulation in the dependent legs of patients with venous hypertension: A possible mechanism for trophic changes in the skin. Br Med J 296:1693–1695
62. Unna PG (1896) Ueber Paraplaste eine neue Form medikamentöser Pflaster. Wien Med Wochenschr 43:1854–1856
63. van Bemmelen PS, Beach K, Bedford G, Strandness DE (1990) The mechanism of venous valve closure. Arch Surg 125:617–619
64. Wechselberger G, Hefel L, Schwabegger A, Papp C (1995) Plastisch-chirurgische Behandlung chronisch venöser Ulcera cruris. Chirurg 66:216
65. Weitgasser H (1983) The use of pentoxifylline (Trental 400) in the treatment of leg ulcers: The results of a double blind trial. Pharmatherapeutica 3 (Suppl):143–151

66. Welch HJ, Faliakou EC, McLaughlin RL (1992) Comparison of descending phlebography with quantitative photoplethysmography, air plethysmography, and duplex quantitative valve closure time in assessing deep venous reflux. J Vasc Surg 16:13–20
67. Welch HJ, McLaughlin RL, O'Donnell TF Jr (1992) Femoral vein valvuloplasty: Intraoperative angioscopic evaluation and hemodynamic improvement. J Vasc Surg 16:694–700
68. Welkie JF, Comerota AJ, Katz ML (1992) Hemodynamic deterioration in chronic venous disease. J Vasc Surg 16:733–740
69. Wilkinson LS, Bunker C, Edwards JCW, Scurr JH, Smith PDC (1993) Leukocytes: Their role in the pathogenesis of skin damage in venous disease. J Vasc Surg 17:669–675
70. Wilson NM, Rutt DL, Browse NL (1991) Repair and replacement of deep vein valves in the treatment of venous insufficiency. Br J Surg 78:388–394
71. Wittens CHA, Pierik RGJ, Urk H van (1995) The surgical treatment of incompetent perforating veins. Eur J Vasc Endovasc Surg 9:19

10.7 Die video-endoskopische subcutane Saphena-Entnahme zur aortokoronaren oder peripheren Bypassanlage

R. Kolvenbach

Vor allem die laparoskopische Cholecystektomie hat gezeigt, daß ein direkter Zusammenhang zwischen ausgedehnten Hautinzisionen einerseits und postoperativem Schmerzempfinden sowie Dauer der Hospitalisation andererseits besteht. Ursprünglich waren laparoskopische Eingriffe auf solche Lokalisationen beschränkt, bei denen sich ein natürlicher, optisch einsehbarer Hohlraum bildete. Hierzu gehörte der Pleuraraum, das Peritoneum, die Harnblase oder Gelenke. Durch die somit bereits vorhandenen Hohlräume wurde das Einführen von Instrumenten, die videoskopische Inspektion und das Manipulieren mit den Instrumenten erleichtert. Ein solcher optisch einsehbarer Hohlraum kann jedoch auch dadurch geschaffen werden, daß verschiedene Gewebsebenen separiert werden, wie z.B. die Grenze zwischen Subcutangewebe und Fascie bzw. Fascie und tiefer liegender Muskulatur. Voraussetzung für die Durchführung endoskopischer Operationen in präformierten oder neu gebildeten Zwischenräumen ist ein ausreichendes mechanisches Retraktorsystem. Im vorliegenden Fall entfällt hierdurch die Notwendigkeit der CO_2-Insufflation. Seit 1995 besteht ein zunehmendes Interesse, vor allen Dingen im Bereich der plastischen Chirurgie, endoskopische subcutane Eingriffe durchzuführen, um so von kleineren, z.B. im behaarten Gesichtsteil, sich befindlichen Inzisionen ausgehend, weiter entfernte subcutane Hautareale zu erreichen. Auf diese Weise läßt sich die Größe der Inzisionen wesentlich verringern mit entsprechend verbesserten kosmetischen Ergebnissen. Hierauf aufbauend wurde u.a. von Lumsden und Jordan ein Retraktorsystem zur videoendoskopischen subcutanen Venenentnahme entwickelt.

Die Hauptindikationen zur Entnahme der V. saphena magna sind aortokoronare Bypass-Operationen. Diese werden laut amerikanischen Statistiken bis zu 330 000 pro Jahr durchgeführt. Hinzu kommen ca. 100 000 Saphenaentnahmen pro Anno zur Anlage eines femoropoplitealen oder femorocruralen Bypass. Die Entnahme der Saphena magna gehört mit zu den am häufigsten durchgeführten Operationen. Sie ist jedoch nur Bestandteil eines größeren Eingriffs, wie z. B. einer Bypassanlage. Wesentliche Verbesserungen, was die Entnahme-Technik angeht, haben sich bis jetzt nicht durchsetzen können, da das Hauptaugenmerk auf der Revaskularisationsoperation lag. In der Literatur finden sich nur wenige Daten, die sich mit der Komplikationsrate der Venenentnahme befassen. Es muß jedoch davon ausgegangen werden, daß in einer Häufigkeit von 1–2% größere Wundkomplikationen auftreten. Diese reichen von einfachen Hämatomen über Verletzungen des N. saphenus bis hin zu langandauernden Schmerzen im Bereich des Beines. Weitergehende Wundheilungsstörungen umfassen Hautnekrosen, Nekrosen des subcutanen Fettgewebes, Lymphfistelungen, phlegmonösen Entzündungen bis hin zur Wunddehiszens. Als Spätfolgen kann sich eine rezidivierend auftretende Lymphangitis oder eine Schwellneigung des Beines manifestieren. Die genannten Wundheilungsstörungen und Folgen der Venenentnahme führen zu einem verlängerten Krankenhausaufenthalt sowie einer kostenintensiven Notwendigkeit regelmäßiger Wundbehandlungen unter stationären oder ambulanten Bedingungen. In relativ seltenen, jedoch durchaus immer wieder dokumentierten Fällen, kann es zu schwerwiegenden Komplikationen, wie z. B. einer Nekrose oder Gangrän, bis hin zur Gliedmaßenamputation kommen. Die Inzidenz dieser Wundheilungsstörungen soll zwischen 1,1 und 24% liegen. Es besteht hierbei ein direkter Zusammenhang zu den Risikofaktoren: weibliches Geschlecht, Übergewicht, Diabetes, periphere arterielle Verschlußerkrankungen und linksventrikulären Funktionsstörungen.

10.7.1 Operationstechnik

Falls im Rahmen eines femoropoplitealen Saphena-Bypass die Vene endoskopisch entnommen werden soll, so wird nach Freilegung der Femoralisgabel die V. saphena magna aufgesucht und die Einmündungsstelle in das tiefe Venensystem freipräpariert. Während der Chirurg auf der linken Seite des Patienten steht, wird mit seiner linken Hand der Retraktor gehalten und dieser subcutan entlang der V. saphena vorgeschoben. Während der Retraktor mit der linken Hand hochgehalten wird, können mit der rechten Hand Instrumente, wie Scheren oder Clip-Applikatoren, bedient werden. Nachdem mit Hilfe eines Langenbeck-Hakens der Anfangsteil der V. saphena magna dargestellt worden ist, wird in einem Tunnel anterior zur V. saphena magna der Retraktor eingeführt. Eine 5-mm-Video-Kamera mit einer 30°-abgewinkelten Optik wird in den hierfür vorgesehenen Kanal eingeführt. Die Video-Optik ist mit einer 3-Chip-Kamera verbunden. Unter optimalen Bedingungen werden 2 Monitore plaziert, jeweils auf einer Seite des Patienten, so daß sowohl der Chirurg als auch sein Assistent das Monitorbild verfolgen können. Die Dissektion wird entlang der Vene in einer coaxilen Anordnung fortgeführt, wobei anfangs normale chirurgische Instrumente benutzt werden können. Ab einem gewissen Punkt müssen laparoskopische Instrumente eingesetzt werden, da mit den herkömmlichen Scheren und Pinzetten die Vene im proximalen Drittel des Oberschenkels nicht mehr freipräpariert werden kann. Besonders geeignet ist eine Sonde, die eine ringförmige Konfiguration an ihrem distalen Ende aufweist, so daß, ohne Seitenäste abzureißen, die Vene zirkulär freipräpariert werden kann. Da sich nur sehr wenige Äste nach anterior abzweigen, kann in dieser Ebene eine relativ schnelle Präparation erfolgen. Durch Bewegung des Retraktors nach oben wird der Tunnel vergrößert, und die Vene fällt nach posterior.

Präparation der Vene

Die endoskopische Venenentnahme wird größtenteils von einem Chirurgen durchgeführt. Dieser hält mit einer Hand den Retraktor, während er mit der anderen Hand die Instrumente einführt. Der Assistent kann durch leichten Zug die Vene anspannen und somit die Sicht in dem subcutanen Tunnel verbessern. Die Dissektion erfolgt, außer mit der genannten Ringsonde, mit laparoskopischen Metzenbaum-Scheren. Seitenäste werden mit endoskopisch-applizierten Clips verschlossen und dann durchtrennt. Der auf diese Weise angelegte Tunnel sollte wenigstens 3 cm breit sein. Durch vorsichtige Präparation wird der Retraktor mit der an ihm fixierten 5-mm-Kamera vorgeschoben. Die Präparation reicht soweit, wie es die Größe des Retraktors und die Schaftlänge zulassen. An dem distalen Punkt muß dann eine weitere Hilfsinzision angelegt werden, die die Venenentnahme bis zur Mitte des Oberschenkels oder auch weiter reichend erlaubt. Durch präoperatives Venen-Mapping, z. B. mit farbcodierter Duplex-Untersuchung, kann die Entnahme erleichtert werden. Präparationen unterhalb des Kniegelenkes erfordern eine große Sorgfalt, um keine Verletzungen des Nerv. saphenus zu verursachen.

Komplikationen

Der Nerv. saphenus ist ein sensibler Nerv, der sich mit der Vene im proximalen Oberschenkel-Drittel verbindet, nachdem er die tiefen Fascien zwischen dem Musc. sartorius und gracilis durchbrochen hat. Er verläuft inferior und medial der V. saphena magna und kann videoskopisch durch den Vergrößerungseffekt in der Regel erkannt werden. Nachdem eine ausreichende Länge freipräpariert worden ist, wird die Vene zwischen den Clips durchtrennt. Sie wird dann zur proximalen Einmündungsstelle in das tiefe Venensystem hochgezogen und hier in typischer Weise durchtrennt und zur Bypass-OP vorbereitet. Die Clips auf den Seitenästen werden entfernt, und die Seitenäste mit 4 × 0-Ligaturen verschlossen. Nach Fertigstellung des Bypass kann durch erneutes Einsetzen des mechanischen Retraktors mit der Video-Kamera der subcutane Tunnel erneut inspiziert und eine zusätzliche Hämostase durchgeführt werden. Dieses geschieht dadurch am einfachsten, indem kleine Gefäße mit der Faßzange gefaßt und an die Faßzange der Elektro-Kauter angeschlossen wird. Größere Gefäße müssen mit einem Clip versorgt werden. Durch

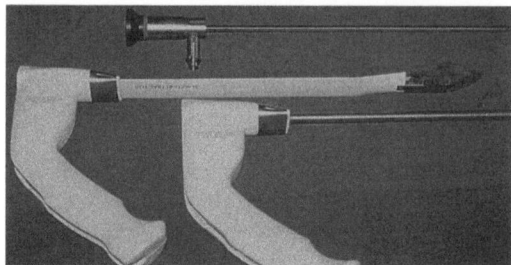

Abb. 10.10. Instrumentarium der Fa. Ethicon zur endoskopischen Entnahme der V. saphena magna. Der kleinere Retraktor wird unter Sicht zuerst eingeführt und anschließend, nachdem ein subcutaner Tunnel geschaffen wurde, durch den größeren ersetzt. Beide Geräte haben eine Klemmvorrichtung für die endoskopische 5-mm-Kamera

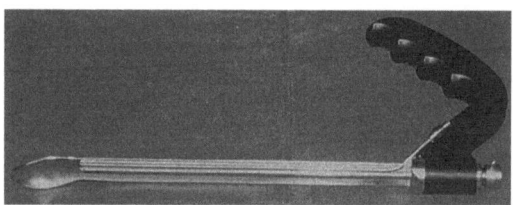

Abb. 10.11. Autoklavierbarer Retraktor zur subkutanen endoskopischen Venenentnahme der Fa. Storz. Das wiederverwendbare Gerät mit der löffelförmigen Spitze hat zusätzlich einen Arbeitskanal, an den ein Absaugschlauch angeschlossen werden kann. Alternativ hierzu kann wie auch bei allen anderen Geräten vor allem bei adipösen Patienten ein großlumiger Absaugkatheter zusammen mit dem Retraktor eingeführt werden

Ausstreichen mit einem Bauchtuch kann zusätzlich entstandenes Hämatom evakuiert werden. Das Einlegen einer Redon-Drainage in den subcutanen Tunnel kann fakultativ erfolgen. Wenn möglich, sollte die Venen-Entnahmestelle mit einer elastischen Binde gewickelt werden, ohne daß hierdurch die Bypass-Funktion beeinträchtigt wird.

Alternativ zu der geschilderten Entnahmetechnik mit dem System der Firma Ethicon kann die Venenentnahme mit dem Instrumentarium der Firma GSI (Vertrieb LA MED München) vorgenommen werden (Abb. 10.12). Dieses besteht im wesentlichen aus 2 Retraktoren, die einen größeren Schaft aufweisen als das Konkurrenzprodukt. Die Wölbung des Schaftes ist ausgeprägter,

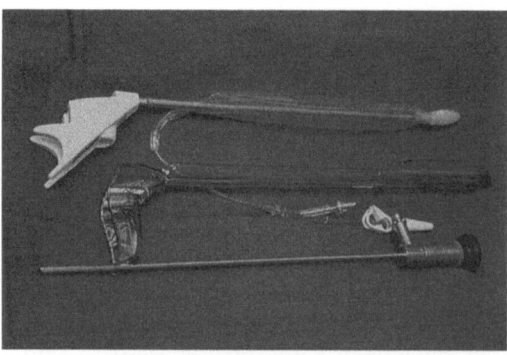

Abb. 10.12. Endosaph Retraktor der Fa. GSI (Vertrieb LA med Deutschland). Das zweiteilige Einmalprodukt besteht aus einem kleineren Retraktor, der zusammen mit einem Ballon stumpf subcutan vorgeschoben wird. Durch Aufdehnung des Ballons mit Kochsalzlösung wird eine Hämostase erzielt und gleichzeitig in kurzer Zeit ein subcutaner Raum geschaffen. In diesen wird dann der größere „Arbeitsretraktor" eingeführt und es erfolgt die eigentliche Venenpräparation. Für das gesamte System wird eine endoskopische 5-mm-Kamera benötigt

so daß hierdurch ein Tunnel mit einem größeren Durchmesser entsteht. Auch dieses System setzt sich aus 2 Retraktoren – einem kleineren, der initial stumpf vorgeschoben wird und einem größeren Arbeitsretrakor – zusammen. Der Hauptunterschied ist jedoch der, daß die genannten Instrumente in Kombination mit einem länglichen Ballon eingesetzt werden. Dieser ist analog zu dem Ballondissektor, der auch in der Perforanschirurgie in Kombination mit einer CO_2-Insufflation benutzt werden kann, entwickelt worden. Nach Einführen und stumpfem Aufdehnen des subcutanen Raumes über der Vene wird der Ballon inseriert und mit Kochsalzlösung über eine Spritze, die mit dem Ventil des Ballons konnektiert ist, entfaltet (Abb. 10.13). Dieser Vorgang führt zum einen zu einer gewissen Hämostase und zum anderen kann relativ schnell der subkutane Zwischenraum, der zur Venenmobilisation erforderlich ist, geschaffen werden. Anschließend wird der Ballon entfernt und der größere Retraktor eingeführt. Die genannten Einmal-Instrumente werden zusammen mit einer ringförmigen Sonde und einem „Präparierhaken" geliefert. Letztere beiden Teile sind aus Metall und wiederverwendbar. Die Ringsonde ist kleiner als vergleichbare Instrumente, wie sie z.B. von Ethicon angeboten werden, und ist von daher gesehen weniger gut für die endoskopische Manipulation geeignet.

Mit Hilfe dieser Technik kann sowohl eine Venenentnahme zur Bypassanlage erfolgen als auch eine in situ Bypassanlage durchgeführt werden. Bei letzterer Methode wird die Venen nicht vollständig mobilisiert, sondern lediglich unter video-endoskopischer Sicht die Seitenäste mit Clips verschlossen (1–4). Die einzelnen Inzisionen, die sonst z.B. nach intraoperativer phlebographischer Markierung erforderlich sind, entfallen mit dieser Technik. Die genannte minimalinvasive Venenentnahme kann auch ähnlich wie bei der Perforansdissektion mit einer CO_2-Insufflation kombiniert werden. Hierzu müssen im Bereich der Saphena-Einmündungsstelle nur kleine Inzisionen angebracht werden, um einen Gasverlust zu vermeiden. Es wird dann ein Trokar in den subcutanen Tunnel eingeführt und mit einer Klemme oder einer Tabacksbeutel-Naht abgedichtet. Die weitere Präparation erfolgt dann mit Hilfe des laparoskopischen Instrumentariums. Unentbehrlich sind hierbei die 5-mm-Clip-Zange sowie eine 5-mm-Video-Optik, die, falls eine CO_2-Insufflation vorgesehen ist, auch durch eine 30°-Winkel-Optik ersetzt werden kann. Ob die zuletzt genannte Technik tatsächlich Vorteile bietet muß noch als un-

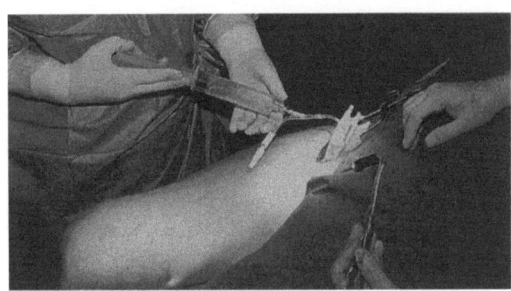

Abb. 10.13. Nach subcutanem Einführen des kleineren Retraktors wird der Ballon mit Kochsalzlösung gefüllt

klar gelten, da der Eingriff hierdurch komplizierter wird und länger dauert. Tatsache ist jedoch auch, daß durch die Verwendung des Ballons zur stumpfen subcutanen Dissektion Zeit gespart werden kann. Dieser Vorteil würde sich vor allem bei cardio-chirurgischen Eingriffen bemerkbar machen und könnte eine Kompensation für die relativ hohen Einmal-Kosten darstellen.

Die Fa. Storz hat als einziger Hersteller ein wiederverwendbares System zur endoskopischen Venenentnahme auf den Markt gebracht. Es handelt sich hierbei um einen Metallretraktor mit einem Kunstoffschaft, an dem sich ein Anschluß für die Videokamera befindet (Abb. 10.14). Es besteht zusätzlich ein Spülkanal, an den ein Absaugsystem angeschlossen werden kann. Dieses ist jedoch in der Praxis nicht sehr effektiv, da der Absaugkanal nicht bis an die Spitze des Instrumentes heranreicht. Man kommt von daher nicht umhin, wie bei den anderen Systemen auch, zusätzlich ein Spülsaugrohr oder einen Absaugkatheter zu verwenden, um hierdurch die Sichtverhältnisse zu verbessern. Der zeitliche Aufwand ist analog dem Einmal-Instrumentarium der Fa. Ethicon größer als bei den GSI-System unter Verwendung eines Ballondissektors. Der wesentliche Vorteil sind die geringeren Kosten sowie die Tatsache, daß das ganze System problemlos autoklaviert werden kann. Zusätzlich zu dem Retraktor werden die auch von den anderen Herstellern bekannten Ringsonden sowie Zusatzinstrumente zur stumpfen Dissektion angeboten (Abb. 10.15).

Nachteil des geschilderten Verfahrens ist das Arbeiten in einem mechanisch-aufgehaltenem langen Tunnel, in dem laparoskopische Instrumente eingeführt werden. Hierdurch erklärt sich die längere Venenentnahmezeit von bis zu 45 Minuten zur Anlage, beispielsweise eines femoropoplitealen Bypass. Wundheilungsstörungen im Rahmen der peripheren Bypass-Chirurgie können verheerende Konsequenzen haben bis hin zum Verlust der Extremität, vor allem wenn sie mit Grad-III-Wundinfektion unter Einbeziehung des Bypass verbunden sind. Durch intermittierend gesetzte Hautinzisionen mit Hautbrücken kann versucht werden, dieses Problem zu reduzieren (Abb. 10.16). Es wird jedoch immer noch über eine Inzidenz von bis zu 9% Wundheilungsstörungen auch bei dieser OP-Technik berichtet. Die Notwendigkeit

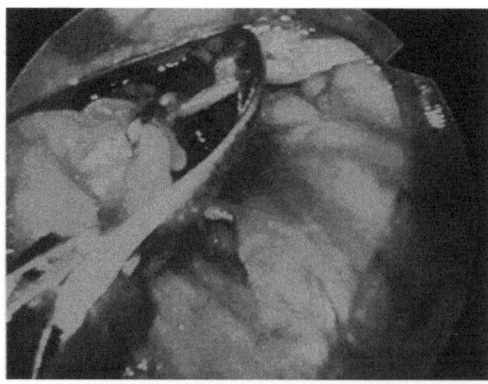

Abb. 10.14. Durchtrennung eines Seitenastes der V. saphena magna mit der laparoskopischen Schere, nachdem dieser mit einem Clip verschlossen worden ist

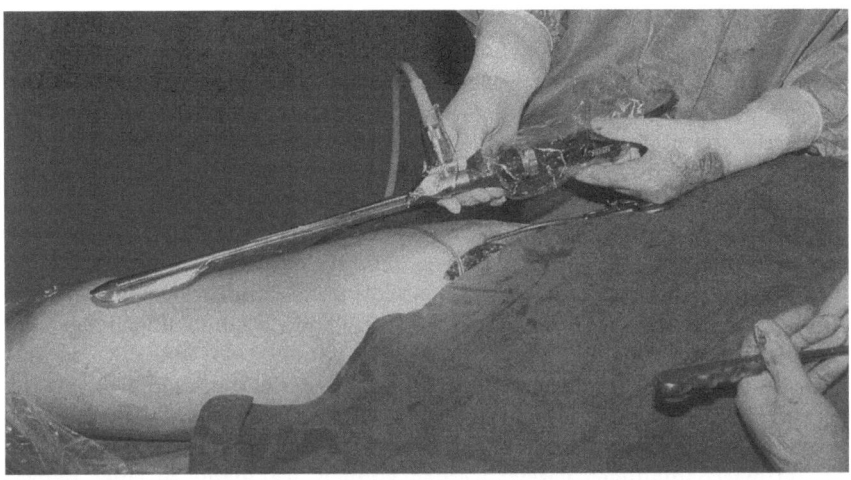

Abb. 10.15. Aufgrund der Länge des Endosaph Systems (Fa. GSI LA med) kann mit Hilfe von max. 2 Inzisionen die V. saphena z. B. zur Anlage eines fem. pop. Bypass entnommen werden

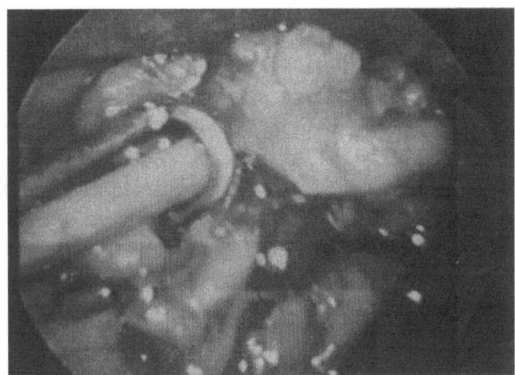

Abb. 10.16. Endoskopischer Situs, der die Ringsonde zur zirkulären Freipräparation der V. saphena magna zeigt

für weniger invasive Saphena-Entnahme-Techniken ist von daher gesehen gegeben. In einer prospektiven Studie, die an der Universität von Birmingham (Alabama) durchgeführt wurde, sollte der Einfluß der Entnahmetechnik auf den perioperativen Verlauf sowie die Offenheitsrate untersucht werden. Hierzu wurden Patienten nach peripherer Bypassanlage bis zu 2 Jahre postoperativ nachuntersucht. Die Eingriffe wurden mit dem Venen-Entnahme-Set der Firma Ethicon (Ethicon-Endo-Surgery) durchgeführt. Dieses besteht aus 2 unterschiedlich langen Retraktoren sowie einem Endoskop mit einem Durchmesser von 5 mm und einer Länge von 30 cm der Firma Olympus. Das Endoskop befindet sich in dem genannten Retraktor-System und ist mit diesem fest verbunden (Abb. 10.17). Während die Vene freipräpariert wird und die Seitenäste mit Clips verschlossen werden, kann jeder OP-Schritt auf dem Video-Monitor verfolgt werden. Insgesamt wurden 65 Patienten in der Studie nachuntersucht. Bei diesen konnten 68 femoropopliteale und femorocrurale Bypassanlagen durchgeführt werden. In jedem einzelnen Fall war die Vene endoskopisch entnommen worden. Die durchschnittliche Zeit zur Venenentnahme betrug 60 Minuten. Der postoperative mittlere Krankenhausaufenthalt lag bei 6 Tagen. In einem Fall kam es zu einer Nachblutung aus dem subcutanen Tunnel. In 3 weiteren Fällen lagen Wundheilungsstörungen im Bereich der Leiste vor. Die Offenheitsrate unterschied sich mit 84% in keiner Weise von der Offenheitsrate derjenigen Patienten, die während des selben Zeitraumes konventionell mit mehreren Inzisionen und Hautbrücken operiert worden waren. Langzeitergebnisse und entsprechende Nachuntersuchungen liegen bis zum jetzigen Zeitpunkt noch nicht vor. Ebenso fehlt eine kontrolliert-randomisierte Studie, die diese Technik mit der herkömmlichen Venenentnahme für eine Bypass-OP vergleicht. Offen geblieben ist bisher auch die Frage, ob durch den erforderlichen, wenn auch nur geringen Zug an der Vene, Intimaschädigungen gesetzt werden können, was dann zu einer Bypass-Thrombose führen würde. Verglichen mit der traditionellen OP wird bei der neuen geschilderten Technik, ein größeres Maß an Geduld vorausgesetzt. In der Regel werden 3 Inzisionen benötigt, um die Vene bis zur Mitte des Unterschenkels, von der Leiste ausgehend, zu entfernen. Dies entspricht der Länge, die für einen Reversed-Bypass erforderlich ist. Neben der Leisteninzision und der distalen Inzision in der Mitte des Unterschenkels, durch den auch das dritte Poplitea-Segment freigelegt wird, ist eine Inzision oberhalb des medialen Kniegelenkspaltes notwendig, durch welche die Vene auch nach infragenikulär getunnelt wird. Die genannte prospektive Studie zeigte eine Reduktion von Wundheilungsstörungen von beinahe 9% verglichen mit entsprechend großen veröffentlichten Studien, in denen ein konventionelles Verfahren zur Venenentnahme angewandt worden war. Die veränderte Komplikationsrate läßt sich in einen verkürzten Krankenhausaufenthalt umsetzen.

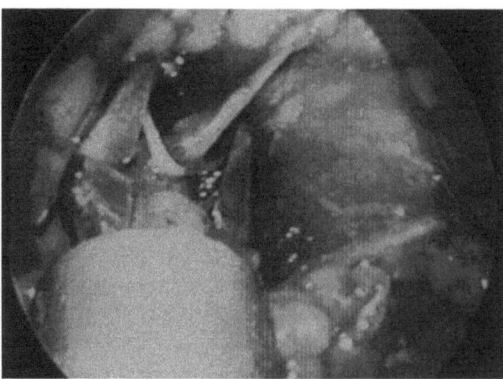

Abb. 10.17. Ein Seitenast der V. saphena magna wird mit der resterilisierbaren laparoskopischen 10-mm-Clipzange okkludiert. Der subcutane Tunnel wird durch den größeren Retraktor des Endosaph Systems aufrechterhalten

Alternative Techniken

Das geschilderte Verfahren steht teilweise in Konkurrenz zu der In-Situ-Technik, vor allem in der Kombination mit endovasculären Verfahren, wie z. B. der angioskopischen Klappenzerstörung verbunden mit der Coil-Embolisation von Seitenästen. Letzteres ist jedoch noch zeitaufwendiger und sicherlich kostenintensiver. Dieses gilt vor allem dann, wenn das genannte Retraktorsystem durch wiederverwendbare Instrumente, die z. B. von der Firma Storz auf den Markt gebracht werden, ersetzt wird. Primäre Kosten entstehen, abgesehen von der Länge der Operationsdauer, durch die Anwendung der genannten Einmal-Retraktor-Systeme. Die Studie der Universität Birmingham (Alabama) zeigt, daß auch bei minimalinvasiver Venenentnahme, Neuralgien im Bereich des Nerv. saphenus auftreten können. Diese waren jedoch signifikant geringer als nach herkömmlicher Technik mit mehreren Hautbrücken. In einer weiteren Studie der Universität von Atlanta (Georgia) wurde die endoskopische Venenentnahme mit der konventionellen Venenentnahme zur Anlage des Saphena-Bypass verglichen. Es zeigte sich hierbei, daß die offene Venenentnahme mit einer signifikant kürzeren OP-Dauer verbunden war. Erwartungsgemäß war die Inzisionslänge in der endoskopischen Gruppe signifikant kürzer als in der offenen Gruppe. Die Länge der entnommenen Venensegmente war in beiden Gruppen identisch. Die endoskopische Entnahmetechnik war bei adipösen Patienten schwieriger als bei normalgewichtigen. Da Venen-Doppelungen und multiple Seitenäste die endoskopische Entnahme erschweren können, empfehlen die Autoren, in jedem Fall präoperativ eine Duplex-Untersuchung durchzuführen, um den Venenverlauf hierdurch zu dokumentieren.

10.7.2 Das Mini Harvest System zur Venenentnahme

Bei dem Mini Harvest System (Fa. Autosuture) handelt es sich um eine Vorrichtung, die es dem Chirurgen ermöglicht mit einer minimalinvasiven Technik eine Venenentnahme vorzunehmen, ohne daß eine ausgedehnte Inzision angelegt wird (Abb. 10.18, 10.19). Im Gegensatz zu den geschilderten Verfahren zur Venenentnahme ist hierbei jedoch keine video-endoskopische Unterstützung erforderlich, da der Eingriff unter direkter Sicht erfolgt. Das Mini Harvest System besteht im wesentlichen aus einer Haltevorrichtung, an die ein Kaltlicht angeschlossen wird. Hierfür ist eine spezielle Halterung, die in 2 verschiedenen Größen geliefert wird, vorgesehen (Abb. 10.20). Die Kaltlichtlampe wird mit dem dazugehörigen Kabel, welches sich am Operationstisch befindet, konnektiert. Mit Hilfe des genannten Systems kann die Saphena magna in voller Länge von 4 Inzisionen aus entnommen werden. In Abhängigkeit davon, ob in der Leiste oder im Bereich des Unterschenkels präpariert werden muß, können 2 verschieden große Systeme eingesetzt werden. Die Lichtquelle ist in einen Laryngoskop ähnlichen Spatel integriert, mit dem der Wundrand auch ohne die stabilisierende Halterung angehoben werden

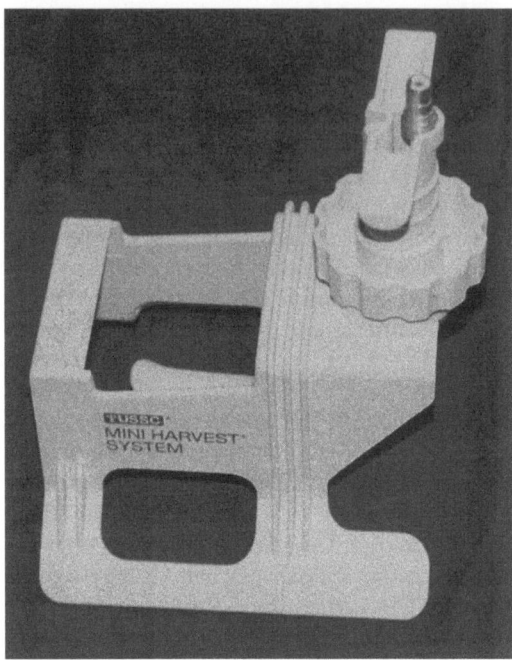

Abb. 10.18. Seitliche Ansicht des Mini Harvest Systems der Fa. Autosuture (USSC)

kann. Die gesamte Venenentnahme wird von einem Chirurgen durchgeführt, der nach Befestigung des Sperrers und entsprechender Ausleuchtung des Situs mit der Kaltlichtquelle beidhändig operieren kann. Gerade im Unterschenkel gibt es jedoch auch die Möglichkeit nach Einsetzen des Kaltlichtes und Anhebung der Haut einhändig zu arbeiten, wobei mit der rechten Hand z.B. präpariert und Clips gesetzt werden, während die linke den Spatel hält.

Der Vorteil des Systems liegt darin, daß es ohne längere Adaptation sofort eingesetzt werden kann, da die Lernphase, die bei den video-endoskopischen Techniken immer vorhanden ist, wegfällt. Der dreidimensionale Blick bleibt erhalten, was zu einer leichteren räumlichen Orientierung und somit auch zu einer Zeitersparnis beiträgt. Nachteilig ist, daß im Gegensatz zu den oben geschilderten video-unterstützten Verfahren immer mehrere Hilfsinzisionen erforderlich sind. Sowohl die in 2 verschiedenen Größen gelieferte Halterung als auch der Spatel mit dem Kaltlicht können mehrfach autoklaviert werden, so daß im Gegensatz zu anderen Systemen Kosten gespart werden.

10.7 Die video-endoskopische subkutane Saphenaentnahme

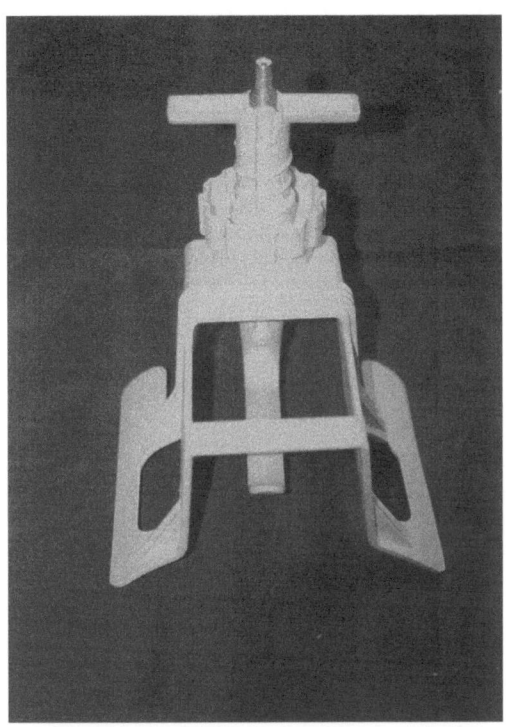

Abb. 10.19. Frontalansicht des Mini Harvest

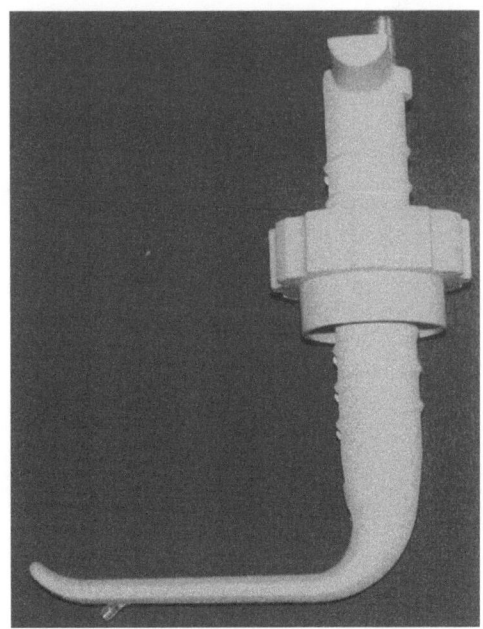

Abb. 10.20. Der zu dem Mini Harvest System gehörende Retraktor mit integrierter Kaltlichtquelle kann auch ohne das in 2 verschiedene Größen gelieferte Haltegestell eingesetzt werden

Literatur zu Kapitel 10.7

1. Donaldson MC, Mannick JA, Whittemore AO (1991) Femorodistal bypass with in-situ greater saphenous vein: long-term results using the Mils valvulotome. Ann Surg 213:115–121
2. Hall KV (1962) The great saphenous vein used in situ as an arterial shunt after exstirpation of the vein valves. Surgery 51:992–995
3. Leather RP, Shah DJ, Chang BB, Kaufman JL (1988) Resurrection of in situ saphenous vein bypass 1,000 cases later. Ann Surg 208:435–442
4. Rosenthal D, Dickson C, Rodriguez FJ, Miller M (1994) Infrainguinal endovascular in situ saphenous vein bypass: ongoing results. J Vasc Surg 20:389–395

Stichwortverzeichnis

A
Adipositas 68
Anastomose, End-zu-End- 30
-,- Hämodynamik 30
-, End-zu-Seit 30
-, Klammernaht 83
Anastomosetechnik, Pelvitrainer 67
-, Schweinemodell 67
Aneurysmahals 80
Aneurysmasack 80
Amputation 7
Aorten-Dissektion 103
Aortenklappe 141
Arteria gastroepiploica 147
Arteria iliaca interna 30
Arteria thoracica interna 171
Arteria tibialis posterior 220

B
Ballondilatation 28, 34
Ballonkatheter 115, 154
Ballontrokar 48, 212
Bauchdeckenhebeapparat 12
blow-out 204
Bypass, aortobifemoraler 46
Bypass-Operation, koronare 149

C
Cholecystektomie, laparoskopische 1, 5
Choledocholithiasis 5
Choledochoskop 110
Clips, Metall- 88
-, VCR 83
Cockett 205
Cohen 79
Coil 128
Computer-Chip-Video-Kamera 5
Corona phlebectatica 202
Cystoskop 2

D
Dampflampe 11

Darmatonie 29
Dion 5
Distensionsballon 222
Dotter 35
Dreichip-Technik 14
DSA-Technik 28
Ductus arteriosus botalli 164
Dünndarmschlingen 70
Duplex-Sonographie 214

E
Echokardiographie, transösophageale 141
Elektro-Koagulation 17
Emphysem 92

F
Fasciotomie, paratibiale 220
Faßzangen 14
FEV-1 22
Flowrate 12
Fogarty-Manöver 114

G
Gallen-Chirurgie 23
Gamasche 204
Gloviczki 221
GSI-Ballon 214

H
Hämatom 220
Hasson 13
Heartport^{TM} 154
Hebelmechanik 16
Herz-Lungenmaschine 141
Herz-Zeit-Volumen 22
Hibernating myocardium 181
Hippokrates 2
Hopkins 4
Horner-Syndrom 94
Hyperhidrose 86

I
Impotentia coeundi 89
In-Situ-Bypass 130
In-Situ-Vene 124
Insuffizienz, chronisch-venöse 204
Insufflation, CO_2- 61
Insufflator 4

J
Jacobaeus 3
Jakoscope 106

K
Kardioskop 109
Kardiovaskuläre Erkrankungen 139
Katheter, Ballon- 115, 154
–, Embolisations- 130
–, Swan-Ganz- 28
Klappenschneider (s. Valvulotome)
Klemmen, Bulldock- 75
–, Satinski- 53
Komplikationen 7
Körperkerntemperatur 29
Kontrolle, angioskopisch 116
Kosten-Nutzen-Analyse 34, 133

L
Lapara 3
Laparo-Lift-Arm 51
Laparotomie, mediane 42
Laparoskopie, Low-Pressure- 18
–, Co-Hb-Anstieg 24
–, Interleukine 25
–, Leberdurchblutung 24
–, PAO_2 23
–, Zytokine 25
Laparo-System 19
Lebensqualität 7
Leberdurchblutung 24
Leit-Veneninsuffizienz 204
Lichtreflex-Rheographie (LRR) 206
Linear-Stapler 14
Lipo-Dermatosklerose 221
Lumbaläste 74
Lumbal-Ganglion 89

M
Mediastinoskop 221
Mills 117
Mini Harvest System 237
Mini-Laparotomie 79
Morbus Raynaud 86
Myokardinfarkt 139

N
Nervus saphenus 220
Nervus tibialis 220
Neuralgien, intercostale 142
Nierenarterien 30
Nierenvenen 30

O
Octopus-System 179
Okklusion 68
–, temporäre 179
Olympus 235
Operation, robotergestützte endoskopische 192
–, telemetrische 192
Operationsletalität 7
Operationstubus 105
Omnitract 19
Omnitract-System 62

P
PAO_2 23
Paradigmenwechsel 8
Paraplegien 89
Pentoxyphyllin (Trental) 203
Perforansvenen-Insuffizienz 201
Pneumoperitoneum, CO_2- 16
Pneumothorax 94
Polypropylen-Faden 68
Port-Access-Chirurgie 80, 105
Postthrombotisches Syndrom 216
Potts-de-Martell Schere 70
Präparierhaken 14
Prothesen, Dacron- 31
–, PTFE-Bifurkations- 31

R
Raynaud-Phänomen 90
Rekonstruktion, aortoiliakale 27
–,–, Selektion 27
Residualkapazität, funktionelle 22
Roboterarm 156

S
Said 6
Saphenaentnahme 229
Saug-Spül-Vorrichtung 69
Schlüsselperforantes 202
Secundum Typ 165
Semm 4
Single-shot-Technik 192
Skopeo 3
Spiral-CT 103
Stablinsensystem 10
Stapler, linear 81
Stentgraft 79
Sternotomie 142
Sternum 142

Stoney 41
Subfascialer Raum 209
Swan-Ganz-Katheter 28
Sympathektomie 85
-, cervikale 85
Sympathikolyse 93

T
Tele-Videoskopie 1
Thorakotomie 96
Thrombendangitis obliterans 90
Thrombose 204
Transplantation 224
Trauma, chirurgisches 42
-,- Akutphase Reaktion 42
-, operatives 153
Transit-Time-Flow-Messung 182
Trikuspidalklappe 141
Trokar 13
-, Arbeits- 13
-, Ballon- 48, 212
-, Einmal- 13
-, Optik- 13
Truncus sympathicus 93
Tunnel 234

U
Ulcus 203
-, cruris 220

V
Valvuloplastik 224
Valvulotome 117
Valvulotomie 111
Veith 37
Venae perforantes 210
Venen-Mapping 231
Venenthrombose 216
Verres 4
Verschlußerkrankung, aortoiliakale 27
Vessel-Loop 53
Videoaufnahmen 12
Viszeralchirurgie 42
Viszerorotation, mediale 41
Vollmar 110
Vorhofseptumdefekt 142

W
Wundheilungsstörung 223

Z
Zugang, extraperitonealer 39
-, MIDCAB- 173
-, retroperitonealer 59
-, subxiphoidaler 147
-, thorakoskopischer 95
-, transperitonealer 59

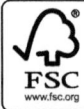

MIX
Papier aus verantwortungsvollen Quellen
Paper from responsible sources
FSC® C105338

If you have any concerns about our products,
you can contact us on
ProductSafety@springernature.com

In case Publisher is established outside the EU,
the EU authorized representative is:
**Springer Nature Customer Service Center GmbH
Europaplatz 3, 69115 Heidelberg, Germany**

Printed by Libri Plureos GmbH
in Hamburg, Germany